「十三五」国家重点图书出版规划项目

中医古籍名家点评丛书

总主编◎吴少祯

王孟英医案

清·王孟英◎著

张诏　季秀丽◎点评

国家出版基金项目
NATIONAL PUBLICATION FOUNDATION

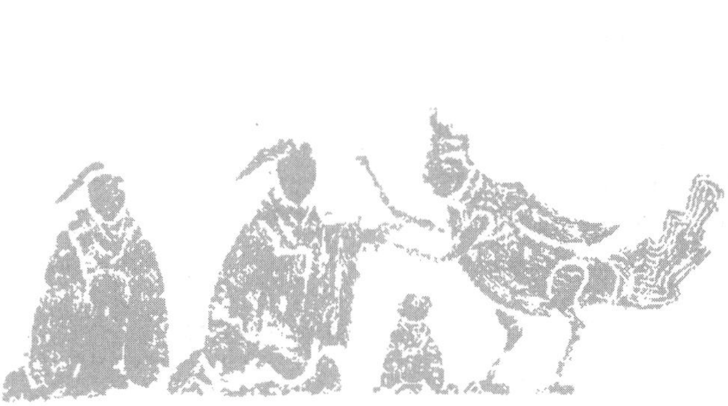

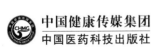

中国健康传媒集团
中国医药科技出版社

图书在版编目（CIP）数据

王孟英医案／（清）王孟英著；张诏，季秀丽点评．—北京：中国医药科技出版社，2021.11

（中医古籍名家点评丛书）

ISBN 978－7－5214－2765－3

Ⅰ.①王…　Ⅱ.①王…　②张…　③季…　Ⅲ.①医案－汇编－中国－清代　Ⅳ.①R249.49

中国版本图书馆 CIP 数据核字（2021）第 223848 号

美术编辑　陈君杞

版式设计　南博文化

出版　**中国健康传媒集团**｜中国医药科技出版社

地址　北京市海淀区文慧园北路甲 22 号

邮编　100082

电话　发行：010－62227427　邮购：010－62236938

网址　www.cmstp.com

规格　710×1000mm 1/16

印张　20

字数　277 千字

版次　2021 年 11 月第 1 版

印次　2021 年 11 月第 1 次印刷

印刷　三河市万龙印装有限公司

经销　全国各地新华书店

书号　ISBN 978－7－5214－2765－3

定价　59.00 元

《中医古籍名家点评丛书》
编委会

出版者的话

中医药是中国优秀传统文化的重要组成部分之一。中医药古籍中蕴藏着历代名家的思维智慧与实践经验。温故而知新，熟读精研中医古籍是当代中医继承、创新的基石。新中国成立以来，中医界对古籍整理工作十分重视，因此在经典、重点中医古籍的校勘注释，常用、实用中医古籍的遴选、整理等方面，成果斐然。这些工作在帮助读者精选版本、校准文字、读懂原文方面发挥了良好的作用。

习总书记指示，要“切实把中医药这一祖先留给我们的宝贵财富继承好、发展好、利用好”，从而对弘扬中医药学、更进一步继承利用好中医药古籍提出了更高的要求。为此我们策划组织了《中医古籍名家点评丛书》，试图在前人整理工作的基础上，通过名家点评的方式，更进一步凸显中医古代要籍的学术精华，为现代中医药的发展提供借鉴。

本丛书遴选历代名医名著百余种，分批出版。所收医药书多为传世、实用，且在校勘整理方面已比较成熟的中医古籍。其中包括常用经典著作、历代各科名著，以及古今临证、案头常备的中医读物。本丛书致力于将现有相关的最新研究成果集于一体，使之具备版本精良、校勘细致、内容实用、点评精深的特点。

参与点评的学者，多为对所点评古籍研究有素的专家。他们学验俱丰，或精于临床，或文献功底深厚，均熟谙该古籍所涉学术领域的整体状况，又对其书内容精要揣摩日久，多有心得。本丛书的“点评”，并非单一的内容提要、词语注释、串讲阐发，而是抓住书中的主旨精论、蕴含深义、疑惑谬误之处，予以点拨评议，或考证比勘，溯源寻流。由于点评学者各有专擅，因此点评的形式风格也或有不同。但其共同之点是有益于读者掌握、鉴识所论医籍或名家的学术精华，领会临床运用关键点，解疑破惑，举一反三，启迪后人，不断创新。

我们对中医药古籍点评工作还在不断探索之中，本丛书可能会有诸多不足之处，亟盼中医各科专家及广大读者给予批评指正。

中国医药科技出版社

2017年8月

余序

作为毕生研读整理、编纂古今中医临床文献的一员，前不久，我有幸看到张同君编审和全国诸多相关教授专家们合作编撰《中医古籍名家点评丛书》的部分样稿。感到他们在总体设计、精选医籍、订正校注，特别是名家点评等方面卓有建树，并能将这些名著和近现代相关研究成果予以提示说明，使古籍的整理探索深研，呈现了崭新的面貌。我认为这部丛书不但能让读者系统、全面地传承优秀文化，而且有利于加强对丛书所选名著学验主旨的认识。

在我国优秀、靓丽的文化中，岐黄医学的软实力十分强劲。特别是名著中的学术经验，是体现“医道”最关键的文字表述。

《礼记·中庸》说：“道也者，不可须臾离也。”清代徽州名儒程瑶田说：“文存则道存，道存则教存。”这部丛书在很大程度上，使医道和医教获得较为集中的“文存”。丛书的多位编集者在精选名著的基础上，着重“点评”，让读者认识到中医药学是我国优秀传统文化中的瑰宝，有利于读者在系统、全面的传承中，予以创新、发展。

清代名医程芝田在《医约》中曾说：“百艺之中，惟医最难。”特别是在一万多种古籍中选取精品，有一定难度。但清代造诣精深的名医尤在泾在《医学读书记》中告诫读者说：“盖未有不师古而有济于今者，亦未有言之无文而能行之远者。”这套丛书的“师古济今”十分昭著。中国医药科技出版社重视此编的刊行，使读者如获宝璐，今将上述感言以为序。

中国中医科学院

余瀛鳌

2017年8月

目录 | Contents

全书点评

《王孟英医案》由《王氏医案》《王氏医案续编》《王氏医案三编》三部医案构成。《王氏医案》又名《回春录》，初刻于道光二十三年（1843）；《王氏医案续编》又名《仁术志》，成书于道光三十年（1850）；《王氏医案三编》刊于咸丰四年（1854），均为他人辑王孟英医案而成。本次整理保留原书眉批，纳入正文，并用鱼尾号“【】”表示。

王士雄（1808—1868），字孟英，又字篯龙，号潜斋，晚号梦隐，别号野云、半痴山人、随息居士等。王孟英是清代温病名家，与叶天士、薛生白、吴瑭并称为“温病四大家”。王氏一生著述颇丰，代表作《温热经纬》《霍乱论》集中反映了其在温病学方面的成就。王氏充分继承了叶天士、薛生白、章虚谷等温病学家的成就，可谓集前代医家之大成，并在病因病机、辨证、诊断、治疗等方面多有发挥，丰富和完善了温病学内容。除上述集中反映其温病学成就的著作外，《王氏医案》《王氏医案续编》《王氏医案三编》等医案类著作蕴含着王氏深厚的中医理论、独到的学术见解及丰富的临证经验。此类著作对于全面深入探究王氏的学术思想，把握其临床诊疗特点，继承其宝贵临床经验有非常重要的现实意义。

一、成书背景

1.《王氏医案》

《王氏医案》又名《回春录》，为钱塘周𬭎（字光远）辑录。是书系周𬭎仿缪仲淳《先醒斋医学广笔记》之例辑录而成，录有王氏医案91则。

《王氏医案》所载以杂病医案为多，不以病证分门类，而仿编年例次第汇编。道光二十三年（1843），周光远言："每见其治病之奇，若有天授，而视疾之暇，恒手一编不辍也。继瞻其斋头一联云'读书明理，好学虚心'，可见苦志力学，蕴之胸中者，渊源莫测，乃能穷理尽性，出之指下者，神妙难言。二十年来，活人无算，岂非以用世之才，运其济世之术，而可垂诸后世者哉。今就予耳目所及之妙法，仿丁长孺刻仲淳案之例，录而付梓，名曰《回春录》。"《回春录》采王孟英自甲申至癸卯（1824—1843）凡二十余年治验，共91则医案。首案为周光远自病，由王孟英救治；其余诸案，皆二十余年来周光远见闻所及。所录病案多为难治之证，或经他医药误而致坏证。但王氏可传之案，绝非仅此。周光远是盐务主政，不谙医术，对王孟英医案未能穷尽。为了方便补刊，以推广仁术，周氏特意编辑体例，并不以上、下分篇，而是以"卷一""卷二"依次编目，以便于增补。《回春录》初刻于道光二十三年（1843），1937年上海世界书局铅印行世。《潜斋医书五种》（清光绪十八年上海醉六堂刊本）、《潜斋医学丛书十四种》（1918年集古阁石印本）均有收载。

2.《王氏医案续编》

《王氏医案续编》又名《仁术志》，张鸿（字柳吟）等复辑王氏医案续编而成，成书于道光三十年（1850），全书共载王孟英医案347则。其中卷一由张柳吟辑，卷二由周光远续辑，卷三由赵菊斋续辑，卷四由陈载安续辑，卷五由董其初续辑，卷六由凌九峰续辑，卷七由沈辛甫续辑，卷八由徐然石续辑。书后附《霍乱论》2 卷。

因《王氏医案》以杂证之案为多，《续编》“于温证治案，不忍多删”，偏重于温证治案，案中治温多以凉润清解为法，治伏气诸病，尤善从里外透，多用轻清流动之品，以疏动气机，引邪外达。《例言》赞：“孟英之案，不徒以某方治愈某病而已，或议病，或辨证，或论方药，或谈四诊，至理名言，随处阐发，或繁或简，或浅或深，别有会心，俱宜细玩。”

杨照藜见张柳吟、赵菊斋等人辑录的王孟英医案《仁术志》，赞其“崇论闳议，足为世法”，亦将其易名为《王氏医案》，与《回春录》合为一编，附《霍乱论》于后，并加评点，以广其传。

3.《王氏医案三编》

《王氏医案三编》由徐然石再辑王孟英医案而成，凡 3 卷，刊于咸丰四年（1854）。全书共收集医案 168 则，包括内、外、妇、小儿、杂病等各科。不分门类，充分体现了王氏精于辨证，善制新方，用药轻灵的特点。曹炳章评论称：“能参究性理诸书，以格物穷理，故审病辨证，能探虚实，察浅深，权缓急，每多创辟之处。”杨素园赞誉王孟英医案“议论精透，前无古人”，云其治疗经验“运枢机、通经络为王氏用药之秘诀，无论用补用清，皆不离此意。愚谓此山人独得之长，故能以轻药愈重证，为自古名家所未达者”。因周鍱初刻王孟英医案两卷，名为《王氏医案》；张鸿（张柳吟）等续选王孟英医案，汇编成《王氏医案续编》；是书继前二篇之后，故名《王氏医案三编》。仍仿编年之例，以期递增无已。是书采自辛亥年至咸丰甲寅年（1851—1854）之验案，计 3 卷。卷一由杭州徐然石（徐亚枝）纂辑，门人汪兆蔺（汪香国）等校字；卷二由秀水吕大纲（吕慎庵）续辑，弟王士华（王仲韶）校字；卷三由杭州蒋寅（蒋敬堂）续辑，弟王士俊（王季杰）校字。

《王氏医案三编》和《归砚录》刻于《潜斋医书十种》之末，原版已遭兵燹，且后无翻印行世，故流传甚稀，1911 年李氏校刊《潜斋医学丛书八种》亦未采此二种。曹炳章氏于 1917 年秋偶在旧书肆得《潜斋医书十种》，恐再散佚，遂将二书辑入《潜斋医学丛书十四种》，接于《王氏医案》《王氏医案续编》之后，俾相连续，而成全璧。

二、主要学术思想与诊疗经验

王孟英作为清代晚出的温病大家，善采百家之长，上至《素问》《灵枢》《难经》《伤寒杂病论》等典籍，下及叶天士、薛生白、吴鞠通、张路玉、章虚谷、郭白云、周禹载、沈尧封、张隐庵、尤拙吾诸家，均有探索研究。在继承、融会的基础上，又能不泥古法，结合自己的临床经验，予以发挥和创新。王氏一生不但治学严谨、医德高尚，而且具极为丰富的学术思想和经验。《王氏医案》《王氏医案续编》《王氏医案三编》则集中反映了王孟英的治疗经验和临证思路。现将王孟英在上述三部医案著作中体现出的学术思想与诊疗经验总结如下。

1. 四诊合参，重视舌诊，精准辨证

王孟英在临床诊断、辨证方面深有造诣，崇尚经典而又不拘泥于经典，能够据证灵活变通。其在《随息居重订霍乱论》中言："或曰：医者精脉理，谙药性，胸罗经史，口熟方书，斯可以济世矣。余曰不可，必也能辨证乎。苟不辨证，而但凭脉以用方药，虽引古证今，有典有则，恐不免为二竖所笑也。"强调了辨证的重要性。王氏临证灵活运用四诊，强调四诊合参，其中对舌的诊察尤为突出；长于把握病机，辨证精准；于复杂病情，多从气化枢机入手，善于抓住病机关键，明辨寒热真假虚实，为成功救治疑难、危重病证奠定了扎实

可靠的基础。

王氏在继承前代温病学家重视舌诊的传统上，又丰富完善了舌诊的内容。如《湿热经纬》对绛舌的辨证尤为精细，王氏依据叶天士绛舌的论述，又着重对绛舌进一步分析讨论，并提出相应的治疗方药。其一，全舌绛且舌心干者，属热已入营，胃火烁液，宜“加黄连、石膏于犀角、生地等药中，以清营热而救胃津，即白虎加生地之例也”。其二，舌中心干绛者，属胃热炽盛，波及心营，治疗宜“心胃两清，即白虎加生地、黄连、犀角、竹叶、莲子心也”；若伤津明显者，宜“再加西洋参、花粉、梨汁、蔗浆可耳”。其三，舌尖绛且干者，属心火上炎，“导赤汤入童溲尤良”，以泻小肠，清心火。其四，对于更严重的心营热盛兼胃津亡的情况，王孟英提出“光绛而胃阴亡者，炙甘草汤去姜、桂，加石斛，以蔗浆易饴糖”。其五，对于“干绛而火邪劫营”，热毒较重者，主张用“犀角地黄汤加元参、花粉、紫草、银花、丹参、莲子心、竹叶之类”；若“不能饮冷者，乃胃中气液两亡”，“宜复脉汤原方”。上述绛舌辨证及相应治法很好地反映出王氏精于辨舌的学术特色。

王氏医案中以舌象为辨证关键的实例比比皆是，不胜枚举。如《王氏医案续编》卷六胡韵梅案，患者病起于“夜坐感寒”，又症见头疼恶寒、呕吐肢冷，起因、症状皆似寒，而王孟英独以舌绛脉数断为斑疹之候。《王氏医案三编》卷一张柳吟夫人案，他医皆以舌黑断为热证，予以凉解开窍之法，王孟英却观察到苔色虽黑而舌边白润，与热证黑苔而燥迥异，并结合齿龈尚有津液，断为绝非热证。舌象不但可以很好地反映出证候本质，用来准确辨别证候，还可用来来判断疾病的进退。如《王氏医案续编》卷二许自堂孙案，患者由苔色灰厚，到苔色转黑，舌尖露绛，到黑苔渐退，再到舌色乃淡，邪气渐退，舌象反映疾病的发展过程，始终作为辨证要点。

王氏注重舌诊，亦强调四诊合参，不可拘于单纯的察舌辨证。王氏医案中也不乏舌脉不符，舍脉从舌或舍舌从脉的案例。如《王氏医案三编》卷八潘肯堂室喘嗽案，王氏指出脉象“虚促虽形，未必即为虚谛”，依据苔腻、痰浓等特征，径用清热化痰法，一剂知，三剂平，后调理而安。此案脉象因痰而出现假象，故舍脉从舌从症。又如《王氏医案三编》卷一一妪浮肿案，患者病日剧而诸医束手，王氏诊具脉弦细，沉中带数，舌绛口干，肿处赤痛，溺少而热。若据脉象弦细沉当断为虚象，但王氏依据舌绛而干，结合症状，判断此为阴虚肝热，郁火无从宣泄。若单凭脉再服温燥，则必致火益热而病益甚。

王孟英在临床上能够做到灵活运用四诊，重视舌诊，又不拘泥于某舌、某脉、某症，而是四诊合参，精准辨证。这是其成功治疗大量疑难、危重患者的重要前提。这些内容也极大丰富和完善了中医诊断学、中医辨证学的内容，对当今临床仍有指导意义。

2. 气化枢机为关键，调运枢机为大法

《素问·六微旨大论》云：“出入废则神机化灭，升降息则气立孤危。”王孟英以《内经》气化升降学说为基础，结合历代医家对“气”的论述及自己的经验体会，认为人体脏腑的正常生理活动都赖于气化正常，枢机畅达，指出“人气以成形耳，法天行健，本无一息之停”，正常状态下，人身之气应当是运行不息的。“人身气贵流行，百病皆由愆滞”，治法惟宜疏瀹，使气机畅达，正气宣布，邪气消弥，则愆度自调，人即安和。又言：“余尝谓人气以成形耳。法天行健，原无一息之停。惟五气外侵，或七情内扰，气机愆度，疾病乃生。故虽在极虚之人，既病即为虚中有实，即酷暑严寒，人所共受，而有病有不病者，不尽关乎老少强弱也。以身中之气，有愆有不愆也。愆则邪留着而为病，不愆则气默运以潜消。调其愆而使之不愆，治外感内伤诸病，无余蕴矣。”（《随息居重订霍乱论》）气机与疾病的发生、发展有着密切的关系，因此，无论外感还是内伤杂病，调运枢机气化都是治疗的总体指导思想，疏瀹气机的原则始终贯穿王氏对疾病诊治的全过程。张柳吟眉批言："运枢机、通经络为孟英用药秘诀。无论用补用清，皆不离此意。"陆士谔亦言："孟英之学，得力于枢机气化，故其为方，于升降出入，手眼颇有独到。"

温邪初起，多致卫气被郁，肺气失宣。叶天士云"在表初用辛凉轻剂"，王孟英常采用葱白、豆豉、杏仁、桑叶、竹叶、牛蒡子、前胡等辛凉或辛而微温之品，疏表以宣畅肺气。辛味药（或温或凉）不但风温初起可用，邪热初入肺经气分亦可配伍，用以宣散肺气，给邪热以出路。若热邪渐盛，病人壮热持续不解，咳喘加剧，则应转以辛寒清肃上焦为急务，大清气分之热，常用白虎汤、竹叶石膏汤、清燥救肺汤、泻白散等方，生石膏、知母、黄芩、桑白皮等药，以清泄肺金邪热。邪热壅肺，肺气不能敛降，咳喘气逆，甚则不能平卧，常用旋覆花、枇杷叶、紫菀、枳壳等药。温邪犯肺，耗伤肺胃津液，使得肺胃津液不布，多见口干渴、干咳、便干、舌干、溲赤等，常选用甘寒生津之品以滋养肺胃，如石斛、沙参、玉竹、花粉、玄参、梨皮、鲜芦根汁等。痰是邪热壅肺所致的病理产物，痰热胶着，常致病情迁延不解，或生他变。消痰常常与其他方法相伍，每多选用贝母、竹茹、天竺黄、竹沥、冬瓜仁、瓜蒌、桔梗、橘皮、丝瓜络、雪羹汤等方、药配合应用。王氏临床所遇病证，多难证、疑证、坏证等，病因、病机及病程错综复杂，王氏常能将诸法灵活运用，绝不偏执一端，故能施其法而方证贴切，形成王氏临床证治的特色。

王孟英受喻嘉言、叶天士等医家启迪甚深，于温病中重视调理气化枢机。除重视治肺之外，还擅长用苦泄、开泄之品畅达中焦。叶天士《温热论》云："再人之体，脘在腹上，其地位处于中，按之痛，或自痛，或痞胀，当用苦泄，以其入腹近也。必验之于舌。或黄或浊，可与小陷胸汤或泻心汤，随证治之。或白不燥，或黄白相兼，或灰白不渴，慎不可乱投苦泄。其中有外邪未解，里先结者，或邪郁未伸，或素属中冷者，虽脘中痞闷，宜从开泄，宣通气滞，以达归于肺，如近俗之杏、蔻、橘、桔等，是轻苦微辛，具流动之品可耳。”王孟英对叶氏论胃脘部痞胀或疼痛的治法非常推崇，并在《温热经纬》中加以发挥，他指出：“凡视温证，必察胸脘，如拒按者，必先开泄。若苔白不渴，多挟痰湿，轻者橘、蔻、菖、薤，重者枳实、连、夏，皆可用之。”王孟英此处所说“必先开泄”，不能仅仅按字面意思去理解为辛开宣泄，还应包括叶天士所谓“苦泄”。苦泄即以苦寒泄热与辛开宣泄相配伍的治法，方如小陷胸汤或半夏泻心汤。王孟英临证对两种治法均有应用，在临床实践的基础上，还创制出新的辛开苦降法名方王氏连朴饮，为后世推崇。王孟英对叶天士“苦泄”之法的理解不可谓不深。如《王氏医案续编》卷二濮树堂室案，患者虽然有烦躁谵语，但是苔黄不燥，系痰热阻气之气分证，而非热入营分形成的烦躁谵语，故王孟英认为应当禁用营血分药。按“凡视温证，必察胸脘”之原则，患者果然胸部坚满疼痛。对于痰热结于胸脘的病症，王孟英依据苦泄的治法，用小陷胸汤加味治疗，取得服“二剂神情即安，四帖心下豁然”的良效。《王氏医案续编》卷五陈赤堂令正案，病人患外感，面赤烦躁，谵语不寐，胸脘痞结，大便闭结，为无形之风温与有形之痰热相结，而非“热入营血”所致，故前医单用清解无效。其胸脘痞结，口干渴腻，右脉滑数，为邪气留恋，痰热闭阻上犯之征，治以旋运胸脘气机为要。王孟英先以小陷胸汤、旋覆花、薤白苦泄胸脘的痰热，疏通气机；再加温胆汤走泄中焦痰热；再合雪羹，以海蜇咸寒软坚涤痰，荸荠甘寒生津，清热化痰消积。陷胸汤、温胆汤、雪羹三方为王孟英临证治疗痰热阻闭胸脘气机的经典方剂组合，极具王孟英的辨治特色。

3. 顾护阴津

温病易伤阴津。历代温病学家均重视对阴津的顾护，如叶天士提出治温病以保津液为要，吴鞠通以“实其阴而补其不足”作为温病的治疗原则之一。王孟英对于温病的治疗，亦是以保阴为第一要义。

王氏强调治疗温病不仅要顾护阴津，还应该注意到汗、下、吐诸法均损耗津液，内伤杂病、妇儿疾病病变过程中也存在许多热伤津液的情况。因此，王氏将“顾护阴津”的思想推而广之，临证治疗内伤杂病、妇儿疾病时也多有运用。王孟英“顾护阴津”思想及对养阴生津治法的运用归纳起来主要有以下几方面。

（1）津液充而气血自复。如《王氏医案》卷二戴氏妇案，患者产后恶露不多，服山楂、益母草，数日后发热自汗，口渴不饥，眩晕欲脱，彻夜不眠。王孟英诊为阴亏，云：“人身天真之气谓之阳，阳根于津，阴化于液，津液既夺，则阳气无根而眩晕，阴血不生而无寐。若补气养阴，则舍本求末，气血不能生津液也。惟有澄源洁流，使津液充而气血自复，庶可无忧。”方用西洋参、葳蕤、百合、甘草、麦冬、石斛、木瓜、桑叶、蔗浆等滋阴生津药为主治之。获得“一剂即安，数日而愈”的佳效。患者气阴两亏，王孟英的治疗原则是“津液充而气血自复”，处方以滋阴生津为主要思路，辅以益气之品。

（2）甘寒救津、咸寒滋肾为大法。王孟英论治阴津耗伤之证，无论外感内伤均强调存胃津、补肾阴，以甘寒救胃津，咸寒滋肾阴为大法，并力戒温燥。王孟英对喻昌“人生天真之气，即胃中之津液”的论点推崇备至。认为胃中津液不竭，人必不死，若津液耗尽而阴竭，如旱苗之根，叶虽未枯，亦必死无疑。指出“救阳明之液”是“治温热诸病之真诠”。于《温热经纬》中评按云：“凡治感证，须先审其胃汁之盛衰，如邪渐化热，即当濡润胃腑，俾得流通，则热有出路，液不自伤，斯为善治。”强调胃津的重要性。临证多用石斛、沙参、西洋参、花粉、麦冬，及西瓜汁、梨汁、蔗汁等甘寒（凉）之品生津，滋肾阴。王孟英认为“近代病人类多真阴不足，上盛下虚者十居八九”（《温热经纬》卷五）。若真阴枯涸，感受温邪而致肝风陡动，则病见壮热神昏、舌绛无津、筋掣、茎缩等危证。王孟英常用犀角地黄汤佐三甲、二至以滋填真阴。如《王氏医案续编》卷五钱闻远仲郎案，患者感后汤姓医误进桂、朴、姜等温燥之剂，而致痰血频咯，神瞀耳聋，谵语便溏，不饥大渴，苔黑溲少，彻夜无眠。范、顾二医迭进轻清，黑苔渐退，舌绛无津，而外证依然，不能措手。王孟英诊其脉皆细数，辨为真阴素亏，营液受烁。方用西洋参、生地、二至、二冬、龟甲、燕窝、竹茹、贝母、银花、藕汁、梨汁、百合等药，甘寒之中配伍咸寒，以生津填精滋肾阴为治。二剂病减，五剂热退，旬日后痊愈。

（3）滋阴生津善后。祛邪之法，汗、吐、下、温、清、燥等，用之不当均伤阴津，故必须用之得当，且恰合时机，谨防药过病所，诛伐阴津。如对于霍乱病的治疗，王孟英明确指出："寒霍乱……重者，多兼正虚，一俟阳回，热药不可再投。但宜平补元气，如液伤口燥者，即须凉润充津。盖病或始于阳虚，而大下最能夺液，不知转计，必堕前功。"（《随息居重订霍乱论》）强调寒霍乱的治疗用温补之法，待阳气一回，则不可再投热药，以防伤津夺液。王孟英医案中，不管是虚证补益案、实证峻下案，还是热证清解案，均十分注意阴气津液。方中常配伍生津之药，且病势一缓，即加减调方，去刚燥之药，加生津养阴之味。如周光远案，患者霍乱转筋甚剧，仓卒间误服青麟丸钱许，病势益甚。王孟英诊其脉微弱如无，耳聋目陷，汗出肢冷，音哑肉脱，危象毕见。病势急迫，王孟英因恐用药迟滞，令先浓煎参汤，亟为接续，随后以人参、白术、茯苓、白芍、附子、肉桂、干姜、扁豆、木瓜、苡仁、莲实为方。是案患者本属气分偏虚体质，不耐吐泻之泄夺，故误用苦寒药后微阳欲绝。方处真武、理中合法以复脾肾之阳。次晨再视，脉起肢和，即去附、桂、干姜，加黄芪、石斛，服旬日全愈。王孟英论曰："凡吐泻甚而津液伤，筋失其养，则为之转。故治转筋者，最要顾其津液，若阳既回，而再投刚烈，则津液不能复，而内风动矣。此寒霍乱之用附、桂，亦贵有权衡，而不可漫无节制，致堕前功也。"（《随息居重订霍乱论》）此案回阳方中已有顾津之品，而阳回之时，马上去掉温燥刚剂，足见王氏对阴津的重视。

4. 用药轻灵，重病亦有轻取之法

王孟英治疗温病，无论邪在卫、气、营、血，多宗叶天士之法，概以轻清透解为立法宗旨。对温邪犯肺的治疗，《温热经纬》卷三指出："此论温病，仅宜清解……及上焦之治，药重则过病所。"叶天士所确立的辛凉轻剂，章虚谷认为由于地域特点吴人气质薄弱，故用药多轻淡，属因地制宜之法；王孟英却认为其用药有极轻清平淡者，取效更捷，如若能够真正领悟其道理所在，则药味分量或可权衡轻重，至于治，法则不可改易。温病邪在气分，叶天士言到气才可清气，王孟英指出，所谓"清气"，即以轻清之品，如山栀、黄芩、瓜蒌、芦根等宣展气化。邪在气分，不可贸然使用寒滞之药，厚朴、茯苓等药亦在所禁之例。陆士谔曾赞王孟英治伏病"大抵用轻清流动之品，疏动其气机，微助其升降，而邪已解矣。此其法虽宗香岩叶氏，而灵巧锐捷竟有叶氏所未逮者"。孟英临床善用清淡甘凉之品，药物常选石斛、沙参、玉竹、玄参、知母、百合、梨汁、麦冬、西洋参、蔗汁等。医案中多有反映，如胡氏妇疟证案，患者寒少热多，自云阴分素亏，他医误进清解凉营之药后，热势愈炽，改用养阴法，呕恶烦躁，自欲投井。诊得脉至滑数，右寸关更甚。舌淡白而光滑，看似无苔，实际上有苔如膜，满包于舌。王孟英认为证属阴虚吸暑，兼以痰阻清阳，因初治失于开泄所致。以菖蒲、竹茹、黄连、半夏、旋覆花、茯苓、苏叶、枳壳、枇杷叶为小剂，取其轻清开上。两服后舌即露红，呕止受谷，疟热亦减；又二服疟证已去，再以清养善后而安。是案病在上焦，王孟英以小剂轻清之品开上，正所谓"治上焦如羽，非轻不举"。《随息居重订霍乱论》载陈堂令郎子堂案，甲寅（1854）春，患者连日劳瘁奔驰之后，忽然大便自遗，却并非溏泻，继而言腹痛，蜷卧不醒，唤醒则仍言腹痛，随即又沉沉睡去。他医或以为痧，或以为虚，但二证治法迥异，难以决断，遂请王孟英决之。王孟英因患者身不发热，二便不行，舌无苔而渴，脉弦涩不调，认为此证非痧非虚，乃事多谋虑而肝郁，饥饱劳瘁而脾困，饮食滞于中焦所致。方处槟榔、枳壳、橘皮、半夏、山楂、神曲、莱菔子、川楝子、延胡索、海蜇，服二剂后，痛移脐下，稍觉知饥，是食滞下行之象。去山楂、神曲，加栀子、白芍，服一剂，大便得下而愈。是案肝郁、食滞兼见，法应消导解郁，而王孟英处方皆选槟榔、橘皮等轻清消导之品。骇人之重症，以平淡轻剂，二剂知，三剂愈。杨素园赞曰："半痴用药至轻，而奏效至捷，良由手眼双绝。"

王氏还提出"重病轻取"之法，认为药贵对证，虽平淡之品，亦有奇功。曾言："气贵流通，而邪气扰之则周行窒滞，失其清虚灵动之机，反觉实矣。惟剂以轻清，则正气宣布，邪气潜消，而窒滞自通，误投重药，不但已过病所，病不能去，而无病之地反先遭克伐。"（《温热经纬》卷四）急症重症，亦有以轻清取效者。如《王氏医案》卷二金愿谷舍人次郎魁官案，患者九月间患五色痢，日下数十行，七八日以后，噤口不食，腹痛呻吟，危在旦夕。有主张病证属虚，当以人参补之者；有主张病证属实，当以生大黄荡之者，所言不一，病家惶然不知所措。王孟英诊后辨为病起于暑热挟食，继而误服热药所致。方处北沙参、黄连、鲜莲子、栀子、黄芩、枇杷叶、石斛、扁豆、银花、桔梗、山楂、神曲、滑石，覆杯即安，旬日而起。噤口痢，其症痢下无度，且噤口不食，为痢病中最难措手、最为危重者。是案虚热在胃，补虚则碍热，清热则妨虚，又加以食积，尤为棘手。而王孟英却以沙参、莲子、杷叶、扁豆、银花等轻清之品取之，为噤口痢的治疗打开了思路。

5. 处方果断，峻剂起沉疴救危候

王孟英处方多以轻清灵动为特点，而对于危重之证，当峻攻或峻补者，又能果断处以重剂取效。《王氏医案》卷二言："既患骇人之病，必服骇人之药，药不瞑眩，厥疾勿瘳。”如罗元奎夏日卒发寒热，旋即呕吐不能自立，胯间痛不可当，焮赤肿硬，形如肥皂荚，横于毛际之左。王孟英诊后说：“此证颇恶，然乘初起，可一击去之也。”重用金银花六两，生甘草一两，皂角刺五钱，水煎和酒服之。一剂势减，再剂病若失。是案热毒炽盛，痈疽将发，起势甚为猛烈。王孟英乘其初起，以金银花、皂刺、生甘草大剂攻之，药味简单，取效专力猛之功，峻剂清热解毒，效若桴鼓。又如许自堂令孙子社患感，病已延至 28 日，诸医束手。左手脉数，右手俨若鱼翔，痰嗽气促，自汗瘛疭，苔色灰厚，渴无一息之停，十分危急。病已迁延日久，患者又气促自汗，易考虑久病正虚而从气虚论治。而王孟英却辨为实热证，12 日间，令患者连服大剂寒凉药，用犀角共计三两有余，危证方见挽回。又经旬余调治，患者便溺之色始正，前后共下黑矢四十余次，苔色亦净。是案症极危急，王孟英连进大剂寒凉，且每日两付，选药峻猛并加大药量，用药之果敢，令人称叹！再如朱某痢证案，患者经表散、荡涤、滋腻，势濒于危，神气昏沉，耳聋脘闷，口干身热，环脐硬痛异常，昼夜下五色者数十行，小便涩痛，四肢抽搐，时时晕厥。王孟英诊后分析说：“此暑湿之邪失于清解，表散、荡涤，正气伤残，而邪传入厥阴，再以滋腻之品补而锢之，遂成牢不可破之势，正虚邪实，危险极矣。”予白头翁汤加楝实、肉苁蓉、黄芩、黄连、栀子、白芍、金银花、石斛、桑叶、橘叶、羚羊角、牡蛎、海蜇、鳖甲、鸡内金等药，大剂频灌，一帖而抽厥减半，四帖而抽厥始息。旬日后便色始正，溲渐清长，粥食渐进，半月后脐间硬结消散。改用养阴，调理逾月而康复。患者屡经误治，正气被伤，阴津亏乏，正气虚甚。正虚邪甚，故势极危急。于此，王孟英毅然处大剂白头翁汤加清热利湿之品，药剂颇重，又要求频灌，收效甚快。方中亦加有肉苁蓉、鸡内金等转运枢机，石斛、牡蛎、海蜇等滋阴养津，也反映出王孟英转枢机、顾阴津的思想。

对于高年患者，王孟英亦本着“有是证而用是药”的原则，必要时果断处以重剂。如顾云忱案，患者体丰年迈，患疟于秋，脉芤而稍有歇止，用清解蠲痰之法病不少减，而大便带血。王孟英诊曰：“暑湿无形之气，而平素多痰，邪反得以盘踞，颇似有形之病。清解不克胜其任，气血皆受滋扰。必攻去其痰，使邪无所依附而病自去。”指出清解之法虽不为误，却不能胜邪，须用攻法。方用桃仁承气汤加西洋参、滑石、黄芩、黄连、橘红、贝母、石斛，送服礞石滚痰丸。服二剂后，下黏痰污血甚多，疟即不作，再用清润法善后。桃仁承气汤与礞石滚痰丸均为峻下峻攻之方，此方对于老人可谓峻极，然有是证而有是方，所谓有故无殒也。且于此峻攻方中，王孟英依旧配伍了西洋参、石斛，以滋阴养津，其处处顾护阴津的思想可见一斑。

6. 以食入药，食药同用

王孟英十分重视饮食对疾病的预防、治疗及调护作用，认为饮食“处处皆有，人人可服，物异功优，久服无弊”，主张食疗防治疾病。王孟英临证治疗时擅用饮食之品，对一些食物的性味、运用有独到精妙的见解，发前人所未发，足资借鉴。其对食材的论述集中见于《随息居饮食谱》与《重庆堂医学随笔》中，亦有散见于医案者。如天生复脉汤——蔗汁，《王氏医案续编》卷三云：“蔗甘而凉，然甘味太重，生津之力有余，凉性甚微，荡热之功不足，津虚热不甚炽者，最属相宜，风温证中救液之良药，吾名之曰天生复脉汤。”温热炽盛，液将涸者，需甘凉频灌，不限时刻，以救其津，所谓“阴气枯涸，甘凉濡润不厌其多”。王氏将蔗汁誉为“天生复脉汤”，同时也指出蔗汁应用的注意事项。

王孟英医案中含大量巧妙运用食疗的案例，反映出王孟英在食疗方面丰富的经验。其对食疗方法的运用归纳起来大致有3种：①以食入药。王氏治疗疾病擅以常见食材入药，如以橄榄、芦菔组成的青龙白虎汤，以生绿豆、生黄豆、生黑大豆组成的三豆饮，以漂淡海蜇、鲜荸荠组成的雪羹汤，以猪肚、莲子组成的玉苓丸等，均为王孟英临证常用之方。其对青龙白虎汤方义的解析：“橄榄色青，清足厥阴内寄之火风，而靖其上腾之焰；芦菔色白，化手太阴外来之燥热，而肃其下行之气。合而为剂，消经络留滞之痰，解膏粱鱼面之毒，用以代茶，则龙驯虎伏，脏腑清和，岂但喉病之可免耶？且二味处处皆有，人人可服，物异功优，久任无弊，实能弭未形之患，勿以平淡而忽诸。”又如对三豆饮的解析：“此方药极简易，性最平和，味不恶劣，易辨易服，不必论其体质，久服无弊，诚尽善尽美之王道药也。”由此足见王氏对食材入药组方的重视和推崇。②以食代药。对于一些病证，王孟英以食代药，甚至有时仅用一种食物即收桴鼓之效，令人称奇。如一少妇分娩，胞水早破，胎涩不能下，俗谓之沥浆生，催生药遍试不效。王孟英令买猪肉一二斤，洗净切大块，急火煎汤，吹去浮油，恣饮之，即产，母子平安。赖炳也令堂年近古稀，患左半不遂，以伏痰治，六七剂腿知痛，诸症皆减。既而腿痛难忍，其热如烙，王孟英令涂葱蜜以吸其热，痛果渐止。此案为饮食药外用之例。病后气阴多伤，以食为补是最好的进补、调护方法。周光远姑母78岁，年事已高，腹痛及腰，机关不利，痰出甚艰，夜不能瞑，为肝肾大虚，脉络失养，王氏处以滋肾填精养阴之品，日以递愈。继用一味桑椹善后而康。③药食同用。王孟英常将食材与药物结合运用，有将饮食作为药味之一而入处方的，如海蜇、荸荠、蔗汁等；有以食材煮水，以之煎药的；有以食材、药物同用，相辅相成，共起祛邪、扶正、宣通作用的。如邵可亭患痰嗽案，患者津液不足，一方面高年孤阳，热炽于内，一方面时令燥火侵袭于外。王孟英以白虎汤合泻白散，加西洋参、贝母、花粉、黄芩，大剂投之，并用北梨捣汁，频饮润喉，以缓其上僭之火。数帖后病势渐减，改投苇茎汤合清燥救肺汤，加海蜇、蛤壳、青黛、荸荠、竹沥为方，旬日外梨已用及百斤而喘证始息。继加龟甲、鳖甲、犀角，以猪肉汤代水煎药，大滋其阴而潜其阳。火始下行，诸症渐减。前后共用梨二百余斤，终收全效。

此外，王孟英亦将某些食疗方法巧妙、快捷地用于治疗急症，获得佳效。如《王氏医案三编》卷一蔡西斋令正案，患者腹有聚气，时欲攻冲，他医误进温补摄纳，愈服愈剧。酷暑之时，其发益横，日厥数十次。诊得脉数舌绛，面赤睛红，溺如沸汤，渴同奔骥，少腹拒按，饥不能食，一派热炽之象。王孟英曰“事急矣，缓剂恐无速效”，令以豆腐皮包紫雪一钱，另用海蜇、凫茈煎浓汤，俟冷吞下，取其芳香清散之性，直达病所。凫茈即荸荠，甘寒清热，与海蜇同为王孟英常用之食材。服后患者腹如雷鸣，浑身大汗，小溲如注，宛似婴儿坠地，腹中为之一空，其病已如失矣。总之，王孟英在充分吸收前人经验的基础上，勇于实践，不断总结，创制并灵活运用食疗方法治疗临床各种病证，极大丰富了中医食疗学的内容，拓展了饮食疗法的临床应用范围，推动了中医学饮食疗法的发展和应用。

7. 擅用补法，反对滥补

王孟英治温病擅用凉润清解、甘寒养阴，然绝非囿于寒凉一途。医案中亦不乏以温补取效的案例，可以反映其擅用补法，对补益之法有独到见解。在王孟英所处时代，可以说滥用温补之风较为盛行。在王孟英医案中，经前医治疗，因温补而致误的案例颇多，罗大中等人曾对陆士谔所辑《王孟英医案》进行统计，经前医误治的医案352则，其中误用温补者173例。这也是王孟英医案中多用清润，温补应用较少的原因。王孟英于赵听樵室案中指出：“药惟对证，乃克愈病，病未去而补之，是助桀也。病日加而补益峻，是速死也……非欲以药杀人，总缘医理未明，世故先熟，不须辨证，补可媚人，病家虽死不怨，医者至老无闻，一唱百和，孰能挽此颓风！”又如钱氏妇病愈后欲常服补药，王孟英止之曰：“病痊体健，何以药为？吾先慈尝云人如欹器，虚则欹，中则正，满则覆。世之过服补剂，致招盈满之灾者比比焉，可不鉴哉！”针对无病亦喜用补之时弊，王孟英明确指出健康无病之人不可用补，并以“欹器”盛物作比喻，指出平人用补，必然会破坏平衡状态，不仅不能养生健体，反而会导致疾病发生。王孟英不但针砭时弊，反对滥用温补，提倡药以清润为主，还指出药以对证、恰合病情为补，这与叶天士所谓“六腑以通为补”“胃腑以通为补”意义相通。曾言：“投之得当，硝、黄即是补药，投而不当，参、术皆为毒药”。喻之曰：“譬如酒色财气，庸人以之杀生，而英雄或以之展抱负；礼乐文章，圣人以之经世，而竖儒反以之误苍生。药之于医也，亦然。补偏救弊，随时而中，病无定情，药无定性，顾可舍病而徒以药之纯驳为良毒哉?”《随息居重订霍乱论》再次强调用之得当、与证相宜、于体相合才是真正意义的进补。如王孟英治毛允之冬温案，患者屡经误治，经辛温药表散伤津，滋腻药热邪愈锢，温补药更窒气机，攻下剂复劫其阴，以致病温邪未去而气阴已虚。对此，王孟英以清热生津为治，处沙参、紫菀、麦冬、知母、花粉、兰草、石斛、丹皮、黄芩、桑叶、栀子、黄连、木通、银花、橘皮、竹茹、芦根、橄榄、枇杷叶、地栗、海蜇等药为方。此案邪气未净、正气已亏，王孟英治以清润生津之品，指出：“搜剔余邪，使热去津存，即是培元之道……何必执参、茸为补虚，指硝、黄为通降哉?”即是以对证、清润为补。对于补药的功效，其在《随息居重订霍乱论》中指出：“所谓补药者，非能无中生有，以增益人身气血也，不过具衰多益寡，挹彼注此之能耳。平人服之，尚滋流弊，况病人乎?故经言不能治其虚，焉问其余。夫既虚矣，尚曰治而不曰补，可不深维其义乎?”指出所谓以补法治虚，须对应具体病情衰多益寡。即使对于虚证，亦当治虚，即根据病情灵活辨证，而非单纯意义的补虚。又言：“用补亦要用得其宜，方能奏效，非一味蛮补即能愈疾也。”运用补法，绝不泥于时医常用之参、术，而是辨证用药，根据病位、体质灵活处方，使之恰合病情。此外，王孟英还认为虚证宜补，而补药性味的厚薄、功效的缓峻、用量的多少，都不可一概而论，均须结合个人体质，因人制宜。如陈雪舫令郎小舫案，患者年甫冠，人极清癯，患疟证，病愈后继以养阴善后。西洋参不过一钱，生地不过三钱。患者病后阴虚，理应滋阴，王孟英所用养阴生津药不仅较为平和，而且用量极轻。王孟英释曰："缘其禀赋极弱，不但攻散难堪，即滋培稍重，亦痞闷而不能运也。芪、术之类，更难略试，故量体裁衣，乃用药之首务也。"正因为患者禀赋极弱，正气不足，无力运化，故用补更要注意选药、用量，以免补而成滞。

8. 重视预防调养

治未病是中医学的重要思想之一。王孟英十分重视未病先防、既病防变，强调要注意疾病未发时的先兆症状，以提前治疗防变；提倡在疫病流行前服药，以图预防之用。

（1）预防疫病侵染。某年秋燥冬暖，略无霜雪，河井并涸。杭州一带自九月起天花流行，十不救五。王孟英根据秋燥冬暖之天令及小儿痘疫的发病情况，认为天令发泄，不主闭藏，预测入春将多喉患，特组方加味三豆饮，未布痘者预服免患，将出者常饮此方可冀减轻。又劝人频服青龙白虎汤以预防春季喉恙。其言果应，三春不雨，喉疹甚多，医者多不能悟及致病原因，多处发散之方，正如火上添油。王孟英胸有成竹，以仲景白虎汤为救焚主剂；对于病已及营分者，用晋三犀角地黄汤随机加减；又刊青龙白虎汤与锡类散方，广为印送，救活病人不可胜数。(《王氏医案》卷二)儿科医生为雨峰明府家两孙儿种痘，半月间，合家传染。王孟英往诊时，见有三郎耕有、四郎小峰尚未得病，亟曰："已病者固当图治，未病者尤宜防患。"方处青龙白虎汤，令代茶频饮，三郎、四郎因此幸免于患。(《王氏医案》卷二)种痘是预防儿科疾病的妙法，但须"慎于择时"，这也是其积极预防思想的体现。

（2）预防疾病复发。道光十三年（1833）秋，周光远患疟，王孟英诊为足太阴湿疟，予金不换正气散，三剂而安。次年秋，周氏复患疟，自服前药三剂，病亦霍然。王孟英曰："疟情如是，恐其按年而作。"为防复发，处崇土胜湿丸，第二年夏天令预服以堵御之，至秋果无恙，以后再不复发。再如王雪山久患下部畏冷，自服当时流行的透土长寿丹近百丸，致齿痛目赤，诸恙蜂起。王孟英察脉弦滑，予多剂石膏药兼当归龙荟丸，令频服。新疾既瘳，腿亦渐温。病愈后，令患者常饮柿饼汤，以杜将来之恙。

三、学习要点与方法

1. 了解王孟英所处时代的医学发展背景

《王孟英医案》是王氏医学理论及临证经验的生动呈现。如何通过研读其医案准确领悟其医理，继承其经验？首先要了解王孟英所处的时代及医学发展背景。王孟英生活于清代中晚期，历经嘉庆、道光、咸丰、同治四朝，他所居之地，历经多次战火，瘟疫频发。迫于战火与瘟疫，王氏一生多次迁徙居处，生活艰辛，并屡遭失去至亲好友的痛苦，这也是王氏发奋医学，潜心温病研究，并成为一代温病大家的重要原因。王孟英一生忙于诊务，却仍注重将其治验录于笔端，传世医案有800余则，论理精当，记述详细，条分缕析，充分反映了其学术思想和临证思路。王孟英十分重视也善于从医学经典、前人论著中汲取经验，除《内经》《难经》《伤寒杂病论》等著作外，他还对当时的名家，如吴鞠通、沈尧封、薛生白、叶天士、章虚谷、余师愚、柯韵伯、徐洄溪和王秉衡等人的医论都做过研究，并有自己独到的心得体会。临床病证变化万端，王孟英读书能够深得前人精髓，在此基础上变通化裁，灵活辨治。王孟英一生多次经历温疫的流行，对于各类温病的研究极为精深，积累了丰富经验，对温病的辨证施治多有独到见解，为温疫学说的发展、温病学说的完善都做出了不朽贡献。在诊断、辨证及遣方用药方面，均有自己的独到之处。王孟英治温病宗叶天士、薛生白、吴鞠通，疗杂病取朱丹溪、喻嘉言、沈尧封诸家，对张仲景《伤寒论》尤为推崇。更可贵者，王孟英法宗前人，却能融会贯通，师其意而不泥其迹，学术上多有自己的独到之处。总之，只有了解王孟英所处年代的时代背景，了解其在学术上的渊源，才能够通过医案较好地把握王孟英的学术思想及临证经验。

2. 结合相关理论知识

为了更好地解读王孟英医案，更好地把握其学术成就及丰富的临证经验，在研读其医案的同时，还要联系中医学相关理论和知识。虽然王孟英医案的内容繁杂，涉及的病症极多，包括伤寒、温病、疫病、内伤杂病、妇科病、儿科病和危重症，但是指导王孟英辨证治疗的思想是一致的。我们要了解到，王孟英为温病学大家，在温病学方面的成就卓越，其温病学理论深厚，在外感热病及部分内科、妇儿科疾病中均有一定的温病学理论作为指导。所以在研读王孟英此类医案的同时结合其温病学理论方面的基本观点、基本认识，才能够较为深刻地理解其辨证、立法，乃至遣方用药。因此，对叶天士《温热论》、薛生白《湿热病篇》、吴鞠通《温病条辨》、余师愚《疫疹一得》以及王孟英《温热经纬》《随息居重订霍乱论》等温病、疫病学重要著作也需要有一定深度的了解和掌握。王孟英不仅为温病大家，对经方的运用也颇为娴熟，临证常将多个经方合用，或将经方与时方合用，在研读这些医案的时候，我们应该对经方、时方相关内容有一定程度的了解，方能体会到王氏处方的巧妙、精彩之处。对于王孟英擅长运用的饮食疗法，可以结合有关食疗药物加以掌握，可参考王孟英《随息居饮食谱》《重庆堂笔记》中有关食物功效作用的认识。

3. 学习大医精神

王孟英不但在温病学等领域有很高的成就，其学术思想和临床经验为后世医家所重视，其高尚医德医风也彰显了大医风范，值得后人学习。这在其医案中有很好的体现。如王孟英在霍乱流行之时救治了许多危重病人，并广收效方，著书立说，传播医学知识和自己的诊疗经验，时刻以治病救人为己任。自言：“我与世无所溺，而独溺于不避嫌怨，以期愈疾，是尚有半点痴心耳。”由此以“半痴”自号，体现了其一心救治病患的志向。周光远曾盛赞王孟英曰：“孟英学识过人，热肠独具。凡遇危险之候，从不轻弃，最肯出心任怨以图之。”张柳吟亦曾赞：“盖学识可造，而肠热胆坚，非人力所能及。此孟英所以为不世出之良医也。”除高超的医术外，“肠热胆坚”四字道出了王孟英对病人的态度。如石诵羲夏季患感，王孟英反复解释，耐心劝说，为病家四疏白虎汤，并援笔立案，勇于承担，仁者之心可谓“诚”矣。王孟英医案中载有许多经他医误治者，王氏很少评判贬低他医借以抬高自己，体现了其良好的医德素养。如《王氏医案》卷一婺州柳吟封翁家人案，越医陈六顺误用桂附温热之剂，致患者汗出昏狂，精流欲脱。对此，王孟英分析说：“此证颇危，生机仅存一线，亦斯人之阴分素亏，不可尽谓附、桂之罪也。”封翁闻言大悦，赞王孟英曰：“长者也，不斥前手之非以自伐，不以见证之险而要誉。”王孟英对待病人“皆如至亲之想，亦不得瞻前顾后，自虑吉凶”，“一心赴救，无作功夫形迹之心”，不“道说是非，议论人物，炫耀声名，訾毁诸医，自矜己德”；在医术上“省病诊疾，至意深心，详察形候，纤毫勿失，处判针药，无得参差”，“临事不惑，唯当审谛覃思”。

王孟英医术高明，临证能够明辨病情，医德高尚，古道热肠，任劳任怨，不轻弃危重之候，为拯救病人疾苦敢于承担，又不毁谤前医，不以贬低前医以自重，确为大医风范！非常值得我们学习和借鉴。

张诏

2021 年 8 月 22 日

【王氏医案原名《回春录》】

杨序

才不足以包乎所业之外，则其业不精；心不足以周乎所业之中，则其业亦不精。羿之射、僚之丸、张旭之草书、兰子之舞剑，其人皆负不可一世之才，而俯首降心于一艺之微，研穷玩索，不能自已。迨其业之既成，而天下莫能尚。况乎医之为道，参天人之奥，操性命之权，其理至深，其责至重，而世顾以无才无识之人，挟不专不精之术，贸贸施治，绝人长年，宜乎古人有学医人费之慨也。余自束发受书，笃嗜轩岐之学，以家贫无力致书，所蓄者《灵》《素》而外，立斋、景岳诸种而已。观其援引之繁富，议论之辨博，窃以为道在于是，而按法施治，辄为所困。嗣得西昌喻氏之书，伏而诵之，始有以识夫病情之蕃变，方剂之准绳，与夫寒暑阴阳之变化。其才大而学博，识高而法密，有非薛、张诸公所能仿佛者。然而《尚论》一编，犹袭三纲之谬；春温一论，混入伤寒之中。白璧微瑕，不能不为此老惜也。岁在乙巳，服官江右，广搜百氏之书，如叶天士之高超，尤在泾之切实，王晋三之精奥，张路玉之明达，以及吴又可、徐洄溪、柯韵伯、陈修园诸君子，罔弗各具精心，独抒伟论，灵兰之秘，阐发靡遗。然而宗古训者，矩矱弗失，而不免于穿凿附会；崇妙悟者，化裁生心，而或涉于支离背谬。夫医主于愈病而已，偏执一途，而故持高论，纵名理湛深，与病情尢与也。偶于坊间得武林王君孟英所著《霍乱论》一帙，其理明，其词达，指陈病机，判然若黑白之不可混淆，以为饲鹤山人之流亚，私心窃向往之。己酉冬，余室人患痰饮胁痛，屡药弗痊，渐即沈困。适孟英来抚之金溪，视吴侯酝香之疾，亟走伻相邀，惴惴然恐不得一当，乃孟英惠然肯来，投药五剂而大效。并出初刊医案《回春录》见示，因纵谈古今之同异，百家之得失，滔滔滚滚，折衷悉当，始知霍乱一论，不过孟英一端之绪余，而又窃幸余向之私心倾慕者，为不诬也。询其近案，积有数卷，乃张柳吟、赵菊斋诸君子所辑定，而题其篇曰《仁术志》。余取而读之，喜其崇论闳议，足为世法，因易其名曰《王氏医案》，与《回春录》合为一编，而附《霍乱论》于后，并谬加评点，付诸攻木之工，以广其传。盖医者，生人之术也。医而无术，则不足以生人；医而误用其术，则不惟不足以生人，而其弊反致于杀人。夫医虽至庸，未有忍于杀人者也。而才不足以应纷纭之变，学不足以穷古今之宜，识不足以定真伪之幻，则其术不精，斯曰杀人而不自知，故为医而无才、无学、无识不可也，为医而恃才、恃学、恃识亦不可也。必也平心以察之，虚心以应之，庶乎其可也。夫古人因病而生法，因法而成方，理势自然，本非神妙，唯用之而当，斯神妙矣。今才如孟英，学如孟英，识力精超如孟英，而每临一证，息心静气，曲证旁参，务有以究乎病情之真而后已，宜乎出奇制胜，变化无方，著之医案，卓卓可传如是也。余读孟英之书，于数年以前，以为迢迢二千里，山遥水阻，必无相见之期，乃吴君病而孟英来，孟英来而余室适病，宛转牵引，卒使数年来望风相思之友，把袂盘桓，倾吐肝鬲，极苔岑遇合之奇，夙世因缘，谅非浅鲜。孟英勉乎哉！异日者，撷众籍之精华，订群言之谬伪，删繁提要，勒为一书，以保全天下万世之民命，厥功甚巨，而为力亦甚艰。天末故人所企望于良友者，讵止斯医案一编而已耶！

道光三十年岁次庚戌

知宜黄县事杨照藜书于吟香书屋

周序

予友王君孟英，少年失怙，其尊人弥留之际，执孟英手而嘱曰：人生天地之间，必期有用于世，汝识斯言，吾无憾矣。孟英泣拜而铭诸心版。然自顾家贫性介，不能为利达之人，将何以为世用耶？闻先哲有不为良相，则为良医之语，因自颜其室曰潜斋。而锐志于轩岐之学，潜心研究，遂抉其微。年未冠游长山，即纳交于予。每见其治病之奇，若有天授，而视疾之暇，恒手一编不辍也。继瞻其斋头一联云：读书明理，好学虚心。可见苦志力学蕴之胸中者，渊深莫测，乃能穷理尽性，出之指下者，神妙难言。二十年来，活人无算，岂非以用世之才，运其济世之术，而可垂诸后世者哉！今就予耳目所及之妙法，仿丁长孺刻仲淳案之例，录而付梓，名曰《回春录》。见闻有限，遗美极多，世之君子必有如庄敛之、华岫云其人者，更为之远搜博采，以广其传，而予糠秕在前，有荣施矣。

道光二十三年癸卯冬十二月

愚弟周鍱拜题

例言

——所录皆二十年来见闻所及，详载字姓，历历可征，间有逸其姓氏者，偶忘之耳。

——浅易之证，寻常治法所能瘳者，概不泛录。

——难辨之证，误药即成危候，而初病乃能洞烛，遽尔霍然，虽若无奇，不可不录，后学苟能留意，庶免以药酿病之辜。

——病有虚实寒热，治分补泻温凉，更有补泻互投之法，寒热并用之宜者，以标本异情，证因错杂也。此录诸案具备，法无偏倚，不愧一代之良工矣。

——六气皆从火化。凡外感之邪，虽伤寒必以顾阴为主，况温热暑燥之病，更多于伤寒，而热之灼阴，尤为势所必然耶！观案中治感多以凉润清解为法，是参天人一致之理以谈医，非泥古耳食之徒所能窥测也。

——孟英可传之案，何仅止此，惜予未能穷搜广讨也。凡荷其再造之人，不妨陆续补刊，以推广仁术，而嘉惠来兹，匪惟忠厚当然，即是心存济世，故不以上下分帙，而以卷一、卷二为次，盖欲卷数之递增无已耳。

——案中辨证，固多发人之未发，他如论阿片之燥烈伤津、猪肉之柔润充液之类，尤为有功于世，是不仅某药治愈某病之案。读者须加咀嚼，勿囫囵咽下也。

——孟英虽用药极平淡，而治病多奇中，故其辨证处方，同道莫不折服，兹所录案，已见一斑。附采玉芝丸数方，药易功优，更征立法之善。至烂喉痧方，虽从《金匮翼》录出，而孟英命其名曰锡类散，且闻授其方于庄芝阶、金愿谷两中翰，修合济人，救全不少。凡属外淫喉患，无不应手而瘳，不特烂喉痧借以为神丹也，敢不附载以广其传乎？

王氏医案卷一

甲申夏，予于登厕时，忽然体冷汗出，气怯神疲。孟英视之曰：阳气欲脱也。卒不及得药，适有三年女佩姜一块，约重四五钱，急煎而灌之即安。后用培补药，率以参、芪、术、草为主，盖气分偏虚也。【眉批：干姜辛温，故用之以回阳气，若并此不得，则令壮盛人以气呵之，亦可救仓卒之变。】

【点评】是案又见于《随息居重订霍乱论》卷下《医案》，现引录于下，以备参看。

“三年夏间，主政周光远先生，年二十七，体极腴皙，登厕后忽体冷自汗，唇白音低，佥以为痧，欲进开窍等药。时余年十七，窃握其臂以诊之，脉已微软欲绝，因力排众议曰：此阳气之欲脱，非痧邪之内闭，再投香散，殆速其危也。人皆以童子何知而笑之，幸先生闻而首肯者再。仓卒不及购药，余适有戚氏前所贻三年女佩姜一块，约重四五钱，急煎而灌之，即安。后用培补，率以参、芪、术、草为主，盖阳气偏虚之体也。先生甚德之，视余若弟，且逢人说项，遂以浪得虚名”。

范庆簪，年逾五十，素患痰嗽。乙酉秋在婺，骤然吐血，势颇可危。孟英诊曰：气虚而血无统摄也，虽向来咳嗽阴亏，阴药切不可服，然非格阳吐血，附、桂更为禁剂。乃以潞参、芪、术、苓、草、山药、扁豆、橘皮、木瓜、酒炒芍药为方，五帖而安。继去甘草、木瓜，加熟地黄、黑驴皮胶、紫石英、麦冬、五味子、龙骨、牡蛎熬膏，服之全愈，亦不复发。后，范旋里，数年以他疾终。

丙戌春，仓夫郑德顺患急证，时已二鼓，丐孟英视之。见其扒床拉席，口不能言，惟以两手指心抓舌而已。孟英曰：中毒也。取绿豆二升，急火煎清汤，澄冷灌之，果即霍然。诘朝询其故，始言久患臂痛，因饵草头药，下咽后即心闷不可耐，舌麻不能言，而旁人不知也。录此足以证孟英临证之烛照如神，亦可见草药之不可轻试也。

婺人罗元奎，丁亥夏，卒发寒热，旋即呕吐，不能立，自言胯间痛不可当。孟英视其痛处，焮赤肿硬，形如肥皂荚，横梗于毛际之左。乃曰：此证颇恶，然乘初起，可一击去之也。用金银花六两、生甘草一两、皂角刺五钱，水煎和酒服之。一剂减其势，再剂病若失。逾年患伤寒，孟英切脉，虚细已极。曰：此不可徒攻其病者，以阴分太亏耳。与景岳法，以熟地、当归、酒炒白芍、炙甘草、橘皮、柴胡等药，一剂而瘳此法予亦屡用获效，气虚者并可加参，但表药止柴胡一味，犹嫌力微。【眉批：予每以此法治阳证疮毒，莫不应手取效，真妙方也。】

予素患噫气，凡体稍不适，其病即至，既响且多，势不可遏。戊子冬发之最甚，苦不可言。孟英曰：此阳气式微而浊阴上逆也。先服理中汤一剂，随以旋覆代赭汤投之，遂愈。嗣后，每发如法服之辄效。后来发亦极轻，今已不甚发矣。予闻孟英常云，此仲圣妙方，药极平淡，奈世人畏不敢用，殊可陋也。【眉批：法本喻氏。】

有患阴虚火炎者，面赤常如饮酒之态非戴阳证。孟英主一味元参汤，其效若神，而屡试皆验。【眉批：元参能滋水以制火，独用则力厚，取效倍捷。】

黟人叶殿和，庚寅秋患感。旬日后汗出昏瞀热甚阴竭之象，医皆束手，乃甥余薇垣浼孟英勘之，曰：此真阴素亏，过服升散，与仲圣误发少阴汗同例比例精当。下竭则上厥，岂得引亡阳为比，而以附、桂速其毙耶？以元参、地黄、知母、甘草、白芍、黄连、茯苓、小麦、龟板、鳖甲、牡蛎、驴皮胶为大剂，投之得愈。

海阳赵子升，辛卯夏病疟，急延孟英诊之。曰：暑热为患耳，不可胶守于小柴胡也。与白虎汤专清暑邪，一啜而瘥。甲午秋，范丽门患温疟，孟英用白虎加桂枝清热兼驱风以痊之。丙申夏，盛少云病湿热疟，孟英以白虎加苍术汤清热兼燥湿而安。己亥夏，予舅母患疟，服柴胡药二三帖后，汗出昏厥，妄语遗溺。或谓其体质素虚，虑有脱变，劝服独参汤。幸表弟寿者不敢遽进，乃邀孟英商焉。切其脉洪大滑数，曰：阳明暑疟也，与伤寒三阳合病同符。处竹叶石膏汤清热兼益气，两剂而瘳。庚子夏，滇人黄肖农自福清赴都，道出武林，患暑疟。孟英投白虎汤加西洋参清热益气，与前方意同，数帖始愈。辛丑秋，顾味吾室人病瘅疟，孟英亦主是方而效。庄芝阶中翰张安人，年逾花甲，疟热甚炽，孟英审视再四，亦与竹叶石膏汤而安。闻者无不惊异。予谓：如此数证，体分南北，质有壮衰，苟非识证之明，焉能药与病相当而用皆适宜哉！

【点评】以上7案均为疟证，王氏并未拘于小柴胡汤，而以经方白虎汤与竹叶石膏汤起效。其中，白虎汤又有加桂枝、苍术、西洋参之变。王氏诸案中，以白虎汤愈疟证者并不少见，病机多为暑邪深入，气分热盛，并兼杂有湿邪为困、阴分久亏等，用方则多为白虎汤加味或合他方而用，常以石膏、知母为主药，将粳米、甘草易为滋阴增液之品，又常合清邪外出之方，师白虎汤之义而不拘于原方。应用关键就在于王氏所言：虽“体分南北，质有壮衰”，但重在“识证之明”“药与病相当”。

壬辰八月，范蔚然患感旬余，诸医束手。乃弟丽门恳孟英治之。见其气促音微，呃忒自汗，饮水下咽，随即倾吐无余。曰：伏暑在肺，必由温散以致剧也。盖肺气受病，治节不行，一身之气，皆失其顺降之机，即水精四布，亦赖清肃之权以主之。气既逆而上奔，水亦泛而上溢矣。但清其肺则诸恙自安。乃阅前服诸方，始则柴、葛、羌、防以升提之，火借风威，吐逆不已。犹谓其胃中有寒也，改用桂枝、干姜以温燥之，火上添油，肺津欲绝，自然气促音微。疑其虚阳将脱也，径与参、归、蛤蚧、柿蒂、丁香以补而纳之，愈补愈逆，邪愈不出，欲其愈也难矣。亟屏前药，以泻白散合清燥救肺汤，数服而平。【眉批：妙论！不独治暑为然，凡上而不下之证，皆可类推。】

何叟年近八旬，冬月伤风，有面赤气逆、烦躁不安之象。孟英曰：此喻氏所谓伤风亦有戴阳证也，不可藐视。以东洋人参、细辛、炙甘草、熟附片、白术、白芍、茯苓、干姜、五味、胡桃肉、细茶、葱白，一剂而瘳。孟英曰：此真阳素扰，痰饮内动，卫阳不固，风邪外入，有根蒂欲拔之虞。误投表散，一汗亡阳，故以真武、四逆诸法，回阳镇饮，攘外安内，以为剂也以此二语印证前方，可知用法之周到，不可轻试于人，致于操刃之辜，慎之慎之！

癸巳秋，余在婺患疟，大为医人所误。初则表散，继则滋补，延及月余，肌肉尽削，寒热不休，且善呕恶食，溺赤畏冷，乃买棹旋杭，托孟英诊视。曰：足太阴湿疟也。以金不换正气散，三啜而安。然元气为误药所伤，多方调补，甫得康健。次年秋，复患疟于婺，友人咸举医疗，予概却之。忆病情与前无异，即于箧中检得孟英原方，按序三帖，病亦霍然，闻者无不称叹。后归里为孟英述而谢之，孟英曰：疟情如是，恐其按年而作。乃授崇土胜湿丸方，明年夏令预服以堵御之。迄秋果无恙，后竟不发矣。

【点评】前录《随息居重订霍乱论》周光远痧证脱证案中，王孟英年方十七，以脉断证，颇为难得。而在“人皆以童子何知而笑之”，对王孟英的论断不以为然的情况下，周光远能够首肯、赞成，对王孟英予以极大的信任，亦颇为不易。上案中，周光远首次患疟，诸医多方误治。在“肌肉尽削，寒热不休”，病势危重的情况下，周光远毅然买舟回杭，将自己的性命托付给王孟英。二次患疟，友人为其荐举他医治疗，周光远“概却之”，唯用王孟英原方，回乡后遵王孟英医嘱预服丸药调理，以绝后患。整个过程中，体现了周氏对王孟英极大的信赖。后道光十八年周氏突发霍乱重症，亦为王孟英救治。周光远亦多次助于王孟英，为其辑录第一部医案《回春录》。

钟耀辉年逾花甲，在都患肿。起自肾囊，气逆便溏，诸治不效。急买车返杭，托所亲谢金堂邀孟英治之。切其脉微而弱，询其溺清且长虚象显然。曰：都中所服，其五苓、八正耶？抑肾气、五皮也？钟云：诚如君言，遍尝之矣，而病反日剧者何哉？孟英曰：此土虚不制水也。通利无功，滋阴亦谬。法宜补土胜湿此即张景岳所云理中加茯苓、附子之证也，与大剂参、术，果即向安。越八载，以他疾终。

金元章媳，于甲午新寡后患脓窠疥，大抵湿热之病耳。疡医连某疑为遗毒，径作广疮疗，渐至上吐下利，不进饮食。另从内科治，亦无寸效。延至未春，更兼腹痛自汗，汛愆肌削，诸医皆见而却走矣。王仲安荐孟英视之，曰：此胃气为苦寒所败，肝阳为辛热所煽，前此每服阳刚，即如昏冒，稍投滋腻，泄泻必增，遂谓不治之证，未免轻弃。乃以四君子加左金、椒、梅、莲子、木瓜、余粮、石脂等出入为方，百日而愈。第信犹未转也，诸亲友环议，再不通经，病必有变。孟英力辨：此非经阻可通之证，惟有培养生化之源，使其气旺血生，则流行自裕，若不揣其本而齐其末，则砻糠不能榨油，徒伤正气，尽隳前功，岂不可惜！众议始息，恪守其方。服至仲冬，天癸至而肌肉充，康复如常矣。

【点评】金元章媳因误治渐致吐利，不进饮食，更兼腹痛自汗、肌肉渐削、月经后衍之症，病机颇为复杂，诸医束手。孟英则以四君子汤培补中焦为主入手，佐以左金丸、乌梅、木瓜等方药调肝，可谓执简驭繁，百日竟愈。但患者“信犹未转”，癸水未至，孟英力排众议，主张从培补中焦气血入手，俾气血旺盛，肌肉充，天癸至，方能使月信调畅，此实乃“塞因塞用”之法。后果如孟英所言。此案立法对临床辨治疑难病症颇多启发。

朱某患呕吐，诸药不效，甚至大小便秘，粪从口出，臭不可当，自问不起矣。孟英用代赭旋覆汤加蜣螂虫，服之而愈上者下之之法，而意甚巧。

孟英邃于医学，从不侈谈脉理，足以见其欿然不自足也。而脉理之最不易切者，莫如妊娠。予闻孟英于乙未春诊黄履吉室人之脉，曰：妊也。是月天癸犹来，人皆不以为然。次月仍转，但不多耳。复邀孟英诊之，曰：果妊也。汛不断者，荫胎之血有余耳。逾月汛复行，觉更少矣，人犹以为妄也。四月后经始停，娠亦显，娩如期，人始服其见老。

丙申夏，满洲某选粤东盐场，携眷之任，过浙主于李云台家，请孟英视其如君之恙。孟英诊曰：非病也，熊罴入梦矣。某颇不信，谓：经甫停何以遽断为孕，而又必其为男乎？反生言过其实之疑。既而某延云台入幕，偕赴粤任。次年，云台于家书中述及居停果得子，深叹孟英指妙。

予荆人久无孕，辛丑秋汛事偶愆，孟英一诊即以妊断，且以男许。次夏果举一子，惜不育耳。

邵鱼竹给谏仲媳怀妊，孟英于寅春初诊即许抱孙。秋杪果应。

表弟胡寿者室，偶有小忿，经事涩少，腰腹微胀，自以为怒气所滞也，延孟英调之。切其脉，曰：怀麟矣。初犹疑之，既而始信。卯春果弄璋。吴云阶室年四十余，寅秋汛断，其腹日胀，医谓病也，治之罔效。迓孟英诊之，孕也。彼犹不自信，及腹中渐动，始服其言。

至期产一女。

癸秋，孟英治石诵羲室，脘痛甫愈，适汛逾期，即曰：娠矣。既而果日形著，其指下之神妙如此。【眉批：娠孕之脉，最为难凭。有初娠即现于脉者，有三四月始现于脉者，有始终不现于脉者。此与凭脉断证有时可凭，有时不足凭，同一至理。予尝以此质之孟英，孟英亦以为然。可见真学问人必不恃虚言以眩世也。】

朱恒山久患胸痞多痰，诸药罔瘳。孟英诊曰：清阳之气不司旋运也。与参、芪、苓、术之剂，豁然顿愈，因极钦服。后数年果以汗脱。闻其垂危之际，口不能言，犹以左手横三指，右手伸一指加于上，作王字状以示家人。有会其意者，急追孟英。至而他医之中风药早灌入矣，遂以长逝。

癸卯冬至前一日，管大中丞亦是气从溺脱，当以参、附挽回者。及孟英至，而痰药、痧药、风药灌之遍矣，脉仅若蛛丝过指，孟英坚不与方，须臾而卒。

无棣张柳吟封翁，于乙未夏偕令嗣恒齐刺史赴滇南任，道出武林。其家人郑九者，封翁宠人之弟也，途次抱恙。抵杭日招越医陈六顺诊治，服药后汗出昏狂，精流欲脱。封翁大骇，躬诣孟英，以希挽救。孟英切其脉，既数且乱，沉取极细。乃语封翁曰：此证颇危，生机仅存一线，亦斯人之阴分素亏，不可竟谓附、桂之罪也。封翁闻言大悦，曰：长者也，不斥前手之非以自伐，不以见证之险而要誉。相见恨晚，遂订忘年之交。彼此尽吐生平，始知封翁最喜谈医，岐黄之言，无所不览，惟不肯为人勘病，亦慎重之意耳。于是孟英以元参、知、柏、桑枝、龙、牡、生地、白芍、甘草、百合、石斛、栀子、盐水炒淡豆豉为大剂灌之，下咽即安。次日去栀、豉、甘草，加龟板、鳖甲、盐水炒橘红，十余帖而康。

【点评】王孟英留下的医案中，患者大多为已经他医误治者，而孟英却很少评判贬低他医，借以抬高自己，体现了其良好的医德素养。是案中“不斥前手之非以自伐，不以见证之险而要誉”足见其大医风范。

吴馥斋令姐，禀质素弱，幼时凤山诊之，许其不秀。癸巳失其怙恃，情怀悒悒，汛事渐愆，寝食皆废，肌瘦吞酸，势极可畏。孟英以高丽参、盐水炒黄连、甘草、小麦、红枣、百合、茯苓、牡蛎、白芍、旋覆花、新绛等治之甘以缓之，苦以降之，酸以敛之，皆古圣之良法也，各恙渐已。继参、归、地滋阴，康强竟胜于昔。

一男子患喉痹，专科治之，甫愈，而通身肿势日甚，医者惊走。孟英诊之曰：病药也。投附子理中汤，数剂而痊。予谓：喉痹治以寒凉，法原不谬，而药过于病，翻成温补之证，是病于药也，非病于病也。尝闻孟英云：病于病而死者十之三，病于药而死者十之七。以予观之，诚非激论也，吁！可叹已！

朱氏妇，产后恶露不行，而宿哮顿发，专是科者不能下手。孟英以丹参、桃仁、贝母、茯苓、滑石、花粉、桂枝、通草、蛤壳、苡仁、紫菀、山楂、丝瓜子、茺蔚子、旋覆、琥珀出入为方，三日而愈。

局医黄秀元之舆人韩名谅者，有儿妇重身患热病，局中诸医皆虑胎陨，率以补血为方。旬日后势已垂危，浼人求孟英诊之。曰：胎早腐矣，宜急下之，或可冀幸，若欲保胎，则吾不知也。其家力恳疏方，遂以调胃承气合犀角地黄汤，加西洋参、麦冬、知母、石斛、牛膝投之，胎落果已臭烂，而神气即清，热亦渐缓。次与西洋参、元参、生地、知母、麦冬、丹参、丹皮、茯苓、山楂、石斛、豆卷、茺蔚、琥珀等药调之。粥食日加，旬日而愈。

一少年骤患遗精，数日后形肉大脱。连服滋阴涩精之药，如水投石。孟英与桂枝汤加参、芪、龙、牡，服下即效，匝月而瘳此阳浮于上，阴孤于下，故非滋阴涩精所能治。仲景桂枝龙骨牡蛎汤能调和阴阳，收摄精气，又复参、芪以建其中，故取效甚速。

家叔南山，于秋间患感，日治日剧，渐至神昏谵妄，肢振动惕。施、秦两医皆谓元虚欲脱，议投峻补。家慈闻而疑之，曰：盍与孟英商之？孟英诊曰：无恐也，通络蠲痰，可以即愈。用石菖蒲、羚羊角、丝瓜络、冬瓜子、苡仁、桑枝、旋覆、橘络、葱须、贝母、钩藤、胆星为剂，化服万氏牛黄清心丸一颗，覆杯即安，调理半月而愈。

【点评】此案为秋季外感邪气而发病，因误治而致邪热步步深入。热邪炼津液为痰，痰热蒙蔽心窍，故见神昏谵语；热势亢盛引动肝风，风痰相煽，阻滞肢体经络，故见肢振动惕，即《内经》所云"诸风掉眩，皆属于肝"。此虽未明言其舌脉，但舌必红绛而兼黄厚腻苔，脉必滑实有力，孟英方能立通络蠲痰之治法。而施、秦两医则犯"实实之戒"，欲妄投峻补之剂，幸有孟英之辨，方不致危殆。是方用羚羊角、钩藤凉肝平肝，息风止痉；石菖蒲、旋覆花、贝母、胆星豁痰开窍醒神；冬瓜子、薏苡仁甘淡引湿邪下行；丝瓜络、桑枝、橘络通达络脉；万氏牛黄清丸清心开窍，镇惊安神。痰热一退，自然神清而动惕自止。因方证颇为合拍，故虽药味平淡，仍获覆杯即安之效。

美政关毛内使，年逾花甲，而患喘嗽。医与肾气汤、全鹿丸等药，反致小溲涩痛，病日以剧。孟英诊之，与纯阴壮水之治。毛曰：我辈向吸阿片烟，岂敢服此凉药？孟英曰：此齐东之野语也，误尽天下苍生。幸汝一问，吾当为世人道破机关，不致误堕火坑者，再为积薪贮油之举也。夫阿片本罂粟花之脂液，性味温涩，而又产于南夷之热地，煎晒以成土，熬煎而为膏。吸其烟时还须火炼，燥热毒烈，不亚于砒。久吸之令人枯槁，岂非燥烈伤阴之明验哉？毛极拜服，果得霍然。或问曰：阿片之性，殆与酒相近乎？孟英曰：曲蘖之性虽热，然人饮之则质仍化水，故阴虚者饮之则伤阴，阳虚者饮之则伤阳，景岳论之详矣。若阿片虽具水土之质，而性从火变，且人吸之则质化为烟，纯乎火之气焰，直行清道，烁人津液。故吸烟之后，口必作渴，久吸则津枯液竭，精血源穷，而宗筋失润。人因见其阳痿也，不察其所以痿之故，遂指阿片为性冷之物，抑何愚耶？凡吸阿片烟而醉者，以陈酱少许，瀹汤服即醒。若熬烟时少着以盐，即涣散不凝膏；吸时舌上预舐以盐，则不成瘾；虽瘾深者，但令舐盐而吸，则瘾自断。岂非润下之精能制炎上之毒乎？

【点评】阿片，宋时即有记载，《本草纲目》称其“阿芙蓉”，用以涩丈夫精气，治疗泻痢脱肛不止。清代乾隆时，阿片吸食成风。王孟英曾说：“因病吸此，尤易上瘾，迨瘾既成，脏气已与相习，嗣后旧疾复作，必较前更剧，而烟亦能奏效矣。”是案中，孟英更是以格物之法，从阿片制作的原材料、产地、炼制过程、吸后症状多方分析其性味特点，指出阿片源于罂粟花，性味温涩，产于南夷热地，质禀火性，炼制时又经煎晒、熬煎，吸食时又经火炼，久吸令人枯槁、口渴、宗筋失润，由此可知阿片性燥烈而易伤阴。是案以纯阴壮水法取效。

金元章年逾七旬，久患疝厥，每病于冬，以为寒也，服热药而暂愈，终不能霍然。孟英诊曰：脾肾虽寒，肝阳内盛，徒服刚烈，焉能中肯？以参、术、枸杞、苁蓉、茴香、当归、菟丝、鹿角霜、桂、茯苓、楝实、黄连、吴萸、橘核等药为方，服之今数年无恙矣。

丙申春蜀人石符生将赴邓云压司马之招，经杭抱病，侨于张柳吟之旧馆，亦为寓侧陈六顺治困。居停主人知之，即告以柳吟仆病之事，石闻之悚然，亟遣人延孟英诊焉。脉沉而涩滞，模糊不分至数，肢凉畏冷，涎沫上涌，二便涩少，神气不爽。曰：此途次感风湿之邪，失于解散，已从热化，加以温补，致气机愈形窒塞，邪热漫无出路，必致烁液成痰，逆行而上。但与舒展气机，则痰行热降，诸恙自瘳矣。以黄连、黄芩、枳实、橘皮、栀子、淡豉、桔梗、杏仁、贝母、郁金、通草、紫菀、竹茹、芦菔汁等药，三服而起，调理匝旬遂愈。

夏间王某患感，越医谢树金治之，病虽退而能食矣，但不能起坐，类乎瘫痪，延已月余，人皆谓其成废。所亲钟某浼孟英视之，曰：此多服表散，汗出过分，气血两伤，肢骸失其营养。脉微而细，舌亮无苔。与大剂参、芪、归、术、熟地、杜仲、菟丝、牛膝、枸杞、山药、木瓜、萸肉、葳蕤、续断、桑枝气血双补，而补血之药重于补气，以汗为血液，阴分偏伤也，数十帖而起。

【点评】温热外感，最忌过汗，故叶天士有云："救阴不在血，而在津与汗"。热邪易伤津液，津汗同源，热邪已入里，过汗则徒伤阴津，耗散正气。治温热病须以步步顾其津液为要，今他医反其道而行之，故患者虽热退能食，但阴液大伤，气血两耗，肝肾亏虚，肢体失于濡养，症见下肢废用不起。邪热入血伤阴，故胃气得复而见能食，脉微细、舌光亮无苔，亦下焦阴血大伤之明征也。此证属温病下焦血分之虚证，治当滋填真阴。辨是证有下肢废用瘫痪，知其气亦亏虚，故孟英以气血双补为法，亦取阳生阴长之义。参、芪、术、山药补气；熟地、杜仲、菟丝、牛膝、枸杞、萸肉、续断俱能填真阴，补肝肾，强筋骨；葳蕤滋阴透邪；桑枝通达经络。患者阴血亏乏为重，故滋阴药重于补气之品。此案对温热病后期下焦血分虚证治法颇具指导意义。

一劳力人，阴分素亏，骤感风湿，两膝刺痛酸软，不能稍立此证延久即成鹤膝风。孟英以六味地黄汤加独活、豆卷精当，一剂知，二剂已。

张养之令正，饮食如常，而肌肤消瘦；信事如期，而紫淡不恒；两腓发热，而别处仍和；面色青黄，而隐隐有黑气叙证详明。俨似虚寒，多药不效。始逆孟英诊之。脉似虚细，而沉分略形弦滑。曰：此阳明有余，少阴不足，土燥水涸。仲圣有急下存阴之法。然彼外感也，有余之邪可以直泻；此内伤也，无形之热宜以甘寒。义虽同而药则异也。赠以西洋参、生地、生白芍、生石膏、知、柏、苓、栀、麦冬、花粉、楝实、丹皮、木通、天冬诸品，服至数斤，黑气退而肌渐充，腓热去而经亦调矣。【眉批：孟英善用甘寒，投之此证尤宜。】

【点评】本案为虚实夹杂之证，孟英辨为“阳明有余，少阴不足”，即所谓“土燥水涸”。此种病机多见于外感热病过程中，亦于本案月经病中出现。仲景有“急下存阴”之法，但此法终究为外感热病而设，故针对妇人内伤杂病的特点，仲景又立甘寒之法，既可清阳明之燥热，又能滋肾水之枯涸。诚为妙法！孟英方以膏、知、柏、栀泄其阳明无形之热，以生地、麦冬、天花粉、天冬、西洋参等滋养阴液之不足，佐以川楝舒达肝气，木通、茯苓等淡通之品导腓热而通其经。此为孟英借鉴外感热病治法，以甘寒为主，辅以苦寒之法，成功辨治妇人杂病的典型案例之一。

姚氏妇产后昏谵汗厥，肌肤浮肿，医投补虚破血、祛祟安神之药，皆不能治，举家惶怖，转延孟英诊焉。询知恶露仍行，曰：此证医家必以为奇病，其实易愈也。昔金尚陶先生曾治一人，与此相似，载于沈尧封《女科辑要》中，方用石菖蒲、胆星、旋覆、茯苓、橘红、半夏曲，名蠲饮六神汤。凡产后恶露行而昏谵者，多属痰饮，不可误投攻补，此汤最著神效。如方服之良愈。

牙行王炳华妻患舌疮，痛碍饮食，内治外敷皆不效。孟英视其舌色红润，脉形空数，曰：此血虚火浮也。以产后发热例施之，用熟地、当归、酒炒白芍、炙甘草、茯苓、炮姜投之，其病如失。

一老人霍乱后目闭呃忒，医谓脱陷在即，与桂、附回阳之药，业已煎矣。适孟英至，询知溺赤口干，诊得脉形软数，而药香扑鼻，即曰：此药中有肉桂，叟勿服也，服之必死。迫令将药倾泼，而与肃肺清胃之剂，果得渐安。

丁酉中秋夜，牙行张鉴录，年逾花甲，卒仆于地，急延孟英。脉之，弦滑而大，曰：痰、气、食相并而逆于上也。先以乌梅擦开牙关，横一竹箸于口，灌以淡盐姜汤。随入鹅翎探之，吐出痰食，太息一声而苏。次与调气和中而愈。后数年，以他疾终。此案虽无奇，而辩证之明，不可不录。

姚树庭以古稀之年而患久泻，群医杂治不效，佥以为不起矣。延至季秋，邀孟英决行期之早晚，非敢望愈也。孟英曰：弦象独见于右关，按之极弱，乃土虚木贼也，调治得法，犹可引年，何以遽尔束手乎？乃出从前诸方阅之，皆主温补升阳。曰：理原不背，义则未尽耳。如姜、附、肉蔻、骨脂之类，气热味辣，虽能温脏，反助肝阳，肝愈强则脾愈受戕。且辛走气，而性能通泄，与脱者收之之义大相刺谬。而鹿茸、升麻可治气陷之泻，而非斡旋枢机之品。至熟地味厚滋阴，更非土受木克、脾失健行之所宜。纵加砂仁酒炒，终不能革其腻滑之性，方才用之，无怪乎愈服愈泻，徒借景岳穷必及肾为口实也。与异功散加山药、扁豆、莲子、乌梅、木瓜、芍药、蒺藜、石脂、余粮扶脾抑肝，加以收摄下焦，须看其与病证针锋相对处，服之果效。恪守百日，竟得康强。越三载，以他疾终。【眉批：语语精义，由此类推，可以知用药之权衡矣。】

【点评】王孟英运用补法绝不泥于时医常用之参、术，而是辨证用药，根据病位、体质灵活处方，使之恰合病情。是案病确属虚，然除脾气虚弱以外，尚有肝阳偏盛。前医用温补而不愈者，皆因未能辨清脏腑，对证用药。此为王孟英用补法先辨虚在何脏何腑之例。

戊戌春，张雨农司马必欲孟英再赴环山。孟英因其受病之深，且公事掣肘，心境不能泰然，诚非药石之可以为力也，固辞不往。司马泫然哀恳：但冀偕行旋署，则任君去留可耳？并嘱赵兰舟再四代陈曲悃。孟英感其情，同舟渡江，次剡溪，司马谈及体气羸惫情形，孟英忽曰：公其久不作嚏乎？司马曰：诚然有年矣，此曷故也？孟英曰：是阳气之不宣布耳。古惟仲景论及之，然未立治法。今拟鄙方奉赠，博公一嚏如何？司马称善。遂以高丽人参、干姜、五味、石菖蒲、酒炒薤白、半夏、橘皮、紫菀、桔梗、甘草为剂。舟行抵嵊，登陆取药，煎而服之，驾舆以行。未及二十里，司马命从人诣孟英车前报曰：已得嚏矣。其用药之妙如此。

夏间，牙行倪怀周室新产数日，泄泻自汗，呕吐不纳。专科谓犯三禁，不敢肩任。孟英诊脉，虚微欲绝，证极可虞，宜急补之，迟不及矣。用东洋参、芪、术、龙、牡、酒炒白芍、桑枝、木瓜、扁豆、茯神、橘皮、紫石英、黑大豆投之，四剂渐以向安。予谓：新产后用参、芪大补，而又当盛夏之时，非有真知灼见者不能也。诚以天下之病千变万化，原无一定之治。奈耳食之徒，惟知执死方以治活病，岂非造孽无穷！亦何苦人人皆欲为医，而自取罪戾耶？

张养之令侄女，患汛愆，而饮食渐减，于某与通经药，服之尤恶谷，请孟英诊之。脉缓滑，曰：此痰气凝滞，经隧不宣，病由安坐不劳，法以豁痰流气，勿投血药，经自流通。于某闻而笑曰：其人从不吐痰，血有病而妄治其气，胀病可立待也。及服孟英药，果渐吐痰，而病遂愈，养之大为折服。予谓：世人头痛治头，脚疼疗脚，偶中而愈，贪为己功，误药而亡，冤将奚白？此《寓意草》之所以首列议病之训也。孟英深得力于喻氏，故其议病迥出凡流。要知识见之超，总由读书而得，虽然，人存政举，未易言也。

【点评】月经病固为血分之疾，然亦有因痰浊、水饮等有形之邪阻隔而致月经衍期者。是案前医以通经活血之药治之罔效，反伤患者胃气而增不欲饮食之症。孟英则不拘泥于定见，从其脉缓滑入手，辨为痰气凝滞。脉缓，为湿阻之象；脉滑，则为痰浊偏盛之候。痰湿阻滞，气滞不畅，病及血分，为本案之病机关键，其病因则为久坐少动。此与《金匮要略》所述“先病水，后经水断，名曰水分”类似。孟英治以豁痰行气为法，其药不涉血分。俾使痰消气行，其病果然痊愈，即《金匮要略》所谓“去水，其经自下”。

毛允之戌冬患感，初治以温散，继即以滋阴，病日以剧，延至亥春。或疑为百日之劳，或谓是伤寒坏证，而凤山僧主升、柴、芪、术以补之，丁卯桥用轻粉、巴霜以下之，杂药遍投，形神日瘁。乃尊学周延孟英视之。脉来涩数上溢，呃忒口腻，虽觉嗜饮，而水难下膈，频吐涎沫，便秘溺赤，潮热往来，少腹如烙，按之亦不坚满。曰：此病原属冬温，治以表散，则津液伤而热乃炽。继以滋填，热邪愈锢，再施温补，气机更窒。升、柴、芪、术欲升其清，而反助其逆；巴霜、轻粉欲降其浊，而尽劫其阴。病及三月，发热不是表邪；便秘旬余，结涩非关积滞。且脉涩为津液之已伤，数是热邪之留着，溢乃气机为热邪所壅而不得下行，岂非温邪未去，得补而胶固难除，徒使其内烁真阴，上薰清道，以致一身之气，尽失肃清之令。法当搜剔余邪，使热去津存，即是培元之道；伸其治节，俾浊气下趋，乃为宣达之机。何必执参、茸为补虚，指硝、黄为通降哉？以北沙参、紫菀、麦冬、知母、花粉、兰草、石斛、丹皮、黄芩、桑叶、栀子、黄连、木通、银花、橘皮、竹茹、芦根、橄榄、枇杷叶、地栗、海蛇等，出入为方。服之各恙递减，糜粥渐加，半月后始得大解，而腹热全消，谷食亦安，乃与滋阴善后而愈。【眉批：清热生津，治法固善。然亦此人本元坚固，故屡误之后，犹能挽回，否则亦难为力矣。】

【点评】言及补法，世人多理解为人参、白术、黄芪、首乌等补益正气之品，以及补中益气汤、金匮肾气丸等补益之方。王孟英却指出药以对证，恰合病情为补，这与叶天士所谓“六腑以通为补”“胃以喜为补”意义相通。此案邪气未净，正气已亏，王孟英治以清润生津之品，指出“搜剔余邪，使热去津存，即是培元之道……何必执参、茸为补虚，指硝、黄为通降哉”，即是以对证、清润为补。

张养之所亲李某，戊冬醉饮夜归，为查段巡员所吓，神志即以渐昏，治之罔效，至于不避亲疏，裸衣笑骂，力大无制，粪秽不知。己夏延孟英视之，用石菖蒲、远志、龙齿、龟板、犀角、羚羊角、元参、丹参、知、柏、栀子、龙胆草、枳实、黄连、竺黄、竹沥、石膏、赭石、黑铅、铁落，出入为方。十余帖吐泻胶痰甚多，继与磁硃丸，渐以向愈。【眉批：祛痰清热，滋阴镇惊，力量甚大，此必本虚标实者，故其方如此。】

一视叟年近古稀，己亥春赴席，忽仆地痰涌，肢强眼斜，舌蹇不语。外科王瑞芝荐孟英视之。投六君子加蝎梢、羚羊角、胆星、石菖蒲、竹沥、姜汁而瘳扶脾抑肝驱痰，面面圆到。

【点评】本案老年患者属“类中风”范畴，发病急骤，突然昏仆。痰浊上涌，闭阻心窍，故见舌体僵硬，活动不灵，语言难出；痰浊闭阻经络，故见肢体强直，口眼㖞斜。案中虽未明言其舌脉，但其必具苔腻浊、脉弦滑等痰浊内闭之象。病发高年，故以四君子补气健脾，固其气虚之本；橘皮、半夏、胆星、菖蒲、竹沥、姜汁豁痰利窍，以治痰浊之标；羚羊角凉肝以平肝阳；蝎尾通络化瘀。此案处方盖由《医宗金鉴》清热化痰汤化裁而出，为该方减麦冬、芩、连、枳实、竹茹、木香，加羚羊角、蝎尾而成。其治理明方效，融健脾、豁痰、平肝、通络诸法于一方，其法实可遵循。

茅家埠翁嘉润患腰疽，愈而复发者五年，费用不赀，诸疡医治之不效。盛少云嘱其求治于孟英。切其脉弦细以数，曰：子之幸也。此内损证，外科恶乎知肾俞发亦然？与大剂甘润滋填之药，匝月而痊，至今不发。

胡琴泉舅氏家一潘妪，年逾古稀，患霍乱转筋濒危。孟英用自制蚕矢汤①而瘳。

一少妇分娩，胞水早破，胎涩不能下，俗谓之沥浆生，催生药遍试不应。孟英令鲜猪肉一二斤，洗净切大块，急火煎汤，吹去浮油，恣饮之，即产，母子皆生。且云：猪为水畜，其肉最腴，大补肾阴而生津液。予尝用治肾水枯涸之消渴，阴虚阳越之喘嗽，并著奇效。仲圣治少阴咽痛用猪肤，亦取其补阴虚而戢浮阳也。后贤不察，反指为有毒之物，汪讱庵非之是矣。惟外感初愈，及虚寒滑泻，湿盛生痰之证，概不可食，以其滋腻更甚于阿胶、熟地、龙眼也。然猪以浙产者为良，北猪不堪用。吾杭燥肉鲊，即猪皮为之，可以致远，入药尤为简当，不必泥于皮与肤之字面，而穿凿以夸考据也。

秋初，家慈猝仆于地，急延孟英诊之。脉浮弦以滑，用羚羊角、胆星、牡蛎、石菖蒲、丹参、茯苓、钩藤、桑叶、贝母、橘

① 蚕矢汤：治霍乱转筋，肢冷腹痛，口渴烦躁，目陷脉伏，时行急证。晚蚕沙五钱，生薏苡仁、大豆黄卷各四钱，陈木瓜三钱，姜汁炒川连二钱，制半夏、酒炒黄芩、通草各一钱，焦栀一钱五分，泡淡陈吴萸三分。地浆或阴阳水煎，稍凉徐服。

红、蒺藜等，以顺气蠲痰，息风降火而痊。癸卯春前数日，忽作欠伸而厥，孟英切脉微弱而弦，曰：病虽与前相似，而证则异矣。以高丽参、白术、何首乌、山茱萸、枸杞、桑椹、石斛、牛膝、蒺藜、橘红、牡蛎等，镇补摄纳以瘳。予谓：此等证，安危在呼吸之间，观前后卒仆数案，可见其辨证之神，虽古人不多让，况世俗之所谓医乎？家慈两次类中，予皆远出，微孟英吾将焉活？感铭五内，聊识数言，惟愿读是书者，体其济世之心，临证得能如是，将胥天下之沉疴而尽起矣。

【点评】此案为同病异治之实例。患者前猝然昏仆，脉浮弦滑，起病急骤，为肝风痰浊蒙蔽之实证；后因欠伸而昏厥，脉微弱而弦，起病较缓，为元气不足、肝阴亏虚不能摄纳肝阳而致的肝阳上亢之本虚标实证。故前方以胆星、菖蒲、茯苓、贝母、橘红化痰息风，羚羊角、牡蛎重镇平肝，钩藤、桑叶、蒺藜、丹参透达肝经之热；后方则以高丽参、术补气健脾，首乌、山茱萸、枸杞、桑椹、牛膝补肝肾之阴，蒺藜、牡蛎、橘红平肝化痰。前后辨证精确，方、法虽有别，但其效均著，值得后学深思。

张养之弱冠失怙，后即遘无妄之疾，缠绵七载，罄其资财，经百十三医之手，而病莫能愈。因广购岐黄家言，静心参考，居然自疗而痊，然鼻已坏矣。抱此不白之冤，自渐形秽，乃闭户学书，专工作楷，其志良可悼也。孟英因与之交，见其体怯面青，易招外感，夏月亦着复衣，频吐白沫，询知阳痿多年，常服温辛之药，孟英屡谏之。而己亥九月间，患恶寒头痛，自饵温散不效，逆孟英诊之。脉极沈，重按全骨则弦滑隐然。卧曲房密帐之中，炉火重裘，尚觉不足以御寒，且涎沫仍吐，毫不作渴，胸腹无胀闷之苦，咳嗽无暂辍之时，惟大解坚燥，小溲不多，口气极重耳。乃谓曰：此积热深锢，气机郁而不达，非大苦寒以泻之不可也。养之初犹疑焉，及见方案，辨论滔滔，乃大呼曰：弟之死生，系乎一家之命，唯君怜而救之。孟英慰之曰：我不惑外显之假象，而直断为实热之内蕴者，非揣度之见，而确有脉证可凭，但请放心静养，不必稍存疑畏。及二三帖后，病不略减，诸友戚皆诋药偏于峻，究宜慎重服之。有于某者，扬言于其族党曰：养之之命，必送于孟英之手矣！众楚交咻，举家惶惑，次日另延陈启东暨俞某并诊。孟英闻之，急诣病榻前谓曰：兄非我之知已也，则任兄服谁之药，我不敢与闻也；兄苟裕如也，则任兄广征明哲，我不敢阻挠也。今兄贫士也，与我至交也，拮据资囊，延来妙手，果能洞识病情，投剂必效，则我亦当竭力怂恿也。第恐虽识是病，而用药断不能如我之力专而剂大也。苟未能确识是证，而以无毁无誉之方，应酬塞责，则因循养患，谁任其咎也？或竟不识是病，而开口言虚，动手即补，甘言悦耳，兄必信之，我不能坐观成败，如秦人视越人之肥瘠也。今俞某之方如是，陈医殊可却之，速著人赶去辞绝，留此一款，以作药资，不无小补。况连服苦寒，病无增减，是药已对证，不比平淡之剂，误投数帖，尚不见害也。实由热伏深锢，药未及病。今日再重用硝、黄、犀角，冀顽邪蕴毒，得以通泄下行，则周身之气机，自然流布矣。养之伏枕恭听，大为感悟。如法服之，越二日大便下如胶漆，秽恶之气达于户外，而畏寒即以递减，糜粥日以加增。旬日后粪色始正，百日后康健胜常。嗣后虽严冬亦不甚畏冷，偶有小恙，辄服清润之方，阳道复兴，近添一女。养之尝颂于人曰：孟英之手眼，或可得而学也；孟英之心地，不可得而及也。我之病，奇病也。孟英虽具明眼，而无此种热情，势必筑室道旁，乱尝药饵，不能有今日矣。况不但有今日，而十余年深藏久伏之疴，一旦扫除，自觉精神胜昔，可为后日之根基，再生之德，不亦大哉。

【点评】对于有疑问或迁延难愈的病证，为坚定患者服药信心，王孟英有时会为病家详细分析病情，解释诊治思路。是案便是一例。张养之一派大寒之象，王氏辨为真热假寒，方拟苦寒清泻。对于患者的犹疑，王氏为之书写脉案，并辩论滔滔，明言“确有脉证可凭”，打消病家疑虑。后因服药两三剂后病势不减，患者又惑于人言，欲延他医诊治，王氏听闻，又谆谆劝谏，晓之以理，动之以情，终使患者坚定信心，百日后以收全功。

孙午泉进士患哮，痰多气逆，不能着枕，服温散滋纳药皆不效。孟英与北沙参、桂枝、茯苓、贝母、花粉、杏仁、冬瓜仁、丝瓜络、枇杷叶、旋覆、海石、蛤壳等药，覆杯即卧，数日而痊。【眉批：此是热痰伏于肺络，故用药如此。】

石符生随乃翁自蜀来浙，同时患疟。医者以小柴胡汤加姜、桂，投之不效，改用四兽、休疟等法，反致恶寒日甚，谷食不进，惟饮烧酒姜汤，围火榻前，重裘厚覆。胸腹痞闷，喜以热熨，犹觉冷气上冲，频吐黏稠痰沫。延至腊初，疲惫不堪，始忆及丙申之恙。访孟英过诊，脉沉而滑数，苔色黄腻，不渴，便溏溺赤。曰：是途次所受之暑湿，失于清解，复以温补之品，从而附益之，酿成痰饮，盘踞三焦。气机为之阻塞，所以喜得热熨、热饮，气冲反觉如冰。若不推测其所以然之故，而但知闻问在切脉之先，一听气冷喜热，无不以为真赃现获。孰知病机善幻，理必合参，以脉形兼证并究审病要法，则其为真热假寒，自昭昭若揭矣。与大剂苦寒之药，而以芦菔汤煎，渐服渐不畏寒，痰渐少，谷渐增。继用甘凉善后，乔梓皆得安痊。

【点评】痰饮内停，变证最多，故古有怪病多痰之谓。痰饮易阻滞气机，郁遏清阳，故亦可见真热假寒证，又因痰饮停留病位不一，临床见症最为复杂多变。此案患者用治疟常用少阳剂小柴胡汤加温散后，恶寒逐日加重，觉冷喜热，口中不渴，便溏，易误辨为寒证。而王孟英则言“病机善幻，理必合参，以脉形兼证并究，则其为真热假寒，自昭昭若揭矣”，四诊合参，以舌苔黄腻、溺赤、脉见滑数为辨证要点，断为热证，以大剂苦寒而愈。

王氏医案卷二

庚子春，戴氏妇产后，恶露不多，用山楂、益母草酒煎，连服数日，遂发热自汗，口渴不饿，眩晕欲脱，彻夜不眠。孟英视之曰：此禀属阴亏，血已随胎而去，虽恶露甚少，但无胀痛之苦者，不可妄投药饵。酒煎益母、山楂，不特伤阴，且能散气，而汗泄口干，津液有立竭之势，即仲圣所谓无阳也。盖人身天真之气谓之阳，阳根于津，阴化于液，津液既夺，则阳气无根而眩晕，阴血不生而无寐。若补气养阴，则舍本求末，气血不能生津液也。惟有澄源洁流，使津液充而气血自复，庶可无忧。以西洋参、生黄芪、龙骨、牡蛎、葳蕤、百合、甘草、麦冬、生薏苡、生扁豆、石斛、木瓜、桑叶、蔗浆投之。一剂即安，数日而愈。后以滋填阴分，服之乃健。

【点评】产后诸疾，多以虚、瘀二证概之。此案患者产后恶露不多，易被误认为“瘀”而以通、化为治。前所用山楂、益母草酒煎即为此意。而王孟英则以“虽恶露甚少，但无胀痛之苦”为辨证关键，断为虚证。气阴两亏，王孟英的治疗原则是“使津液充而气血自复”，处方以滋阴生津为主要思路，辅以益气之品。突出了王孟英对阴津的重视，这亦是温病学派的共同特点之一。

王某久患吐血，体极孱弱。沈琴痴嘱其丐孟英治之。服药甫有小愈，而酷暑之时陡患霍乱转筋，大汗如雨，一息如丝。孟英视曰：阴血久夺，暑热鸱张，吾《霍乱论》中之缺典也，姑变法救之。用北沙参、枇杷叶、龙、牡、木瓜、扁豆、苡仁、滑石、桑叶、蚕沙、石斛、豆卷，投之良愈。调理每日仍服滋补以治宿恙。越二载，闻服温补药，致血暴涌而亡。

赤山埠李氏女，素禀怯弱。春间汛事不行，胁腹聚气如瘕，减餐肌削，屡服温通之药。至孟秋加以微寒壮热，医仍作经闭治，势濒于危。乃母托伊表兄林豫堂措辨后事，豫堂特请孟英一诊以决之。孟英切其脉时，壮热烙指，汗出如雨，其汗珠落于脉枕上，微有粉红色，乃曰：虚损是其本也。今暑热炽盛，先当治其客邪急则治标之法，庶可希冀。疏白虎汤加西洋参、元参、竹叶、荷杆、桑叶。及何医至，一筹莫展，闻孟英主白虎汤，乃谓其母曰：危险至此，尚可服石膏乎？且《本草》于石膏条下致戒云血虚胃弱者禁用，岂彼未之知也？豫堂毅然曰：我主药，与其束手待毙，盍从孟英死里求生之路耶？遂服二帖，热果退，汗渐收。改用甘凉清余热，日以向安。继与调气养营阴，宿瘕亦消。培补至仲冬，汛至而痊。次年适孙夔伯之弟。

张氏妇患气机不舒，似喘非喘，似逆非逆，似太息非太息，似虚促非虚促，似短非短，似闷非闷，面赤眩晕，不饥不卧。补虚清火，行气消痰，服之不应。孟英诊之曰：小恙耳，旬日可安，但须惩忿是嘱。与黄连、黄芩、栀子、楝实、鳖甲、羚羊角、旋覆、赭石、海蛇、地栗为大剂，送当归龙荟丸。未及十日，汛至，其色如墨，其病已若失。后与养血和肝，调理而康。

【点评】病患似喘非喘，似太息非太息，似短气非短气，似胸闷非胸闷，为胸肺气机不舒；似呖逆非呖逆，不饥，为胃气势欲上逆；面赤而兼见眩晕，为肝阳虚浮之象；气机郁滞，火热内扰，故不得卧。其病虽似虚促，似短气，但均不足为凭，故补虚无效；病属气分无形之热，故消痰无效。盖病为下元亏虚不足，复因情志不畅，致气机怫郁，郁而化火，总属本虚标实之证。治宜上清心肝，中降逆气，下滋肝肾。芩、连清热，栀、楝、羚羊角泻肝疏肝平肝，旋覆、赭石降逆平肝，鳖甲、海蜇、地栗滋肝肾之阴，佐以当归龙荟丸以泻火通便。

牙行王炳华室，夏患臂痛，孙某曰风也，服参、芪、归、芍数帖，臂稍愈而脘痛；孙曰寒也，加以附、桂，痛不止而渐觉痰多；孙曰肝肾不足也，重用熟地、枸杞，令其多服取效，不料愈服愈剧，渐至昏厥。孙尚以为药力之未到，病体之久虚，前方复为加重，甚而时时发厥，始请孟英诊之。脉沈而有弦滑且数之象，乃谓炳华曰：此由过投温补，引动肝风，煽其津液为痰，痰复乘风而上，此晕厥之由来也。余波则奔流经络，四肢因而抽搐。阳气尽逆于上，宜乎鼻塞面浮；浊气不能下达，是以便滞不饥。炳华曰：神见也。温补药服几三月矣，不知尚可救乎？孟英曰：勿疑吾药，犹有望焉。遂与大剂甘寒息风化饮，佐以凉苦泄热清肝，厥果渐止，各恙递蠲，两月后康复如常。予偶于旧书中检得无名氏钞本一册，所录多岐黄之言，内一条云：附、桂回阳，在一二帖之间，万一误投，害亦立至，功过不掩。其性之毒烈也，概可见矣。奈世人不知药为治病而设，徒以贪生畏死之念，横于胸中，遂不暇顾及体之有病无病，病之在表在里，但闻温补之药，无不欣然乐从者。模棱之辈，趋兢存心，知其死于温补而无怨悔也。乃衣钵相传，不必察其体病脉证之千头万绪，仅以温补之品二十余味相迭为用，即成一媚世之方。且托足《金匮》之门，摹拟肾气之变，盖知熟地之阴柔，可缚附、桂之刚猛，误投不至即败，偶中又可邀功。包藏祸心，文奸饰诈，何异新莽比周公，子云学孔圣哉！人以其貌古人而口圣贤也，多深信而不疑。迨积薪既厚，突火顿燃，虽来烂额焦头之客，其不至于焚身者幸矣。较彼孟浪之徒，误投纯阳药，致人顷刻流血而死者，其罪当加十等。诛心之论，救世之言，知我罪我，不遑计焉。孟英见之，拜读千过，且曰：剿汉学以欺世，由来久矣。徐灵胎之论，无此透彻，可与退之《原道》文并峙。当考其姓字，于仲景先师庙内建护圣祠以祀之。予谓：孟英如此称许，则其可传也奚疑，故附刊此案之后以证。王氏妇温补药服及三月，即所谓阴柔束缚刚猛之故，致人受其愚而不觉者，后之人可以鉴矣。

庄半霞，芝阶中翰之三郎也。闱后患感，日作寒热七八次，神气昏迷，微斑隐隐。医者无策，始迎孟英视之。曰：此平昔饮酒，积热深蕴，挟感而发，理从清解，必误投温补，以致热势披猖若是。询之，果三场皆服参，且携枣子浸烧酒入闱。初病尚不至此，因连服羌、防、姜、桂，渐以滋甚。孟英曰：是矣。先以白虎汤三剂，斑化而寒热渐已。继用大苦寒之药，泻其结热，所下黑矢，皆作枣子气。旬日后与甘润滋濡之法，两月始得全愈。

【点评】是案与前王炳华室案皆是滥用温补所致。王案中患者服温补，愈服愈剧，医者犹言是由于病体久虚，药力未到；庄案则是入闱先服参，并携枣子烧酒入场应试。对此，王孟英说："世人不知药为治病而设……不暇顾及体之有病无病，病之在表在里，但闻温补之药，无不欣然乐从。"明确指出了时人滥补之弊。在《随息居重订霍乱论》中，王孟英亦指出："投之得当，硝、黄即是补药，投而不当，参、术皆为毒药。"强调用之得当、与证相宜、于体相合才是真正意义上的进补。

金愿谷舍人次郎魁官，九月间患五色痢，日下数十行，七八日来，口噤不纳，腹痛呻吟，危不旦夕矣。有主人参以补之者，有主生军以荡之者，举家皇皇，不知所措。孟英视之曰：暑挟食耳，误服热药矣，攻补皆不可施也，轻清取之，可即愈焉。以北沙参、黄连、鲜莲子、栀子、黄芩、枇杷叶、石斛、扁豆、银花、桔梗、山楂、神曲、滑石为方。其家以为病深药淡，恐不济事。西席庄晓村云：纵使药不胜病，而议论极是，定不致加病也。竭力赞其居停投之，覆杯即安，旬日而起。予闻孟英尝曰：莲子最补胃气而镇虚逆，若反胃由于胃虚而气冲不纳者，但日以干莲子细嚼而咽之，胜于他药多矣。凡胃气薄弱者，常服玉芝丸，能令人肥健。至痢证噤口，皆是热邪伤其胃中清和之气，故以黄连苦泄其邪，即仗莲子甘镇其胃要言不烦。今肆中石莲皆伪，味苦反能伤胃，切不可用。惟鲜莲子煎之清香不浑，镇胃之功独胜。如无鲜莲，则干莲亦可用。或产莲之地，湖池中淘得入水不腐之老莲，即古所谓真石莲也。昔人治噤口痢多用此，然可不必拘泥，庶免作伪之人，以赝乱真，反致用而无效，徒使病不即愈也。【眉批：噤口痢，虚热在胃也。补虚则碍热，清热则妨虚。兹又加以食积，尤为棘手，须看其用药圆到处。】

陈足甫禀质素弱，上年曾经吐血，今夏患感之后，咳嗽夜热，饮食渐减。医作损治，滋阴潜阳，久服不效。秋杪，孟英诊之曰：阴分诚虚，第感后余热逗留于肺，阻气机之肃降，搏津液以为痰，此关不清，虽与滋填培补之药，亦焉能飞渡而行其事耶？先清肺气以保胃津，俾治节行而灌溉输，然后以甘润浓厚之法，补实真阴，始克有济。乃尊仰山闻之，击节叹服，如法施之，果渐康复。【眉批：晡热、夜热，原有肺热、血瘀二候，断非滋补所能愈。况退病之后，咳嗽夜热，显为遗邪在肺，滋阴药愈没干涉矣。】

【**点评**】本案患者因夏季外感邪气而病咳嗽，虽有阴亏夜热一证，但仍属上焦肺经余热留恋。外感之邪未除，不可轻言滋补。余热留滞肺经，肺失宣肃，故咳嗽不止，热邪久羁，烁液为痰。必以清肺经气分余热，兼保胃津为治，迨余热得清，阴亏之象渐著，方可以甘润合咸寒味厚之品填补真阴为治，以固其阴液之本。本案虽未列方药，但其议论细致，理法明晰，证候、治法、思路尤当令后人借鉴。

胡蔚堂舅氏，年近古稀，患囊肿，小溲赤短，寒热如疟。孟英曰：非外感也，乃久蕴之湿热下流，气机尚未宣泄。与五苓合滋肾，加楝实、栀子、木通。两剂后囊间出腥黏黄水甚多，小溲渐行，寒热亦去。继与知柏八味去山药、萸肉，加栀子、楝实、芍药、苡仁等，久服而愈。壬寅夏感受暑湿，误投温散，以致谵语神昏，势濒于危，而肛前囊后之间，溃出腥脓，疮口深大，疡科以为悬痈也，敷治罔效。时孟英患痁未痊，予固邀其扶病一诊。孟英曰：悬痈乃损怯证，成之以渐。今病来迅速，腥秽异常，是身中久蕴厚味湿热之毒，挟外受之暑邪，无所宣泄，下注而为此证。切勿敷药以遏其外走之势。但舌强而紫赤，脉细而滑数，客邪炽盛，伏热蕴隆，阴分甚亏，深虞津涸卓识。先与清营之剂，三投而神气渐清。次以凉润阳明，便畅而热蠲脓净。改用甘柔滋养，月余溃处肌平。善后参入参、芪，竟得康强如昔。【眉批：用药次第可法。】

【点评】临床上难以面面俱到、综合治疗者，就须考虑遣方用药的先后次序。先祛邪后补虚，继而滋阴生津培补，是王孟英用药次第的总法。前陈足甫案中先清肺气以保胃津，继行甘润浓厚之法培补真阴；是案则先清营分，再润阳明，继用甘柔养阴，最后用参、芪类益气。用药次第，皆为此类。

汪吉哉久疟不愈，医谓元气已虚，杂投温补，渐至肌瘦内燔，口干，咳嗽，寝汗，溺赤，饮食不甘。孟英视之曰：余邪逗留血分也。与秦艽鳖甲散而瘳。

其堂兄养余亦患疟数月，多医疗之罔效。肌瘦自汗，腰膝酸软，不能稍坐，极其畏冷。孟英曰：此大虚证，胡反不补，犹以消导，是何居心？与参、芪、术、草、熟地、白芍、五味、杜仲、山药、龙骨、牡蛎、桂枝、大枣、木瓜，服数十帖而起。

孟英治其令叔高年痰嗽，喘逆碍卧，肢冷颧红，饮食不进，与真武汤而安照戴阳例治法。

湖墅张春桥，素禀不坚，头眩脑鸣，频服温补药，甚觉畏冷，人皆谓其体偏于寒也。辛丑春始请孟英诊之。脉甚数，曰：阴亏也，温补非宜。改服滋水培元之剂，颇为有效。夏间或劝以灸火，云可以除百病。盖未知灼艾之可以除百病者，谓可除寒湿凝滞、阳气不能宣通之证，非谓内伤外感一切之病皆可灸以除之也。故仲景有微数之脉，慎不可灸之训，正以艾火大能伤阴也。灸后数日，即寒少热多，宛如疟疾。医者以为脾寒病，投以温散，日以滋甚。春桥知药治未符，坚不肯服，乃父与之询其故，漫曰：要儿服药，须延王先生诊视。与之遂邀孟英治之。切其脉滑数倍加，曰：阴虚之体，内热自生，灸之以艾，火气内攻，时当溽暑，天热外烁，三者相交，阴何以堪？再投温散，如火益热，当从瘅疟治。专以甘寒息热孟英长技，则阴津不致枯涸，而寒热不攻自去，所谓治病必求其本也。竟不用一分表散药而治愈。【眉批：眼前道理，而人多不悟，一经拈出，便成名论。此与以针治虚损者同一悖谬。】

【点评】病者素阴亏有热，正值暑热亢盛之季，复因艾灸，脉极滑数，其病有类“阴气孤绝，阳气独发”之瘅疟，孟英必遵仲景《金匮要略》“弦数者，风发也，以饮食消息止之”，先调以甘寒、苦寒之品，以制其燥热；继以甘寒合咸寒之剂，滋填固阴。不攻寒热，而寒热自去。

栖流所司药陈芝田，于仲夏患感，诸医投以温散，延至旬日，神昏谵妄，肢搐耳聋，舌黑唇焦，囊缩溺滴，胸口隐隐微斑，一望而知其危矣。转邀孟英诊之，脉细数而促，曰：阴亏热炽，液将涸矣。遂用西洋参、元参、生地、二冬、知、柏、楝实、石斛、白芍、甘草梢、银花、木通、犀角、石菖蒲，大剂投之孟英能善大剂，故能起不治之证，亦古人所未有也。次日复诊，其家人云：七八日来小溲不过涓滴，昨药服六七个时辰后，解得小溲半杯。孟英曰：此即转机也。然阴气枯竭，甘凉濡润，不厌其多。于前方再加龟板、鳖甲、百合、花粉，大锅煎之，频灌勿歇。如是者八日，神气始清，诸恙悉退。纯用滋阴之药，调治匝月而瘳。予谓：孟英学识过人，热肠独具。凡遇危险之候，从不轻弃，最肯出心任怨以图之。如此案，八日后神气始清，若经别手，纵使治法不错，而一二帖后不甚起色，必规避坚辞，致病家惑乱，谋及道旁。虽不死于病，亦必死于药矣。此在医者之识老心坚，又须病家之善于择而任之专也。谈何易耶！且闻孟英尝云温热液涸神昏，有投犀角、地黄等药至十余剂，始得神清液复者，因温热案最夥，不暇详录，姑识此以告司人之命者。【眉批；一派甘寒之药，既可涤热，又以生津，真治温良法也。惟湿温证宜稍加斟酌耳。】

【点评】王孟英处方多以轻清灵动为特点，但对于危重之证，当峻攻或峻补者，又能果断处以重剂取效。曾言："既患骇人之病，必服骇人之药。药不瞑眩，厥疾不瘳。"是案患者阴液枯竭，即以甘凉濡润重剂频服愈之。

江小香病势危笃，浼人迎孟英诊之。脉虚弦而小数，头痛偏于左后，子夜热躁，肢冷欲呕，口干不欲饮，不饥不欲食，舌蹇言涩，溺黄而频。曰：体属素虚，此由患感时过投温散，阴津阳气皆伤，后来进补而势反日剧者，滋腻妨其中运，刚烈动其内风知此二语，方可论药，以致医者佥云表之不应，补亦无功，竟成无药可治之证。虽然，不过难治耳，未可遽弃也。与秋石水拌制高丽参、苁蓉、首乌、生白芍、牡蛎、楝实、盐水炒橘红、桑椹、石斛、蒺藜、茯苓煎，吞饭丸肉桂心五分。一剂躁平呕止，各恙皆减。连投数服，粥食渐安。乃去首乌、桂、楝，加砂仁末拌炒熟地、菊花、枸杞，半月而瘳。【眉批：从阴引阳，从阳引阴，绝妙机轴。】

溽暑之令，瘖疹盛行，幼科仅知套药，升、柴、防、葛乱施，殆亦疫疠之病，造化默行其杀运欤？陈仰山家患此者十余人，其长郎书带芾孝廉之女势最剧，以瘖甫出而汛至也。医者却走，始延孟英视之。脉滑而数，舌绛大渴，面赤失音，不食便泻。曰：此由发散太过，火盛风炽，气血两燔。气分之邪，由泻而略泄其焰；营分之热，由泻而稍解其焚。岂可畏其脱陷，妄投止涩耶？与西洋参、石膏、知母、麦冬、犀角、生地、连翘、甘草、石斛、丹皮、桑叶、竹叶，大剂投之，三日而愈。养阴善后，遂以渐安。其余或轻或重，孟英一以清解而痊。

【点评】虽前人云"疹宜提透，斑宜清化"，然本案病者患疹，医过用发散之药，又恰逢月汛，而致邪热内陷营血分，渐成气血两燔之证。面赤、大渴、脉滑数为气分之热伤津；舌绛为热入营血明征；不食便泻为脾胃虚弱，失于运化。故以石膏、知母清气分热；犀角、生地、丹皮清血分热；麦冬、石斛、西洋参清热补气生津；连翘、竹叶、桑叶清透余邪，透达疹邪转从气分而出；甘草调和诸药。本方为犀角地黄汤合白虎汤加减而成，功能辛寒清解，凉营透疹，辅以滋养阴津，使气分、营分之热得以外达，亏损之阴津得充。

石诵羲夏杪患感，多医广药，病势日增，延逾一月，始请孟英诊焉。脉至右寸关滑数上溢，左手弦数，耳聋口苦，热甚于夜，胸次迷闷，频吐黏沫，啜饮，咽喉阻塞，便溏溺赤，间有谵语。曰：此暑热始终在肺，并不传经，一剂白虎汤可愈者，何以久延至此也？乃尊北涯出前所服方见示，孟英一一阅之：惟初诊顾听泉用清解肺卫法为不谬耳，其余温散升提、滋阴凉血，各有来历，皆费心思，原是好方，惜未中病。而北涯因其溏泄，见孟英君石膏以为治，不敢与服。次日复诊，自陈昨药未投，惟求另施妥法。孟英曰：我法最妥，而君以为未妥者，为石膏之性寒耳。第药以对病为妥，此病舍此法，别无再妥之方。若必以模棱迎合为妥，恐贤郎之病不妥矣。北涯闻而感悟，颇有姑且服之之意。而病者偶索方一看，见首列石膏，即曰：我胸中但觉一团冷气，汤水皆须热呷，此药安可投乎？坚不肯服。然素仰孟英手眼，越日仍延过诊，且告之故。孟英曰：吾于是证，正欲发明。夫邪在肺经，清肃之令不行，津液凝滞，结成涎沫，盘踞胸中，升降之机亦窒，大气仅能旁趋而转旋，是一团涎沫之中，为气机所不能流行之地，其觉冷也，不亦宜乎？且予初诊时，即断为不传经之候，所以尚有今日，而能自觉胸中之冷。若传入心包，则舌黑神昏，才合吴古年之犀角地黄矣。然虽不传经，延之逾月，热愈久而液愈涸，药愈乱而病愈深，切勿以白虎为不妥，急急投之为妙。于是有敢服之心矣。而又有人云：曾目击所亲某，石膏甫下咽，而命亦随之。况月余之病，耳聋泄泻，正气已亏，究宜慎用。北涯闻之惶惑，仍不敢投，乃约翌日广征名士，会商可否。比孟英往诊，而群贤毕至，且见北涯求神拜佛，意乱心慌，殊可怜悯。欲与众商榷，恐转生制肘，以误其病，遂不遑谦让，援笔立案云：病既久延，药无小效，主人之方寸乱矣！予三疏白虎而不用，今仍赴招诊视者，欲求其病之愈也。夫有是病则有是药，诸君不必各抒高见，希原自用之愚。古云鼻塞治心，耳聋治肺，肺移热于大肠，则为肠澼，是皆白虎之专司，何必拘少阳而疑虚寒哉？放胆服之，勿再因循，致贻伊戚也。坐中顾听泉见案，即谓北涯曰：孟英肠热胆坚，极堪倚赖，如犹不信，我辈别无善法也。顾友梅、许芷卿、赵笛楼亦皆谓是。疏方以白虎加西洋参、贝母、花粉、黄芩、紫菀、杏仁、冬瓜仁、枇杷叶、竹叶、竹茹、竺黄，而一剂甫投，咽喉即利，三服后各恙皆去，糜粥渐安。乃改甘润生津，调理而愈。予谓此案不仅治法可传，其阐发病情处，识见直超古人之上。【眉批：论亦根柢喻氏，而更加明透。】

【点评】王孟英辨证精妙，卓识定见，仁者之术可谓“精”矣；病家一直犹疑不定，王孟英反复解释，耐心劝说，四疏白虎汤，并援笔立案，勇于承担，仁者之心可谓“诚”矣。故儒医顾听泉称王孟英“肠热胆坚，极堪倚赖”。周光远曾盛赞王孟英曰：“孟英学识过人，热肠独具，凡遇危险之候，从不轻弃，最肯出心任怨以图之。”张柳吟亦曾赞：“盖学识可造，而肠热胆坚，非人力所能及。此孟英所以为不世出之良医也。”

刘廉方，常州名士也。在西湖受暑，移榻于崔仲迁别驾处，医治垂危。庄芝阶舍人孟英往诊之。裸卧昏狂，舌黑大渴，溺赤便秘，脉数而芤。与犀角地黄汤加减服之，神识已清，略能进粥。次日复诊，颇知问答，大有生机，仍处甘凉法以增之，并嘱伊格外谨慎。而越日，庄半霞诣孟英偕往诊视，见其目张睛瞪，齿露唇焦，气喘汗出，扬手掷足，而不可救药矣。众楚交咻，谓是寒凉药凝闭而然。孟英曰：病之宜凉宜热，汝辈不知也。脉乃皮里之事，汝等不见也，吾亦不屑为之争辨。惟目瞪唇焦，人所共睹，则其死于何药，自有定论。遂拂衣出，半霞再三请罪。孟英曰：俗人之见，何足介怀？是非日后自明，于我心无慊焉。第斯人斯病，皆可惜也！既而始知有人主热药以偾事，岂非命耶？仅二载而仲迁病，孟英闻之曰：殆矣。盖知其阴虚而受暑湿，恐主药者未必能悔悟于前车也。后果闻其广服温补之剂，以致真阴竭绝而死。覆辙相寻，迷而不醒，可哀也已！

瓯镇孙总戎令郎楚楼自镇江来浙，主于石北涯家。途次即患寒热如疟，胁痛痰嗽。北涯见其面黧形瘦，颇以为忧，即延医与诊。医谓秋疟，与疏散方，北涯犹疑其药不胜病，复邀孟英视之。曰：阴亏也，勿从疟治。以苇茎汤加北沙参、熟地、桑叶、丹皮、海石、旋覆、贝母、枇杷叶为剂。北涯见用熟地，大为骇然。孟英曰：君虑彼药之不胜病，吾恐此病之不胜药。赠此肃肺润燥、滋肾清肝之法，病必自安。楚楼闻之，叹曰：妙手也。所论深合病情。前在姑苏，服疏散药甚不相安，居停无毋疑，我服王公之药矣。果数日而痊，逾旬即东渡赴瓯去。

【点评】是案病者胁痛痰嗽，面色黄而晦暗，形体消瘦，虽有寒热如疟，实非疟病。面色黧黑、形瘦，实为邪热伤及阴血。阴血亏虚，营卫不足，运行不畅，故见面色黧黑；阴精不足，不能充养形体，故见形体消瘦；肝血亏虚，不能荣养肝经络脉，故见胁痛；寒热如疟，为邪热郁阻少阳胆经所致；肝胆木火克肺，炼液成痰，故见痰嗽之证。孟英乃辨为阴精亏虚，肺经痰热留恋不解，治宜标本兼顾，滋填真阴与清肺化痰同施。苇茎汤、桑叶肃肺清热化痰；贝母、枇杷叶润肺化痰；海浮石味咸软坚，松胶固之痰；丹皮、旋覆花降肝火，通肝络；熟地、北沙参滋肺肾之阴。肃肺、清肝、滋肾同用，使痰嗽平，肝火降，阴得补。服之果数日而痊。

姚雪蕉孝廉之太夫人，年逾花甲，患感两月，医皆束手，始延孟英诊之。身已不能转侧，水饮难于下咽，声音不出，便溺不通。曰：此热邪逗留不去，津液剥削殆尽。计其受病之时正当酷暑，岂即温补是投，但知其虚而不知其病邪？阅前服诸方，惟初手顾听泉从吸受暑邪、轻清开上立治，为合法耳。余方非不是起死回生之药，其如与病无涉何？而阮某小柴胡方服之最多。盖医者执此和解之法，谓不犯汗、吐、下三者之险，岂不稳当？病家见其参、胡并用，谓补正祛邪具一举两全之美，最为上策。孰知和解足少阳传经伤寒之剂，不可以概和各经各气之各病，徒使参、胡提升热邪以上逆，致一身之治节，无以清肃下行。而姜、枣温腻湿浊于中焦，致运化之枢机，失其灌溉之布，气机愈窒，津液愈干，和解之汤愈进，而气愈不和，病愈不解。今则虽有良治，而咽喉仅容点滴，气结津枯，至于此极，英雄无用武之地矣。雪蕉昆季力恳挽救，乃疏甘凉濡润之方，嘱其不限时刻，不计多寡，频以水匙挑入，使其渐渗下喉。而一日之间，仅灌一小杯许，其病势之危，于此可想。直灌至旬余，气机始渐流行，药可服小半剂矣。人见转机之难，不无议论旁生，赖孟英静镇不摇，乃得日以向愈，粥食递加，惟大解久不行，或以为忧。孟英曰：无恐也，水到渠成，谷食安而津液充，则自解矣。若欲速妄攻，则久不纳谷之胃，尚有何物以供其荡涤哉？至九月下旬，始有欲解之势，孟英连与补气益血之药，尚不能下，于前方加蜣螂一对，热服即解。凡不更衣者，计及五十日矣，闻者莫不惊异。继以平补善后而痊。

【点评】是案患者难以下药，无奈之下，只能以小量频灌。最初一日间仅可灌下药物一小杯，病情之危重由此可知。患者年高病重，每日所进药量又不足，故旬余方见小效，气机始溉，可见转机之难。五十日大便不行，他人皆以此为忧，而王孟英始终未用通导之品，直待水到渠成，稍以药助，即便通而愈。其间若有犹疑，必生变证。可见医家辨证准确，处方坚定。

仲冬大雪连朝，积厚丈许，严寒久冻，西湖可行车马。斯时也，盛少云患痰嗽夜热，自汗不寐，左胁痛如针刺，肌削不饥，自问不起矣。请孟英托以后事，及诊其脉，许以可生。盖病来虽恶，未经误药也。与固本加龟板、鳖甲、苁蓉、知、柏、青黛、石斛、花粉、白芍、楝实、海石、旋覆、贝母、蛤壳、牛膝，出入为大剂，投之即效。连服四五十帖而痊。予谓斯证患于斯时，若经别手，未有不投温补者，而少云能与孟英游，其亦具眼之人乎？此真所谓患难交，不可不留心于平日也。然亦不能人人而遇之，殆佛氏所谓有缘存乎其间欤？

壬寅春，邵小墀室患汛愆，释医诊以为妊，广服保胎药，渐至腹胀跗肿，气逆碍卧，饮食不进。入夏，延孟英视之，曰：血虚气滞，误补成胀也。先以黄连、厚朴、山楂、鸡内金、橘皮、大腹皮、枳实、茯苓、栀子、楝实、杏仁、紫菀、旋覆等药先疏其滞以治胀，亦一定之法，少佐参、术服之。气机渐运，胀去食安。渐入滋阴养血之治，数月经行而愈。

【点评】此案为阴血不足，冲任亏虚，致月经后期。医误以为怀妊，误拟壅补固涩之品以保胎元，渐致气机壅滞不通，水湿内停，故见腹胀、足踝肿胀；阳明腑气不行，则见气逆不得卧、饮食不进。血虚经衍之疾未除，复增气滞胀满之证。宜先除其胀满积滞，再行调补阴血为治。此法深合仲景《金匮要略》“先治其卒病，后乃治其痼疾”之旨。况气分之病浅而易治，血分之疾深而难通，故先予枳实、厚朴、川楝、大腹皮、陈皮破气消痞，以消腹部胀满；山楂、鸡内金消食化滞，以增其饮食；黄连、栀子清其郁热；紫菀、杏仁、旋覆花消膈上痰满；茯苓渗利下焦以消肿。如此上、中、下三焦合治，可使气机畅通，胀满、气逆得消。少佐参、术以补气助运，并防行气药耗散正气。服之胀满悉除，饮食得进，气病得痊。渐转滋阴养血之法以补冲任，血病亦得愈。

一人患晨泄有年，累治不效，而春间尤甚。孟英按其脉曰：汝虽苦泻，而泻后腹中反觉舒畅乎？曰：诚然。苟不泄泻，又胀闷减食矣。而服四神、附、桂之药，其泻必加，此曷故也？曰：此非温升补涩之证，乃肝强脾弱，木土相凌。处一方令其常服，数帖即安，后竟无此恙矣。方用白术、苡仁、黄连、楝实、桂枝、茯苓、木瓜、芍药、蒺藜、橘皮而已。【眉批：扶脾抑肝，制方灵动。】

邵鱼竹给谏起居食饮如常，惟仅能侧卧，略难仰卧，仰而寤，无恙也。稍一合眼，则惊窜而醒，虽再侧眠，亦彻夜不得寐矣。多年莫能治，孟英以三才合枕中丹，加黄连、肉桂，服之良效心肾交治，而以黄连、肉桂媾合之，用意甚巧。

其长郎子媾，久患痰多，胸膈满闷，连年发痫，药之罔效。孟英脉之曰：气分偏虚，痰饮阻其清阳之旋运，宜法天之健以为方，则大气自强而流行不息，胸次乃廓然如太空矣。与六君去甘草，加黄芪、桂枝、薤白、蒌仁、石菖蒲、蒺藜、旋覆，服之满闷渐舒，痫亦不发矣。【眉批：凡心肾不交之人，多不能仰卧，以仰则肾气不能上承，而心气愈浮也。】

【点评】本案为痰浊上泛，蒙蔽胸阳，阻塞清窍而发痫病。病者痰多，胸膈满闷，抽搐痫作，貌似实证，实为本虚标实。故孟英认为本证辨为气分偏虚，不能运化，水湿聚而生痰，痰浊闭阻清阳。《金匮要略》曰“大气一转，其气乃散”，本证大气虚馁，痰饮内停，故补气健脾以治本虚，通阳豁痰以治标实。参、术、芪、草补气，陈、夏、苓化痰，取六君子汤之义，补气以燥湿运脾而消痰浊；瓜蒌仁、薤白、桂枝化裁自仲景枳实薤白桂枝汤，三味可通阳豁痰宣痹，合菖蒲豁痰开窍，旋覆下气消痰，蒺藜平肝息风，以防痰浊蒙蔽心窍而发痫病。诸药相合，使大气得以振奋，胸阳旋运而痰浊得消，宛若朗照当空，阴霾自散。故患者服之胸部满闷渐除，痫病亦不发作。

予荆人娩后恶露不行，或劝服生化汤。适孟英枉顾，诊曰：阴虚内热，天令炎蒸，虽赤沙糖不可服也。以生地、丹参、丹皮、豆卷、茺蔚子、茯苓、桃仁、山楂、栀子、泽兰、琥珀，投之即效，且无别恙而易健。可见体质不齐，药难概用。况其致病之因不一，病机传变无穷。语云：量体裁衣。而治病者可不辨证而施治耶？孟英尝曰：凡产后世俗多尚生化汤，是以一定之死方疗万人之活病。体寒者固为妙法，若血热之人，或兼感温热之气者，而一概投之，骤则变证蜂起，缓则蓐损渐成。人但知产后之常有，而不知半由生化汤之厉阶。此风最胜于越，方本传于越之钱氏。自景岳采入八阵，遂致流播四海。人之阴受其害者，数百年矣，从无一人能议其非。今特为此长夜之灯，冀后人不致永远冥行，或可稍补于世。但景岳最偏于温补，而独于产后一门力辨丹溪大补气血为主之非，可谓此老之一隙微明，惜犹泥于产后宜温之谬说，盖由未入仲圣之宫墙也。【眉批：不寒不燥，真阴虚血滞者之良剂。】【眉批：通人之论，无论寒药热药用不得当，皆足误人，不可不知。】

【点评】生化汤为产后常用之方，由当归、川芎、桃仁(去皮尖)、干姜(炮黑)、炙甘草组成，黄酒、童便各半煎服，有养血去瘀、温经止痛之功，正合于产后多寒多瘀之论。王孟英则明确指出："凡产后世俗多尚生化汤，是以一定之死方疗万人之活病。"若不辨体质、时令而一概用之，"骤则变证蜂起，缓则蓐损渐成"。王孟英妇科治验中，有多例误用生化汤致危者。下文张郑封室案亦与此相类，可参看。

戚媪者年六十余矣，自幼佣食于黄莲泉家，忠勤敏干，老而弥甚，主仆之谊，胜于亲戚也。秋间患霍乱转筋，孟英视之，暑也。投自制蚕矢汤，两服而安。三日后忽然倦卧，不能反侧，气少不能语言，不饮不食。莲泉惶惧，不暇远致孟英，即邀济仁堂朱某诊之。以为霍乱皆属于寒，且昏沈欲脱，疏附子理中汤与焉。莲泉知药猛烈，不敢遽投，商之王安伯。安伯云：以予度之，且勿服也。若谓寒证，则前日之药下咽即毙，吐泻安能渐止乎？莲泉闻之大悟，著人飞赶孟英。至而切其脉，曰：此高年之体，元气随泻而泄，固当补者。第余暑未清，热药在所禁耳。若在孟浪之家，必以前之凉药为未当，今日温补为极是，纵下咽不及救，亦惟归罪于前手寒凉之误也。设初起即误死于温补，而世人亦但知霍乱转筋是危险之证，从无一人能知此证有阴阳之异，治法有寒热之殊，而一正其得失者。此病之所以不易治，而医之所以不可为也。今君见姜、附而生疑，安伯察病机之已转，好问者心虚，识机者智赡，二美相济，遂使病者跳出鬼门关，医者卸脱无妄罪。幸矣幸矣！乃以高丽参、麦冬、知母、葳蕤、木瓜、扁豆、石斛、白芍、苡仁、茯苓、蒺藜为方，服六剂始能言动，渐进饮食，调理月余而健。

七月十八日夜，予患霍乱转筋甚剧，仓卒间误服青麟丸钱许，比晓急邀孟英诊之。脉微弱如无，耳聋目陷，汗出肢冷，音哑肌削，危象毕呈。药恐迟滞，因嘱家慈先浓煎高丽参汤，亟为接续。随以参、术、白芍、茯苓、附、桂、干姜、木瓜、苡仁、扁豆、莲实为方，一剂而各证皆减。次日复诊，孟英曰：气分偏虚，那堪吐泻之泄夺？误饵苦寒，微阳欲绝。昨与真武、理中合法，脾肾之阳复辟矣。刚猛之品，可以撤去。盖吐泻甚而津液伤，筋失其养则为之转。薛生白比之痉病，例可推也。凡治转筋，最要顾其津液。若阳既回而再投刚烈，则津液不能复，而内风动矣。此治寒霍乱之用附、桂，亦贵有权衡，而不可漫无节制，致堕前功也此一段议论极精微，凡用寒用热，俱宜具此权衡，方无过当之弊。否则药虽中病，而服之不止，反受其害矣。喻氏论中寒证亦具此意。即于前方裁去姜、附、肉桂，加黄芪、石斛，服至旬日而愈。予谓此番之病，危同朝露，若非孟英，恐不能救。常闻张柳吟云：但使病者听孟英论病之无微不入，用药之无处不到，源源本本，信笔成章，已觉疾瘳过半。古云檄愈头风，良有以也。【眉批：可见浙人禀赋之薄，若幽、冀之人，即误服青麟丸数钱，亦不至如斯之甚也。】

陈艺圃亦知医，其室人于仲秋患霍乱转筋，自诊以为寒也，投热剂势益甚。延朱茂才视之，亦同乎主人之见也。病尤剧，始请孟英决之。曰：寒为外束之新邪，热是内伏之真病。口苦而渴，姜、附不可投矣。与河间法，人皆不之信也。再与他医商之，仍投热药，乃至口鼻出血而死。极其悔叹，始服孟英之卓见。予谓霍乱一证，近来时有，而医皆不甚识得清楚，死于误治者极多。孟英特著专论，虽急就成章，而辨晰简当，略无支漏，实今日医家首要之书。以其切于时用，不可不亟为熟读而研究也。

【点评】本案中提及孟英特著专论当是孟英所著《霍乱论》，后被重辑为《随息居重订霍乱论》。孟英所论霍乱乃真霍乱(为感染霍乱弧菌而致)，清末传入我国，与清代以前医著中吐泻交作之霍乱不同。

顾云垞体丰年迈，患疟于秋，脉芤而稍有歇止。孟英曰：芤者，暑也；歇止者，痰湿阻气机之流行也。大忌温补以助邪气卓识。及与清解蠲痰之法，病不少减，而大便带血邪将去矣。孟英曰：暑湿无形之气，而平素多痰，邪反得以盘踞，颇似有形之病。清解不克胜其任，气血皆受其滋扰。必攻去其痰，使邪无依附而病自去，切勿以高年而畏峻药。伊侄桂生少府，亦精于医者也，闻之极口称是，遂以桃仁承气汤加西洋参、滑石、芩、连、橘红、贝母、石斛为方，送礞石滚痰丸。乃郎石甫孝廉云：此药在他人必畏而不敢服，我昔年曾患暑湿证，深悉温补之不可轻试，况高明所见相同，更何疑乎？径服二剂，下黏痰污血甚多，疟即不作，仍以清润法善后而康。【眉批：此必别有外证可凭，故直断为暑与痰湿，未有专视脉之芤与歇止而如是定断者，读者勿被瞒过。】【眉批：此方可谓峻极，良由识高，非徒胆大。】

【点评】病者体丰多痰，秋季感暑湿之邪。暑湿之无形之邪内伏，与体内有形痰浊相合，故单纯清解无形之邪不得要领。遵《金匮要略》“夫诸病在脏，欲攻之，当随其所得而攻之”意旨，必攻其痰，使邪无依附，其病方能痊愈。此证当为热、痰、瘀结于下焦，瘀热互结下焦当见大便闭、色黑，故以桃仁承气汤通腑化痰，以礞石滚痰丸、橘、贝、芩、连泻火逐痰。虑患者年高体虚，故用西洋参、石斛补气生津，又可防攻伐太过伤及正气。此证为暑湿内蕴日久，假血依痰变生有形之邪为患，故非攻其所得病必不除。

邵子受令壶患吐血，肌肤枯涩，口渴，脉虚大。孟英曰：气分之阴亏也。温补既非，滋填亦谬。以参、芪、二冬、知母、百合、葳蕤、石斛、桑叶、枇杷叶投之而愈。【眉批：用补亦要用得其宜，方能奏效，非一味蛮补即能愈疾也。案中诸治可以为法。】

九月间张春桥患疟，寒少热多，间二日而作，甫两发，形即清瘦。孟英诊曰：脉弦而细，尺中甚数，疾作于子夜，口干嗜饮，乃足少阴热疟也。两发遽尔形消，胡可玩视？吾以妙药奉赠，可期即已。但请即服，不可商于人而致生疑议也。方用元参、生地、知母、丹皮、地骨皮、天冬、龟板、茯苓、石斛、桑叶。春桥以向所心折，遂服之。一剂疟即止，再以滋阴善后而愈。予谓此证一帖而瘳，似乎轻易，但非真才实学，焉有此种妙治？设遇别手，非温补即提表，其祸可胜道哉！然天下之病，无论轻重，总贵初治得法，何致轻者重而重者危耶？奈世俗之情，必使轻者重而后转安，始知医药之功，殊可叹也。按：此证世人但知其为三阴疟，笼统治以温补之法，从未闻有分经用药者。今提出少阴二字，创立清凉之剂，用药精当，取效敏捷，法似新奇，理自完足，所谓活人治活病，全以活泼运之也。可以启人慧悟，垂作典型。

【点评】邵子受令壶吐血案辨证为气分之阴亏，单纯温补、滋填均不对证，而当气阴双补方可见功。张春桥疟证案则辨为足少阴热疟，随证治之而效。与此相似，又有《王氏医案续编》卷四王汇涵室痰嗽案，温补无效，王孟英曰："固虚证之当补者，想未分经辨证，而囫囵颟顸，翻与证悖，是以无功。”辨为虚在少阴，以滋补少阴之剂愈之。与卷一姚树庭古稀之年久泻案补辨脏腑有异曲同工之妙。

金宽甫，初冬患感，局医黄某，闻其向来不拘何病，总须温药而痊，胸怀成见，进以姜、桂之方，渐至足冷面赤，谵语烦躁，疑为戴阳而束手矣。举家徬徨，延孟英诊焉。曰：此伏邪晚发，误与升提，热浮于上，清解可安。宽甫犹以向不服凉药，为疑方中芩、连之类，坚不肯用，乃兄愿谷中翰，极力开导，督人煎而饮之，果得霍然。

周晓沧乃郎品方患冬温，所亲顾听泉知其体属阴亏，病非风寒也，不犯一分温升之品而证不能减，势颇可危，乃虚怀转邀孟英诊之。曰：所治良是也。但于方中加贝母、杏仁、紫菀、冬瓜子等味，与之遂效。可见药贵对病，虽平淡之品，亦有奇功。孟英尝云：重病有轻取之法。于此可见。

癸卯春，邵秋子令堂年近六旬，患寒热如疟者久矣。诸医杂治罔效，孟英视之曰：此湿邪久蕴，已从热化，误投提补，动其肝阳，痰饮因而上逆，与通降之法，寒热即减。而包某谓疟久阴虚，理宜滋养。病家闻之近是，遂进首乌、鳖甲等药，渐至脉伏胸痞，呃忒自汗，渴饮不食，颧赤便泄。包某束手，疏生脉散以塞责。举家徬徨，再求孟英诊之。曰：此滋腻阻塞气机，清阳不司旋运，痰饮闭滞隧络喜用熟地者鉴之，非脱象也，补药不可进。以栝蒌薤白合小陷胸，加菖蒲、竹茹、旋覆、贝母、杏仁、紫菀、枇杷叶投之清热涤饮，旋转气机，以救滋腻之失。呃止脉出，大有转机，而郑某谓病固属痰，须温热以宣通，勿寒凉而凝遏。病家又惑焉。姜、桂频投，既而唇肿咽疼，不能进饮，舌干短硬，难出语言，复请孟英救疗。与犀角地黄汤加元参、知母、银花、竺黄、花粉、胆星、石菖蒲、竹沥之类甘寒生津，以救燥烈之失，六七剂吐出极臭胶痰甚多，粥饮渐进，此第三次生机也。奈狂澜莫障，邪说横行，辄以凉药不宜擅服，久病必定元虚，甘言悦耳，遂至升散温补，各逞所能，符咒乱方，罔不遍试。延至仲夏，腭腐龈糜，唇高数寸，竟成燎原莫救。仍恳孟英设法，乃坚辞不能措手，付局医黄某敷治，肿烂日甚而终。

【点评】本案病患湿痰化热，上逆胸部，医作阴亏而误用滋养之法，遂致痰热闭阻胸部气机，故见胸痞、脉伏；脾虚失运，胃失和降，上逆，则见便泄、呃逆、不食；阳明热蒸，则见颧赤、自汗、口渴欲饮。治宜清热涤痰，宣畅气机，用瓜蒌实、竹茹、紫菀清化痰热，菖蒲、半夏开其痰，贝母、旋覆、枇杷叶降气化痰，杏仁、薤白宣畅胸部气机，黄连清其热。服后呃止脉出，为病欲解之佳兆。后又误投姜、桂，助热致咽痛、舌干语謇，发展为痰热渐入厥阴心包之证。复请孟英，施以凉血清热涤痰之法以救燥烈之失，犀角地黄汤、玄参凉血清营、养阴解毒，银花、知母、花粉清气热、养阴津，竺黄、胆星、菖蒲、竹沥涤痰息风开窍。服之又现生机。咯吐胶黏腥臭痰，饮食得进，为痰浊出，胃气和之象。慨病家复进温补之药而终致不治。以温热升散、温补滋腻等药治温热痰盛之候，犹如“抱薪救火”，诚可诫之！

上年秋燥冬暖，略无霜雪，河井并涸。吾杭自九月间起，天花流行，十不救五，小儿之殇于是者，日以百计。孟英曰：此痘疫也。治法当与常痘有异，惜幼科未之察耳。且天令发泄，不主闭藏，入春恐多喉患，特刊加味三豆饮方，俾未曾布痘者，预服免患，将出者恣饮冀轻。又劝人频服青龙白虎汤以杜春来喉恙。不料其言果应。三春不雨，喉痧甚多，医者犹不悟其致病之因，仅知发散，正如火上添油。孟英胸有成竹，一以仲圣白虎汤为救焚主剂，若已及于营分者，用晋三犀角地黄汤，相机加减。又刊青龙白虎汤暨锡类散方，广为印送，

赖此以活者，不可胜数。【眉批：痘原感疫而发，《医林改错》中言之甚详。】

段春木之室烂喉，内外科治之束手，姚雪蕉孝廉荐孟英视之。骨瘦如柴，肌热如烙，韧痰阻于咽喉，不能咯吐，须以纸帛搅而曳之。患处红肿白腐，龈舌皆糜，米饮不沾，汛事非期而至，按其脉左细数、右弦滑。曰：此阴亏之体，伏火之病，失于清降，扰及于营。先以犀角地黄汤清营分而调妄行之血，续与白虎汤加西洋参等肃气道而泻燎原之火。外用锡类散，扫痰腐而消恶毒。继投甘润药，蠲余热而充津液。日以向安，月余而起。

【点评】患者阴亏，伏火盛，焦骨伤筋，已骨瘦如柴。热扰营血，热盛动络，迫血妄行，故汛事非期而至；伏火盛，煎熬津液，炼液为痰，阻于咽喉，故咯吐难，须以纸帛搅而曳之。咽喉为肺胃之门户，患处红肿白腐，龈舌皆糜，是热毒上攻咽喉所致；米饮不进，是胃阴不足，无力摄纳吸收、运化饮食的表现。脉左细数表阴血亏虚，右弦滑是痰热内蕴，气机郁滞的表现。病兼气分、营分，王孟英先营后气，内治、外治并施，待热毒得清，继投甘润药调养。

吴雨峰明府家，嘱儿科为其仲郎所出之两孙种痘，下苗二三日，发热咽疼。医以为痘之将形也，投以升透之药痘疹一门，以护咽为第一要义。一见喉痛，即急清降，大忌升提，何专科而不知此耶，赤斑似锦，喉烂如焚，半月之间，合家传染，诸医莫敢入其室。孟英往诊时，见其三郎耕有、四郎小峰尚未病，亟曰：已病者固当图治，未病者尤宜防患。传以青龙白虎汤代茶恣饮，竟得无恙。其令阃洪宜人及仲媳，皆为之治愈。此外，如其长媳、其令爱、其三孙、其仆、其探病之女戚，殒于是病者七人焉。时雨峰筑岩两乔梓咸宦于外，仲郎亦幕游江右，不料因种痘而酿此家祸。益信孟英劝人勿种痘之说为可训矣。【眉批：种痘之法，以人巧而夺天工，原属妙法，但须慎于择时。若疫气流行之时，感其气者，尚有肿颐烂喉之酷，况又加以痘毒耶？此乃医之不明，未可尽归咎于种痘也。】

潘洪畴托儿医为其仲郎春波所出之孙种痘，下苗三日即咽痛，医与升散药，发热斑烂，七朝而夭咽痛而复升之，即非种出之痘，亦必不免。春波及其弟祥衍皆染其病。春波之证，顾听泉治而愈矣。祥衍之恙，咽喉烂至于舌，胸膈痞塞不通，牙关紧涩，小溲淋痛，口流紫黑血块，人皆谓其脏腑烂焉。孟英视之曰：恶血毒涎，正欲其出。吹以锡类散，用碗承其口，流出涎血甚多，咽喉、牙环、胸膈皆得渐舒。投以犀角地黄汤加元参、银花、童溺、藕汁、竺黄、花粉、贝母、石菖蒲之类，渐以向安。继与生津填补而痊。

夏间顾听泉邀孟英视其所亲屠绿堂之恙。孟英曰：阴生可虑。果于夏至前五日而卒。屠之五令郎患痰嗽者数年，近因悲哀病作，徐某见其嗽甚则吐也，投以参、术之剂，病益甚。闰七月十七夜，绿堂忽示梦云：汝病须延孟英诊视，服温养药可愈。觉而异之，即迓过诊。孟英曰：此阴虚劳嗽，嗽久而冲气不纳则呕吐，非胃寒也。经言劳者温之，亦温养之谓，非可以温补施之者。病者见案，更为惊叹，始以父梦告焉，孟英亦为之肃然。方用西洋参、熟地、苁蓉、二冬、茯苓、坎版、牡蛎、紫石英、葳蕤、枇杷叶、橘皮滋阴降气，加以镇摄，乃虚嗽良法，非兼外感者所可用，服之果安。予谓：凡事皆可以感天地格神鬼，况医为性命之学耶！即此一案，可以知孟英之手眼通天，非幸获虚名者所能仰望也。

【点评】此案治疗阴虚劳嗽所用皆清润之品，同时配伍宣畅气机之品，亦是以对证为温养之补法，而非一般意义上的“温补”，反映出孟英对《素问》“劳者温之”的独到认识。

胡秋纫于酷热时偶有不适，医以柴、葛、香薷散之，反恶寒胸痞，更医用枳、朴、槟榔以泻之，势日剧。延孟英视之，自汗不收，肢背极冷，奄奄一息，脉微无神。曰：禀赋素亏，阳气欲脱，此必误认表证使然。与救逆汤加参、芪，服之渐安。继以补气生津，调理匝月而痊。

陈芰裳患淋久不愈，延至溽暑，邀孟英诊之。曰：易事耳。与补中益气汤而愈。

其子荷官病痞积腹胀，发热干呛，善食黄瘦，便溏溺赤，儿科药广服无功，已将绝望矣。孟英闻而怜之，曰：吾于幼科虽未讨论，姑赠一方，或有生机也。以黄连、白芍、牡蛎、鳖甲、鸡肫皮、五谷虫、霞天粬、木瓜、山楂、楝实、橘皮、桔梗、旋覆、栀子、丹皮等药投之作疳疾治。一剂知，旬余愈。

段尧卿之太夫人，患霍乱转筋，年逾七十矣。孟英投自制连朴饮，三啜而瘳。霍乱案甚伙，不遑广采，姑录数则，以示一斑。

石诵羲室久患痰嗽，诸医药之勿瘳。孟英切其脉，曰：非伤风也。与北沙参、熟地、百合、麦冬、贝母、紫菀、葳蕤、枇杷叶、盐水炒橘皮、燕窝，一剂知，数剂已。初秋又患脘痛，上及肩尖，向以为肝气，辄服破削之品。孟英曰：亦非也。以砂仁、炒熟地、炙橘红、楝实、延胡、枸杞、当归、茯苓、桑椹、蒺藜为方。服之良效，继即受孕矣。【眉批：合观二案，其人必阴虚肺燥之质，故用药如此。】

【点评】同一患者病不同，但治法确有相近之处。前案病者久患痰嗽，孟英脉之知此非为外感，概因热伤肺阴，炼液为痰，久必及肾，肾阴亦不足，或素体肾阴亏虚。叶天士有云：“其人肾水素亏，虽未及下焦，先自彷徨矣，必验之于舌，如甘寒之中加入咸寒，务在先安未受邪之地也。”孟英遵叶氏之说，处以北沙参、百合、麦冬、玉竹、燕窝等甘寒之品，滋养肺阴，又于甘寒诸药中加入熟地滋肾水，以防邪热深入下焦，而变生他症；又以贝母、紫菀、枇杷叶、陈皮化痰润燥。后案患者胃脘窜痛，颇似肝气实证，然孟英断为肝肾阴亏而兼肝失疏泄，横逆犯胃之证。故治以熟地、枸杞、桑椹、当归滋肾柔肝，砂仁、橘红行气和胃，川楝、延胡疏肝理气止痛，蒺藜、茯苓抑肝扶脾渗湿，使肝肾之阴得补，肝胃之气舒达而脘痛自除。服之良久，自有肾精充，肝气平，脾胃和之妙，故易受妊。两案虽病不同，然病机均有肾阴亏虚，舌脉尤为辨证关键。前方中陈皮本为入中焦之药，盐炒则增其燥下焦痰湿之力；后方中熟地入下焦滋肾，炒则使其虽滋肾而不至于滞中焦之气。孟英辨证精确，用药巧妙如斯，后人尤当借鉴之。

石芷卿患感，张某连投柴葛药，热果渐退，而复热之后势更孔甚，乃延孟英诊焉。先以栀、豉、芩、连等药，清解其升浮之热，俟邪归于腑，脉来弦滑而实，径用承气汤下之。时其尊人北涯赴瓯，无人敢主其可服否也，另招他医决之，以为太峻，且腹不坚满，妄攻虑变，举家闻之摇惑，暮夜复恳再诊。孟英辨论洋洋，坚主前议，服后果下黑矢。次日大热大汗，大渴引饮，孟英曰：此府垢行而经热始显。与竹叶石膏汤，二剂而安。继以育阴充液，调理而康。

朱某患痢于越，表散、荡涤、滋腻等药备尝之矣。势濒于危，始返杭乞孟英诊之。神气昏沈，耳聋脘闷，口干身热，环脐硬痛异常，昼夜下五色者数十行，小溲涩痛，四肢抽搐，时时晕厥。曰：此暑湿之邪失于清解，表散、荡涤，正气伤残，而邪乃传入厥阴。再以滋腻之品补而锢之，遂成牢不可拔之势。正虚邪实，危险极矣。与白头翁汤加楝实、苁蓉、芩、连、栀、芍、银花、石斛、桑叶、橘叶、羚羊角、牡蛎、海蛇、鳖甲、鸡内金等药，大剂频灌，一帖而抽厥减半，四帖而抽厥始息。旬日后便色始正，溲渐清长，粥食渐进。半月后脐间之硬，始得尽消。改用养阴调理，逾月而康。

【点评】患者屡经误治，正气被伤，阴津亏乏，正气虚甚；同时，邪实更甚。正虚邪甚，故势极危急。于此，王孟英毅然处大剂白头翁汤加清热利湿之品，药剂颇重，又要求患者频灌，收效甚快。方中亦加有肉苁蓉、鸡内金等以转运枢机，石斛、牡蛎、海蜇等滋阴养津，也反映出王孟英转枢机、顾阴津的思想。

邻人汪氏妇之父王叟，仲秋患痰嗽不食，气喘不卧，囊缩便秘，心摇摇不能把握，势极可危，伊女浼家慈招孟英救之。曰：根蒂欲脱耳，非病也。以八味地黄汤去丹、泽合生脉，加紫石英、青铅、龙、牡、胡桃肉、楝实、苁蓉投之，大解行而诸恙减，乃去苁蓉、麦冬，服旬日以瘳。

初冬邵可亭患痰嗽，面浮微喘，医谓年逾花甲，总属下部虚寒，进以温补纳气之药，喘嗽日甚，口涎自流，茎囊渐肿，两腿肿硬至踵，不能稍立，开口则喘逆欲死，不敢发言，头仰则咳呛咽疼，不容略卧，痰色黄浓带血，小溲微黄而长。许芷卿荐孟英视之，脉形弦滑有力，曰：此高年孤阳炽于内，时令燥火薄其外，外病或可图治，真阴未必能复。且平昔便如羊矢，津液素干，再投温补，如火益热矣。乃以白虎汤合泻白散，加西洋参、贝母、花粉、黄芩，大剂投之，并用北梨捣汁，频饮润喉，以缓其上僭之火。数帖后势渐减，改投苇茎汤合清燥救肺汤，加海蛇、蛤壳、青黛、荸荠、竹沥为方，旬日外，梨已用及百斤，而喘始息。继加坎版、鳖甲、犀角，而以猪肉汤代水煎药此却不必以病者难服也，何不另用之，大滋其阴而潜其阳。火始下行，小溲赤如苏木汁，而诸证悉平，下部之肿随病递消，一月已来共用梨二百余斤矣。适大雪祁寒，更衣时略感冷风，腹中微痛，自啜姜糖汤两碗，而喘嗽复作，口干咽痛，大渴舌破，仍不能眠。复用前方，以绿豆煎清汤代水煮药，始渐向安。孟英谓其乃郎步梅曰：《内经》云阴精所奉其人寿。今尊翁阴液久亏，阳气独治，病虽去矣，阴精非药石所能继续，况年逾六秩，长不胜消，治病已竭人谋，引年且希天眷。予以脉察之，终属可虞，毋谓治法不周，赠言不早，致有他日之疑成败之论也。

【点评】年高属虚寒者多，属阴亏者亦不少。病者年逾六旬，患痰嗽而面部虚浮，微有喘息，似为下元不足，肾不纳气所致。然其素体阴亏，大便燥如羊矢，阴亏于下，阳炽于上，复因初冬燥邪外袭，内外合邪，故病咳喘。前医误用温补则更助其痰热，故见咳、喘加剧，不得卧，痰黄稠带血。口流涎，下肢、前阴肿，小溲微黄而长，乃温热致痰湿上溢、下注之症。脉弦滑有力为痰热火炽之象。孟英以白虎汤合泻白散加味，大剂治之。白虎汤合泻白散可大清肺经气分之热，加黄芩以增清上焦火热之力，西洋参清火补气生津，贝母、花粉润燥化痰，北梨甘润生津、滋养肺阴，以降火热。痰热稍减，则改为苇茎汤和清燥救肺汤清肺生津，润燥化痰，加海蜇、蛤壳咸寒软坚化痰，加青黛泄肝火，竹沥涤痰热，并用荸荠、北梨润肺养阴。上方服十余日，梨用至百斤，喘息方平。继加犀角凉血清热，龟甲、鳖甲咸寒滋填真阴以潜阳，使热从小便去，火渐下行，而其肿渐消，诸证悉平。后因略感风寒，自服姜汤助其内伏之火，喘嗽复作。口干、咽痛、口烦渴仍为热盛津伤之征，故仍服前方取效。年高体虚，宜分阴阳，阴亏者须以滋补阴津为要，若阴亏作阳虚治，往往病至危殆，故孟英以《内经》“阴精所奉其人寿”告诫之。

一卖酒人姓陆，极窘而又遭颠沛，久而患一异疾，形消善痒，虱从皮肤而出，搔之蠕蠕，医治莫效。孟英诊曰：悲哀劳苦，阳气受伤，粬糵浸淫，乃从虫化。与补气药加杉木、桑枝而愈亦湿热生虫之治法。

陈芰裳之太夫人陡患呕吐，彻夜不止，次早延孟英诊之。自述因寒而致，孟英知芰裳进场，家无主药之人，若明言属热，必致畏药不服矣。漫应曰：固寒也，而疏方则芩、连、栀、楝，以大苦寒为剂，投之良愈。

张郑封室娩后即发热，服生化汤二帖，热益炽，而发赤疹。顾听泉诊之，即与清解，三剂不应，欲进犀角地黄汤，而恐病家之狃于产后以生疑也，乃拉孟英质之。诊其脉弦滑而数，面赤热躁，胸闷善悲，肢肿而疼，两肘白疱如扁豆大者数十颗，舌上亦有一颗，痛碍水饮，大便不解，已旬日矣。曰：此不但胎前伏暑，且有蕴毒，而误服生化汤以助其虐，幸初手即用清解，尚不致于昏陷，犀角地黄极是治法，犹恐不能胜任。乃与听泉商加西洋参、滑石、知母、银花、花粉、人中白、蒌仁、竺黄、贝母、桑叶、栀子为剂。其所亲曰：高明断为热证，何以病者虽渴而喜热饮耶？孟英曰：此方中所以多用痰药也。凡胸中有热痰阻碍气机者每如是，不可以其向不吐痰，而疑吾言之妄也。若因此而指为寒证，则祸不旋踵矣。进四帖，始得大解，频吐稠痰，而各恙皆减，饮食渐加。孟英曰：病势虽稳，余热尚炽，苟不亟为清涤，而遽投补益，犹有蓐损之虞。其母家果疑药过寒凉，必欲招专科调治，幸将前方示彼，尚不妄施温补，然隔靴搔痒，纪律全无。旬日后余火复燃，郑封坚恳孟英设法，仍用甘寒疗之。周身肤蜕如蛇皮，爪甲更新，其病之再生也可知。继与滋补真阴而起。

【点评】产后虽多虚多瘀，然患者发热当为外感风邪所致，服生化汤则助其邪热，遂致身发红疹，为热邪内陷营血之证，故仅与清解气分不效。病者面赤，发热，烦躁，疱疹遍及两肘，大便十日未解，当为气血两燔，腑实不通之证。病者渴喜热饮，孟英辨为痰热阻滞气机之特殊表现，临证者须当留意。故治以清气凉血、化痰通腑。方以犀角地黄汤凉解血分之热；知母、银花、花粉、栀子、人中白清泄气分火毒；贝母、天竺黄、瓜蒌仁化痰，润肠通便；西洋参清火益气生津，扶正而不恋邪。服之诸证大减，痰出，食增，病乃向愈。此类病证一经取效，不可改弦易张，转用温补，尤须详审脉证，继以清凉涤痰以治息余焰，滋补真阴以善后巩固，不可妄施温补之剂。诚如叶天士所云："往往热减身寒，不可就云虚寒而投补剂。恐炉烟虽熄，灰中有火，须细察精详"。

叶昼三患咳逆上气，头偏左痛，口渴不饥，便泻如水，王瘦石荐孟英视之。曰：此肝阴胃汁交虚，时令燥邪外薄。与育阴息风、清燥滋液之法，日以渐安。服及两月，大解反形干结而痊。

郑某吐血盈碗，孟英脉之，右关洪滑。自汗口渴，稍一动摇，血即上溢，人皆虑其脱，意欲补之。孟英曰：如脱惟我是问。与白虎汤加西洋参、大黄炭，一剂霍然。

【点评】此又一例以经方白虎加人参汤取效之案。患者吐血盈碗，稍一动摇血即上溢，故他人皆恐致阳脱危证。王孟英则力主以白虎加人参汤，由脉象"右关洪滑"可知，是案之吐血必为气分热盛，迫血上行所致。

季秋，顾听泉邀孟英视康康侯副转之恙。切其脉滑数，而右歇左促，且肝部间有雀啄，气口又兼解索。望其面宛如薰黄，头汗自出，呼吸粗促，似不接续，坐卧无须臾之宁，便溺涩滞，浑赤极臭，心下坚硬拒按，形若覆碗。观其舌色，边紫苔黄，殊不甚干燥。问其所苦，曰：口渴甜腻，不欲饮食，苟一合眼，即气升欲喘，烦躁不能自持，胸中懊侬，莫可言状。孟英曰：此由湿热误补，漫无出路，充斥三焦，气机为其阻塞而不流行，蔓延日久，津液为之凝滞而成痰饮，不啻人禽杂处，苗莠同畴，邪正混为一家。医见肢冷自汗，不知病由壅闭而然，欲以培正，而邪气方张，得补反为树帜，岂非资寇兵而赍盗粮哉？非其类者锄而去之，乃为吃紧之治。听泉曰：良是也。夏间起病，闻自心悸少寐，杨某以为虚而补之，时尚出差办事，暑湿外侵，受而不觉。迨闱差未竣，其病斯发，而诸医之药，总不外乎温补一途，以致愈补愈剧。今拟温胆法待君可否？孟英曰：脉证多怪，皆属于痰，今胸痞如斯，略无痰吐，盖由痰能阻气，气不能运痰耳。宜于温胆中加薤白、蒌仁，通其胸中之阳；又合小陷胸，为治饮痞之圣法；参以栀、豉，泄其久郁之热，以除懊侬；佐以兰草，涤其陈腐之气而醒脾胃。听泉深然之。连投二剂，各恙皆减，脉亦略和。而病者以为既系实证，何妨一泻而去之。连服大黄丸二次，承气汤半帖。孟英急止之曰：畏虚进补固非，欲速妄攻亦谬。盖湿蒸为热，灼液成痰，病非一朝一夕而成，治以上下分消为是。不比热邪传腑，可一荡而愈也。越日下部果渐肿，孟英曰：攻痞太速之戒，古人不我欺也。与听泉商以前法加黄芩合泻心意，再配雪羹投之。痰果渐吐，痞亦日消。而自腹至足，以及茎囊，肿势日加。孟英谓：势已如此，难以遽消，但从三焦设法，则自上而下，病必无虞。与听泉商用河间桂苓甘露饮意。而姚平泉孝廉，力主崇土胜湿之法，深以寒凉为不可用，众议仍投前日之药。孟英曰：前药原可服也，嫌力不足耳。次日痰中带血甚多，孟英曰：湿热薰蒸不已，自气及营矣。与听泉暨王子能参军，商以知、柏、生地、犀角、鳖甲、白芍、苡仁、贝母、石斛、茅根、麦冬、滑石、栀子、藕汁、童溺，投之而止。逾数日又吐，且肢冷自汗，心馁畏脱。姚平泉谓气不摄血，当主归脾汤以统之。举家皇皇，连请诊脉者三次。孟英曰：脉来屡变，陈芝江所以不能指实其病，而杨、阮诸人，皆疑为大虚之候也。然望闻问切，不可独凭于指下。今溲如赭石汤，浑赤有脚，其为湿热之病，昭昭若揭。初伤于气分，则津液受灼以为痰，渐及于营分，则阴血不安而妄溢，邪气内盛，岂非病实？而真实类虚，吾不受病之欺也。坚守前议，静镇不摇，服二剂果止。孟英曰：血之复吐也，由于气分之邪以扰及也，欲清气道之邪，必先去其邪所依附之痰。盖津液既为邪热灼烁以成痰，而痰反即为邪热之山险也，不妨峻攻其实，而缓行其势。初进滚痰丸三钱，得下泄气一次。副转云：四十日来未有之通畅也。连投数日，始解胶痰黑矢多遍，而小溲亦渐清长，苔色亦退，寝食遂安，惟下部之肿犹尔也。马香崖、陆虚舟皆主实脾行水之法，孟英曰：谛参脉证，病不在脾，况善饥便燥，口渴溺多，吾方虑转消证，亟投甘润之不遑，恶可渗利伤阴，补土劫液耶？且脾虚下陷之肿，与湿盛而肿之肿，其膝之上下内外形势，必然相贯。今膝之上下内外凹凸迥判，毫不毗连，盖由湿热所酿之痰饮，既误补而痞塞中焦，复妄攻以流窜隧络，所谓不能一荡而蠲，势必旁趋四射，吾当以法取之。会又咳痰带血，而精神食饮如常。孟英曰：无恐也，此乃前次嚼三七太多，兜涩留瘀，最不宜用，吐而去之极妙。但须金水同治，冀咳止而血络不震动为要耳。与甘露饮加藕汁、童溺服之。四剂而止，咳嗽亦宁。于是专治其下部之肿以固本，加知、柏、贝母、花粉、旋覆、橘络、丝瓜络、羚羊角、楝实、葱须、豆卷、薏苡、竹沥，出入为剂。二三贴间，其高突隆肿之处，即觉甚痒，搔之水出如汗，而作葱气。六七日后，两腿反觉干瘦燥痛，茎囊亦随之而消矣。孟英曰：用此润药消肿，尚且干痛咽燥，设从他议而投燥脾利水之法，更当何如哉？盖寒湿则伤阳，热湿则伤阴。血液皆阴也，善后之法还宜滋养血液，稍佐竹沥以搜络中未净之痰，使愈后不为他日之患，更属法中之法。服之饮食中节，便溺有权，幸无消渴之虞，而竟愈焉。【眉批：前云不可妄攻，此又投峻下之剂，何也？盖前徒攻其热，故不中病而致生他证，此则直攻其痰，始能与病相当也。】

【点评】是案颇为复杂，除病证邪正杂糅外，其中又经误治之变。王孟英喻此证为“人禽杂处，苗莠同畴，邪正混为一家”，继而指出他医不辨病因于壅闭而力主补法，是“资寇兵而赍盗粮”，颇为贴切。此外，案中“畏虚进补固非，欲速妄攻亦谬”“望闻问切，不可独凭于指下”等语，亦足资借鉴。

广孔愚司马，久患溏泄，而舌黑气短，自春徂冬，治而不效。孟英视之，曰：劳心太过，阳烁其阴。人见其溏泄，辄与温中，不知肺受火刑，气失清肃，而短促于上，则水源不生，自然溺少便泻矣。投以肃肺清心、凉肝滋肾之法，果得渐瘳。

周菊生令正，患少腹酸坠，小溲频数而疼，医投通利不效，继以升提温补，诸法备试，至于不食不寐，大解不行，口渴不敢饮水，闻声即生惊悸。孟英脉之曰：厥阴为病也，不可徒治其太阳。先与咸苦以泄其热，续用甘润以滋其阴，毫不犯通渗之药而愈。

王氏医案续编

原名《仁术志》

张序

甲辰春，予馆于苏抚孙筼谷亲家署中，偶见《回春录》二卷，乃吾畏友王君之医案也。亟为卒读，因叹孟英抱用世之才，工寿世之术，周君辑而存之，其功大矣，其传必矣。或疑案中多引而未发之言，似非嘉惠来兹之道，余谓不然。夫医者意也，昔人云：吾意所解，口不能宣，讵有所吝而不言耶？录其已言，垂为后世法，辑案者之意也；求所未言，默契作者意，读案者之法也。试以此质之孟英，必以余为善读焉。后之览者，将更有好学深思，心知其意，而为之注释。其书神明，其法以宏，其寿世之道奚止善读如余而已哉！惟余老矣，没世无称，圣人所疾，羡周君之先我著鞭，敢不勉为追步以期附骥而彰？爰采今年耳目所及之如干案，志诸剞劂。且《回春》之名，似与《万病回春》相袭，乃题其篇曰《仁术志》。袁子所谓尧舜之政，周孔之教，神农之药，皆术也，皆所以行其仁也。推广仁术，是所望于续刻之君子。

赵序

古王者虑民之疾痛夭札也，而设医官，予之禄，使士人为之，綦善也。降自后世，民不聊生，于是去而为医，以糊余口，问之医，盖茫如。此非生民之灾乎？孟英，志古之士也。尊甫磋沧先生喜施予，捐馆之日，家赤贫，赖母夫人以俭勤支拄。孟英孤露，辄思自异，精于医，非所志也。故尝披览坟素，慨慕古人，落落自喜，其胸次有如此。而余则窥其处己之私，有较然不欺者，如与弟同财，事母无私蓄，交友不负平生之言，数端者于古人为难，其他隐德细行，可无论也。今年春，儿妇产后病剧，诸医罔效，孟英自江右归，而五阅月之锢患以释。夫自来操术之奇，或富有著述，或独行堪师，见诸志乘者，代不过数人。若孟英兼而有之，其必传无疑。顾予独慨乎今之世去古日远，而士之有志于古者，不能不挟术以与今游，则几何而不以今之医溷之也？然则孟英亦慎持此志乎哉？孟英向有《回春录》医案行世，张君柳吟复辑近案，名曰《仁术志》。余参与其事，今将续梓，谨以余所知其人者，录其大概焉以序。

庚戌七月仁和赵梦龄

庄序

医之道难言矣！非有绝人之智，则不克澈其精深；非有济世之仁，则不肯殚其心力。仁且智矣，而无著述以传，则泽及一时，而勿能垂百世，此轩岐所以有著述也。古者，医必三世，治尚十全，医者皆深通是道。故《内经》之书，简奥不繁，至汉张机始备方，至宋许叔微始有医案。由后世以医为市业者多，而知者愈少，不得不详述医案，俾循途不误，亦仁人之用心也。叔微之后，张杲有《医说》，明孙泰来辑其父一奎之治验，陈桷记其师汪机之治验，并为医案，江瓘复有《名医类案》，国朝魏之琇续之，此皆宅心仁智，非炫世弋名者，故其书至今重焉。余家杭州五十载，阅医多矣，求其能通《内经》者盖鲜，能自述其治验者，则未尝有也。后交王君孟英而得见其书，心窃异之。今闻杨君素园，将为续梓，余不知孟英之学于仲景何如也？若以继叔微诸君之书，诚无愧矣！故为之序。孟英内行之笃，治术之精，已见杨、赵序中，不复赘云。

庚戌七月既望秀水庄仲方

例言

——孟英医案，周氏采自甲申，迄于癸卯，凡二十年治验，仅得二卷。其遗漏必多，然不遑补辑。兹起甲辰，仍仿编年之例，以便逐年采续。

——详载姓字，信而可征，此前例当遵，非浪费笔墨。第见闻有限，难免遗珠，还望四方同志，广为搜罗也。

——《回春录》所载，杂证之案为多，感证之案，间及而已。良以感证方治每多相似，周氏不谙斯道，谅难鉴别。而孟英于内伤外感，无所不长，至于治温，尤推巨擘。兹编于温证治案，不忍多删，读者须于大同小异之中澄心研究，自可悟其微妙也。

——孟英之案，不徒以某方治愈某病而已，或议病，或辨证，或论方药，或谈四诊，至理名言，随处阐发，或繁或简，或浅或深，别有会心，俱宜细玩。

——案中有直用古方者，是胸有成竹，信手拈来，头头是道也。有不用古方之药，而用其意者，盖用药如用兵，不能执死方以治活病也。有竟不用古方者，乃良药期于利济，不必期于古方也。苟非读书多而融会贯通于其心，奚能辨证清而神明化裁出其手？天机活泼，生面别开，不愧名数一家，道行千里矣。

——同人辑此，原为开医家之智慧，扩病者之生机，非有利心，翻刻不究，但须校对真确，庶不贻误后人。

王氏医案续编卷一

高若舟偶患腹胀，医投温运，渐至有形如痞，时欲冲逆吐酸，益信为虚寒之疾。温补之药备尝，饮食日减，其痞日增，肌肉渐消，卧榻半载。甲辰春，迓孟英诊，脉沉弦而软滑，大解不畅，小溲浑短，苔色黄腻。乃肝郁气结，郁则生热，补则凝痰。与栀、楝、萸、连、元胡、乌药、旋、枳、鸡金、鳖甲、茹、橘、苓、夏等药服之，证虽递减，时发寒热，四肢酸痛此少阳之气郁而欲伸之象，或疑为疟。孟英曰：此气机宣达，郁热外泄，病之出路，岂可截乎？参以秦艽、柴胡、豆卷、羚羊、蚕沙、桑枝之类清热涤饮，条达肝气，允属合法，迎而导之。人皆疑久病元虚，药过凉散，而若舟坚信不疑，孟英识定不惑。寒热渐息，攻冲亦止。按其腹尚坚硬，时从龙荟滚痰丸缓导之峻药缓投法，饮食递加，渐次向愈。若舟善作隶，因集《诗品》书一联以赠孟英，云：古镜照神，是有真宰；明漪绝底，如见道心。盖颂其隔垣之视也。

【点评】病者素无腹满胀，偶患此疾，盖新病多实，腹部触诊尤为辨虚实之关键。《医述》录《金匮》语曰："病者腹满，按之不痛为虚，痛者为实。"医误为虚寒腹满胀而投温运，渐致痞满增、肌肉消、卧不起。孟英临证每以平脉入手，脉沉主里，弦为肝郁，濡滑为痰湿，且大便不畅，小便短赤，苔色黄腻更为痰热之征。故孟英诊为肝郁气滞，郁而化火，实作虚治，补而助生痰湿。遂以楝、旋、枳降气除胀，疏肝以平冲逆；栀子、萸、连同用，清热降逆制酸，与前药相合则降逆之力优；乌药、延胡索理气止痛；苓、橘、茹、夏、内金化痰助运以消痞满；鳖甲滋填真阴，以制亢阳。药后症减，但见时发寒热，四肢酸疼。邪热外出少阳，故见寒热；邪郁未伸，故见四肢酸痛。邪热欲出，此时必以因势利导，逐邪外出为法，故又加秦艽、柴胡以解少阳之热，羚羊角凉厥阴肝经之热，豆卷、蚕沙、桑枝予以清利透达湿热。无形之热渐得消散，而有形热结尚在，故投龙荟滚痰丸，实为峻药缓攻之法，渐次向愈。

赵听樵室，高若舟之妹也。去冬偶患脘痛，黄某治之，渐增头疼眩晕，气逆呕吐，痰多不寐，便溏不食，经事不行脘痛而过投香燥，亦能致此证，况误投温补乎，始谓其虚。三月后又疑为娠，诸药遍试，病日以进。若舟延孟英脉之，左弦而数，右滑以驶，曰：病药耳，旬余可瘳。赵疑大病小视，不服其方。越半月，病者颈软头难举。医谓天柱已倒，势无望矣。若舟闻之，复恳援于孟英。疏方仍是前诊之法。赵问：此病诸医束手，大剂补药尚无寸效，而君两次用药，皆极清淡，虽分两颇重，亦焉能有济乎？孟英曰：子何愚耶！药惟对证，乃克愈病。病未去而补之，是助桀也；病日加而补益峻，是速死也。原彼初意，非欲以药杀人，总缘医理未明，世故先熟，不须辨证，补可媚人，病家虽死不怨，医者至老无闻，一唱百和，孰能挽此颓风！令壶体质虽丰而阴虚有素，是以木少水涵，肝阳偏盛，上侮于胃，则为脘痛，斯时投以酸苦泄肝，甘凉养胃叶氏独得之秘，数日而愈矣。乃温补妄施，油添火上，肺津胃液，灼烁无余，怒木直升，枢机窒塞，水饮入胃，凝结为痰，虽见证多端，皆气失下降，岂可指眠食废以为劳，月汛爽而为妊耶？予以大剂轻淡之品，肃清气道，俾一身治节之令，肝胆逆升之火，胃腑逗留之浊，枢机郁遏之热，水饮凝滞之痰，咸得下趋，自可向愈。不必矫枉过正而妄以硝、黄伤正气。所谓药贵对证，而重病有轻取之法，非敢藐视人命，故将疲药塞责也。赵极感悟。投匕即效，逾旬果安。又一月经至，嗣与滋养，康复如常。越二载又病，复惑于黄某，而孟英之功尽堕。惜哉！

马某年三十余，素用力。患发热恶寒，肢振自汗，少腹气上冲胸，头疼口渴。孟英诊曰：卫虚风袭，而络脉久伤，肝风内动。与建中去饧，加龙、牡、石英、苁蓉、楝实、桑枝，数帖而痊建中之力在饴糖，今去饴，仍是桂枝法。【眉批：发热恶寒，头疼自汗，皆桂枝证。此人必津液素亏，因汗出而益耗其津，故肝失所养而上冲肺，胃失所养而口渴也。】

【点评】小建中汤本为桂枝汤倍芍药加饴糖而成。病者虽值壮年，但素用力，恐多劳伤肝肾筋骨，以肝主筋，为罢极之本，肾主骨，为作强之官故也。今患寒热、自汗、头痛，为风邪袭表，在外证之外尚有肢振，乃外风内引，肝风内动之象，少腹其上冲胸，为肝气循冲脉上逆，口渴乃肝风化热伤津。本证内外相引，外有风寒袭表，内有肝风内动之象。小建中汤去饴糖，则辨为桂枝汤倍用芍药，可解肌发汗，调和营卫。倍用芍药者，不但可增其益阴敛汗之效，且有柔肝缓急、收敛肝气、平息肝风之妙。加龙骨、牡蛎、石英重镇平肝潜阳，川楝疏泄肝气，桑枝透达肝经之热，苁蓉补肾益肝。此案治法散中有敛、内外并治，可使风邪得以外解，肝风得以内息，故数剂而痊愈。此师古而不泥古，临证当有所变通也。

李燕标参戎于癸夏将欲赴都，馆于石北涯家。项后患疽，外科佥云不治，孟英荐老医朱嵩年疗之渐安。孟英偶诊其脉，谓北涯曰：李证有可愈之机，脉难久享其年。北涯惊问所以，孟英曰：左尺坚搏，真阴已伤，非善象也。既而告痊北上，今春果卒于京。

李叟年越古稀，意欲纳妾。虽露其情，而子孙以其耄且瞽也，不敢从，因此渐病狂惑。群医咸谓神志不足，广投热补之药，愈服愈剧，始延孟英诊之。脉劲搏指，面赤不言，口涎自流，力大无制。曰：此禀赋过强，阳气偏盛，姑勿论其脉证，即起病一端，概可见矣。如果命门火衰，早已萎靡不振，焉能兴此念头。医见其老，辄疑其虚，须知根本不坚实者，不能享长年，既享大寿，其得于天者必厚。况人年五十，阴气先衰，徐灵胎所谓千年之木，往往自焚，阴尽火炎，万物皆然。去冬吾治邵可亭孤阳喘逆，壮水清火之外，天生甘露饮灌至二百余斤，即梨汁也，病已渐平，仅误于两盏姜汤，前功尽堕。可见阴难充长，火易燎原。今附、桂、仙茅、鹿茸、参、戟、河车等药，服之已久，更将何物以生其涸竭之水而和其亢极之阳乎？寻果不起。

程燮庭乃郎芷香今春病温而精关不固，旬日后陡然茎缩寒颤，自问不支。人皆谓为虚症，欲投参、附。孟英曰：非症也。平日体丰多湿，厚味酿痰，是以苔腻不渴，善噫易吐，而吸受风温，即以痰湿为山险，乘其阴亏阳扰，流入厥阴甚易，岂容再投温补以劫液，锢邪而速其痉厥耶？伊家以六代单传，父母深忧之，坚求良治。孟英曰：予虽洞识其证，而病情轇轕，纵有妙剂，难许速功，治法稍乖，亦防延损，虽主人笃信，我有坚持，恐病不即瘳，必招物议，中途歧惑，其过谁归？倘信吾言，当邀顾听泉会诊，既可匡予之不逮，即以杜人之妄议。程深然之。于是王、顾熟筹妥治。午后进肃清肺胃方，以解客邪、蠲痰湿而斡枢机；早晨投凉肾舒肝法，以靖浮越、搜隧络而守关键。病果递减。奈善生嗔怒，易招外感，不甘澹泊，反复多次。每复必茎缩寒颤，甚至齿缝见紫血瓣，指甲有微红色，溺短而浑黑极臭。孟英曰：幸上焦已清，中枢已运，亟宜填肾阴，清肝热。以西洋参、二冬、二地、苁蓉、花粉、知、柏、连、楝楝、斛、芍、石英、牡蛎、龟板、鳖甲、阿胶、鸡子黄之类，相迭为方，大剂连服二十余帖，各恙渐退。继以此药熬膏晨服，午用缪氏资生丸方，各品不炒，皆生晒研末，竹沥为丸，枇杷叶汤送下。服至入秋，始得康健。孟英曰：古人丸药皆用蜜，最属无谓，宜各因其证而变通之，此其一法也。【眉批：此四损证之最重者，治稍不善，变证纷如，便不可保。此案深可为法。】

【点评】此案病情复杂，病证虚实兼见，既有风温之客邪，又有痰湿之内患。肺胃被邪所扰，同时肝肾又有阴虚火盛，病位又同时涉及上、中、下三焦。王孟英以其病情复杂，难以一方兼顾诸证，故采用了分时分方论治之法。午后进肃清肺胃方，早晨投凉肾舒肝法，邪正兼顾，三焦并治，故效果明显。另外，案中汤剂、丸剂、膏剂的应用也体现出医家剂型选用灵活的特点。

翁嘉顺室娩后发热，竹林寺僧治之不应，温、龚二医皆主生化汤加减，病益剧。请孟英诊之，脉软滑微数，曰：素体阴亏，热自内生，新产血去，是以发热。惟谵妄昏瞀，最是吓医之证，渴喜热饮，宛似虚寒之据。宜其猜风寒而表散，疑瘀血以攻通，帖帖炮姜，人人桃桂，阴愈受劫，病乃日加。幸而痰饮内盛，津液未致涸竭。与蠲饮六神汤去橘、半，加西洋参、生地、花粉、竹茹、知母、生白芍为剂，数日而瘳。逾旬复发热，或疑凉药之弊，或谓产蓐成劳，众楚咻之，病渐进矣！【眉批：凡痰饮内盛之人，服寒热药皆如石投水，人皆以为禀赋之异，不知皆痰饮为患也。】

其小姑适吴氏者，向役于冥曹，俗谓之活无常。偶来探病，忽仆地而僵，口中喃喃。或问汝嫂病何如，答云须服王先生药。人皆异之。次日仍乞诊于孟英。曰：脉浮数而弦，是风温也，与前病异。便泻无溺，肺热所迫，大渴无苔，胃汁受烁。亟与天生建中汤频灌，即蔗汁也。药主大剂甘凉，果得津回舌润，渐以痊可。病染于姑，孟英诊曰：高年阴气太亏，邪气偏盛。《玉版论要》云：病温虚甚死。言人之真阴甚虚，曷足以御邪热而息燎原，可虞在两候之期乎？至十四天果殒。

【点评】王孟英称蔗汁为“天生建中汤”，有时亦称“天生复脉汤”，如在卷三中言：“蔗甘而凉，然甘味太重，生津之力有余，凉性甚微，荡热之功不足，津虚热不甚炽者，最属相宜，风温证中救液之良药，吾名之曰天生复脉汤。”对于温热炽盛，液将涸者，医家多以甘凉频灌，不限时刻，以救其津。

翁嘉顺亦染焉，初发热即舌赤而渴，脉数且涩。孟英曰：非善证也。盖阴虚有素，值忧劳哀痛之余，五志内燔，温邪外迫，不必由卫及气，自气而营。急与清营，继投凉血，病不稍减。且家无主药之人，旁议哗然。幸其旧工人陈七，颇有胆识，力恳手援。孟英曰：我肠最热，奈病来颇恶，治虽合法，势必转重。若初起不先觑破，早已殆矣。吾若畏难推诿，恐他手虽识其证，亦无如此大剂，车薪杯水，何益于事！吾且肩劳任怨，殚心尽力以图之。病果日重，昏瞀耳聋，自利红水，目赤妄言。孟英惟以晋三犀角地黄汤加银花、石膏、知、斛、栀、贝、花粉、兰草、菖蒲、元参、竹沥、竹茹、竹叶、凫茈、海蛇等，出入互用。至十余剂，舌上忽布秽浊垢苔，口气喷出，臭难迴迩，手冷如冰，头面自汗，咸谓绝望矣。孟英曰：生机也。彼阴虚热邪深入，予一以清营凉血之法，服已逾旬，始得营阴渐振，推邪外出，乃现此苔。惟本元素弱，不能战解，故显肢冷而汗仅出于头面，非阳虚欲脱也。复与甘寒频灌。越三日，汗收热退，苔化肢温。自始迄终，犀角共服三两许，未犯一毫相悖之药。且赖陈七恪诚，始克起九死于一生。继以滋阴善后而康。【眉批：三江地气卑湿，天时温暖，伤寒之证绝少，最多湿温、风温之证。又人体质柔脆，不任荡涤之药，故惟以甘寒清解之剂，渐次搜剔，斯邪去而正不伤。若在北方，刚坚之体，此等药虽服百剂，亦若罔知，非加硝、黄荡涤邪终不去。故叶氏之法，擅誉江浙；而吴氏之方，驰名幽冀。易地则皆然，亦智者之因地制宜也。】

【点评】此案病者当感染疫气。疫病发展往往不分表里渐次，故孟英言“不必由卫及气，自气而营”，急症须急攻，故径投清营凉血之剂，法虽合拍，但仍未能明显减其病势，可见治疫此时必定守法不变，不可丝毫动摇。用王晋三犀角地黄汤(犀角、生地、连翘、甘草)专走心经而清心经之热，更加膏、知、栀、银花、竹叶清气分热毒，贝母、竹茹、竹沥化痰，佩兰、菖蒲化湿除秽，花粉、玄参、荸荠、海蜇滋阴清热。全方凉血清气，化痰除秽，滋养阴津，可使邪热转从气分而出，故服后现浊垢苔、口气臭秽、自汗出等，为邪热转从气分而解之象，本应战汗，因其素有阴亏，故难以作全身之汗，唯出于头面部。此时，宜和胃养阴为法，故继以甘寒药以取效。此案病机当为气血两燔，经凉血清热养阴治疗后，转从气分而解。其治法用药可为后世治疗温热疫病垂范。

翁嘉顺之妹亦染病，势极危。因役于冥曹，自以为不起。孟英曰：年壮阴充，药治不谬，焉能死乎？昔人云：见理明者，阴阳五行不能拘，吾当以理胜数。遂按法治之，病乃日减，且慎寒暄，节饮食，守禁忌，调治二旬，果然康健。

又，其姑亦病温，初不服药，七日外始延孟英诊之。曰：此病邪虽不盛，第频吐涎沫，不能出口，须以手撩，不饮不食，不便不眠，或多言不倦，或久问不答，是七情郁结，气久不舒，津液凝痰，邪得依附，治之中肯，尚难即愈，不药而待，病从何去？遂于清解方中寓蠲痰流气、通胃舒肝之品。交十四日而热退，又数日痰沫渐少，又旬日大解始行，粥食日加而愈。此治一法直贯到底，不但不犯一分温燥升补之药，而滋腻入血之品亦皆避之，尚须三十剂奏绩。若病家不笃信，医者不坚持，旁人多议论，则焉克有济耶！然非乃媳前车之鉴，亦未必遽尔任贤不贰也。

沈东屏年逾八秩，患腹胀便秘。孟英诊曰：耄年脉实，天畀独厚，证属阳结，法宜清火。与西洋参、石膏、白芍、知母、花粉、桑皮、杏仁、橘皮、枳壳、甘草，送更衣丸。四剂而愈。设投别药，势必迁延而败。人亦谓天年之得尽，断不料其药治之误也。后四年始殁。夏间，汪湘筠明府因食肉病胀，医谓老年气弱火衰，辄投温补，直至腹如抱瓮，始延孟英视之，弥留已极，不可救药矣！

【点评】老年人多见气血两虚、脾虚、肾虚、阴虚、阳虚、津亏等虚证，故临证注重补益，即使祛邪也要充分顾护正气。然而，临床亦有邪实确实偏盛，当攻者，医者往往碍于患者年老体虚，喜用温补，或不敢峻剂攻逐，以致延误病情。对此，王孟英在卷六中言："不必以老年怀成见，总须以对证为良药"。此案中沈氏年逾八秩，因脉实，证属阳结，故以攻下法愈之，而江氏则殁于高年误用温补。

顾石甫宰娄县患恙，医治日剧，解任归，求诊于孟英。脉见左寸如钩，曰：病不能夏矣！许子双适至，闻而疑之，谓：此证气逆血溢，腹胀囊肿，宛似上年康康侯之疾，若以外象观之，似较轻焉，胡彼可愈而此勿治耶？孟英曰：彼为邪气之壅塞，脉虽怪而搏指不挠，证实脉亦实也；此为真气之散漫，脉来瞥瞥如羹上肥，而左寸如钩，是心之真脏见矣。壅塞可以疏通，散漫不能收拾；客邪草木能攻，神病刀圭莫济。证虽相似，病判天渊，纵有神丹，终无裨也。季春果殁。

孙氏女年将及笄，久患齿衄，多医莫疗。孟英诊曰：六脉缓滑，天癸将至耳。与丹参、生地、桃仁、牛膝、茯苓、白薇、滑石、茺蔚子亦治倒经之法。一剂知，数日愈。寻即起汛，略无他患。

遂安余皆山贰尹起复赴都，道出武林而患疟。范某云春寒所致，用辛温散之；来某谓酒湿之疴，治以五苓，且杂参、归、姜、枣之类。病乃日甚。旬日后，脘闷腹胀，便秘气逆，躁渴自汗，昏瞀不瞑。亟迎孟英视之。曰：蕴湿固然，而温风外袭，已从热化，何必夏秋始有热疟耶？清解之法，十剂可安。服之果效，旬日径瘥。

朱念民患泄泻，自谓春寒偶薄而饮烧酒，次日转为滞下，左腹起一痞块，痢时绞痛异常。孟英曰：阴虚木燥，侮胃为泄，误饮火酒，怒木愈张，非寒也。亟屏辛温之物，用白头翁汤加芩、楝、栀、连、海蛇、银花、草决明、枳椇子、绿豆皮。十余剂而愈。

【点评】此病泄泻，复因饮酒助热而成湿热下注之痢疾。肝气横逆犯脾胃，故见左腹痞块，利时绞痛，治宜清热解毒，疏肝止利。故予白头翁汤加芩、连清热解毒止利；栀、草决明、楝清肝火，疏肝气；海蜇滋阴平肝，软坚散结；枳椇子、银花、绿豆皮解酒毒。药证合拍，故能十余剂而愈。

锁某，弱冠吐血。杨医连进归脾汤，吐益甚。孟英视之，面有红光，脉形豁大，因问曰：足冷乎？探之果然。遂与六味地黄汤送饭丸肉桂心一钱，覆杯而愈。【眉批：此虚火上炎之证，归脾中参、芪性皆上升，故吐益甚。易以引火归原之法，斯愈矣。】

沈裕昆室偶发脘痛，范某与逍遥法，痛颇止而发热咽痛。邀顾听泉视之，知感温邪，与清散法，疼已而热不退。七日后，目闭鼻塞，耳聋肢搐，不言语，不饮食。顾疑证险，愿质之孟英。而沈之两郎乃从王瘦石学，因请决于师，瘦石亦谓孟英识超我，当为汝致之。时已薄暮，乃飞刺追邀。比孟英往诊，见其外候如是，而左手诊毕即缩去，随以右手出之，遽曰：非神昏也。继挖牙关，察其苔色白滑，询知大解未行。曰：病是风温，然不逆传膻中，而顺传胃腑，证可无恐。听泉学问胜我，知证有疑窦而虚心下问，岂非胸襟过人处？但邪传胃，世所常有，而此证如是骇人者，因素有痰饮盘踞胃中，外邪入之，得以凭籍。苔色之不形黄燥者，亦此故耳，不可误认为寒。夫温为热邪，脉象既形弦滑以数，但令痰饮一降，苔必转黄。此殆云遮雾隐之时，须具温太真燃犀之照，庶不为病所欺。且昔人于温证仅言逆传，不言顺传，后世遂执定伤寒在足经，温热在手经，不知经络贯串，岂容界限！喻氏谓伤寒亦传手经，但足经先受之耳。吾谓温热亦传足经，但手经先受之耳。一隅三反，既有其逆，岂无其顺？盖自肺之心包，病机渐进而内陷，故曰逆；自肺之胃腑，病机欲出而下行，故曰顺。今邪虽顺传，欲出未能。所谓胃病，则九窍不和，与逆传神昏之犀角地黄汤证大相迳庭。郭云台云：胃实不和，投滚痰而非峻，可谓治斯疾之真诠。遂疏小陷胸合蠲饮六神汤，加枳、朴，以芦菔煮水煎药，和入竹沥一杯，送下礞石滚痰丸四钱。沈嫌药峻，似有难色。孟英曰：既患骇人之病，必服骇人之药，药不瞑眩，厥疾勿瘳，盍再质之瘦石、听泉乎？沈颔之。王、顾阅方，佥以为是。且云：如畏剂重，陆续徐投可也。翌日，孟英与听泉会诊，脉证不甚减，询知昨药分数次而服。孟英曰：是势分力缓之故也，今可释疑急进，病必转机。听泉深然之，病家亦胆壮矣。如法服下，黎明果解胶韧痰秽数升，各恙即减，略吐语言，稍啜稀粥，苔转黄燥。药改轻清，渐以向安。嗣与育阴柔肝而愈。

【点评】此案实为痰热内阻于阳明，故王孟英予大苦沉寒为法，用小陷胸汤加味，清热化痰，降气化滞，并重用礞石滚痰丸荡涤胃肠。王孟英调理气机重视祛痰，根据痰浊所在部位不同及与其他邪气相兼情况，“各随其所得而攻之”。如系痰热结于阳明胃肠，蕴伏胶结难解，可用大苦沉寒之礞石滚痰丸，较承气汤更符合病机，既能泄热通腑，又能涤痰破壅。故王孟英常常以礞石滚痰丸配合清热、生津、涤痰、理气等法斡旋气机，使腑气通降，邪热痰浊有外出之路。

朱氏妇素畏药，虽极淡之品，服之即吐。近患晡寒夜热，寝汗咽干，咳嗽胁疼。月余后渐至减餐经少，肌削神疲。始迓孟英诊之。左手弦而数，右部涩且弱，曰：既多悒郁，又善思虑，所谓病发心脾是也。而平昔畏药，岂可强药再戕其胃？诚大窘事。再四思维，以甘草、小麦、红枣、藕四味妙想可以益人神志，令其煮汤频饮勿辍。病者尝药大喜，径日夜服之。逾旬复诊，脉证大减。其家请更方。孟英曰：毋庸。此本仲圣治脏躁之妙剂，吾以红枣易大枣，取其色赤补心，气香悦胃，加藕以舒郁怡情，合之甘、麦，并能益气养血，润燥缓急。虽若平淡无奇，而非恶劣损胃之比，不妨久任，胡可以果子药而忽之哉！恪守两月，病果霍然。

【点评】此案患者病发心脾，胃气已虚，最难处在于病者畏药，极难处方。王孟英以甘麦大枣汤化裁，平淡之味而愈大病，令人称奇。且以红枣易大枣，又加藕以养心生血，开胃舒郁。《本草备要》称藕“多空象心，久服令人欢”。加减化裁后，不失仲师原意，却又更加契合病情。

江某年三十余，忽两目发赤，牙龈肿痛，渐致狂妄，奔走骂人，不避亲长，其父惶惶，求孟英诊焉。脉大而数，重按虚散。与东洋参、熟地黄、辰砂、磁石、龙齿、菖蒲、枣仁、琥珀、肉桂、金箔、龙眼肉为剂，投匕即安，翌日能课徒矣。【眉批：昔，余友彭香林患此证，医虽知其虚而治不如法，竟以不起。今读此案，弥增惋叹！】

金禄卿室，沈裕昆之女也。患温，顾听泉连进轻清凉解而病不减。气逆无寐，咳吐黏痰，舌绛咽干，耳聋谵语。旬日外始延孟英诊焉。曰：体瘦，脉细数，尺中更乱，竟是阴气先伤，阳气独发，所谓伤寒偏死下虚人。譬之火患将临，既无池井，缸贮又空，纵竭心力，曷能有济？再四研诘，乃知发热前一日陡然带下如崩，是真液早经漏泄矣。否则，药治未讹，胡反燎原益炽？痉厥之变，不须旋踵。禄卿坚恳勉图，孟英以西洋参、生地、二冬、二至、元参、犀角、黄连、鸡子黄、知母为方，另用石斛、龟板、鳖甲各四两，左牡蛎一斤，煮汤代水煎药。顾听泉又加阿胶，且云：我侪用此育阴镇阳、充液息风大剂，焉能津枯风动，痉厥陡生乎？服两剂，果不能减。后惑旁言而祷签药，附、桂、干姜罔知顾忌，径至四肢拘挛而逝。是误药速其毙而增其惨也。继而裕昆患湿温，亦犯重暍而亡。

一妪患右腰痛胀欲捶，多药不效。孟英视其形虽羸瘦而脉滑痰多，苔黄舌绛，曰：体虚病实，温补非宜。苟不攻去其疾，徒以疲药因循，则病益实，体益虚，糜帑劳师，养成寇患，岂治病之道哉？先以雪羹加竹茹、楝实、绿萼梅、杏仁、花粉、橘红、茯苓、旋覆花送控涎丹，服后果下胶痰。三进而病若失，嗣与调补获痊。

杨氏妇孀居患泻，久治不瘥。孟英曰：风木行胃也。彼不之信，另招张某，大进温补，乃致腹胀不食，夜热不眠，吐酸经闭，头疼如劈。复乞孟英视之。先投苦泄佐辛通以治其药，嗣以酸苦息风安胃，匝月乃瘳。续与调补，汛至而康。

【点评】患者孀居，素多抑郁，误用温热，扰动肝阳，肝气乘胃，故致腹胀不食、吐酸、经闭、夜热不眠诸症。于此，王氏先投苦泄辛通，以治温补之药误，清温热，通阻滞；继而用酸苦息风之品调和肝胃；再续与调补。治疗次序井井可法。

魏翎谷浼孟英视其郁甥之病。热逾半月，自胸次胀及少腹，痛而不可抚摩，便秘溺赤，舌黑口干，自汗烦躁，六脉弦强无胃。曰：此恙酷似伤寒大结胸证，结胸烦躁，无药可治。越二日便行而殁。孟英曰：伤寒之邪在表，误下则邪陷而成结胸，未经误下，不为结胸。温热之邪在里，逆传于心包而误汗，则内闭以外脱；顺传于胃腑而误汗，则盘踞而结胸。前人但云：误汗劫夺胃汁而未及于结胸者，因结胸证不多见耳。然亦不可不知也，故谨识之。郁病初起，某医用葛根一剂，继则胡某之柴、葛、羌、防十余剂，酿成是证。【眉批：温病忌误汗，不忌误下，以汗则津涸而热益炽，下则热势可借以少减也。】

施氏妇产后四肢串痛，药治罔效，医谓其成瘫痪矣。延已逾月，丐孟英视之。膏药遍贴，呻吟不息。脉数而洪，舌绛大渴。曰：此非风湿为病，膏药亟为揭去。近日服药，谅皆温补祛风之剂，营血耗伤，内风欲动，势将弄假成真。且吾向见其体丰血旺，何以娩后遽患斯疾？必生化汤、砂糖、酒之类所酿耳。其父倪某目虽瞽，闻而笑云：君诚天医也。小女服过生化汤二帖，赤砂糖八斤，从此渐病，不识尚可起废图全否？孟英曰：幸其体足于阴，恢复尚易，若阴虚血少之人，而蹈此辙，虽不即死，难免不成蓐损。因投大剂凉润壮水之药。一剂知，旬日安，匝月起。

王士乾室素多郁怒，气聚于腹，上攻脘痛，旋发旋安。花甲外病益甚，医治益剧。李西园荐孟英视之。曰：此非人间之药所能疗矣。辞不与方。其夫、子及婿环乞手援。孟英曰：既尔，吾当尽力以冀延可也。然腹中聚气为瘕，攻痛呕吐，原属于肝。第病已三十载，从前服药，谅不外乎温补一途。如近服逍遥散最劫肝阴，理中汤极伤胃液，名虽疗疾，实则助桀用古方不可不知此意。人但知呕吐为寒，而未识风阳内煽，水自沸腾。专于炉内添薪，津液渐形涸竭。奈医者犹云水已不吐，病似渐轻，是不察其水已吐尽，仅能哕逆空呕，所以不能纳谷。便秘不行，脉弦无胃，舌痿难伸，蕴降虫虫，何所措手！可谓女人亦有孤阳之病矣。勉以西洋参、肉苁蓉、麦冬、葳蕤、生白芍、石斛、竹茹、柏子霜、紫石英为方，猪肉煮汤煎药，和入青蔗浆、人乳。服后呕哕皆止，人以为转机。孟英曰：譬草木干枯已久，骤加灌溉，枝叶似转青葱，奈根荄槁矣，生气不存，亦何益耶！继而糜粥渐进，颇思肉味，其家更喜，以为有望。孟英曰：且看解后何如?。越数日，大便颇畅，殊若相安，亟迓复诊。孟英曰：枉费苦心矣。脉不柔和，舌不润泽审病者宜识此二语，虽谷进便行，而生津化液之源已绝，药石焉能于无中生有哉！夏至后果殒。

五月下旬，天即酷热异常，道路受暑而卒死者甚多，即古所谓中暍也。而不出户庭之人，亦有是病，延医不及，医亦不识此证。虽死，身不遽冷，且有口鼻流血者。孟英曰：是暑从吸入，直犯心脏也。惟新产妇人，阴血大去，热邪易袭，故死者尤多。奈愚者不知因时制宜，尚扃其窗户，幕以帘帏，环侍多人，皆能致病。又粗工不察天时人秉之不齐，动辄生化汤，以致覆杯而毙者比比，即砂糖、酒亦能杀人，不可不慎。孟英曰：六一散既清暑热，又行瘀血，当此酷暑之令，诚为产后第一妙方，特为拈出，幸救将来。孟英曰：吾闻姚氏妇，妊已临月，腹中作痛，家人谓其将娩，急煎参汤令服。服后痛益甚，忙唤稳婆至，已浑身赤斑，喘逆昏狂，虽知受暑，竟不及救。又曹氏妇亦怀妊，临月腹痛，家人疑其欲产而煎参汤，迨汤成痛已止，察其情景，知不即娩。然炎威甚烈，参汤久存欲坏，其姑云：妇既未娩，岂可服参滞胎？我体素虚，常服补剂，参汤定亦相宜。遂服之。甫下咽即觉气闷躁扰，霎时危殆，多方拯治，逾刻而终。予按：富贵人之死于温补者固为常事。当酷暑之令，漫不少惩，诚下愚之不可移矣。附录于此，以冀司命之士，鉴而戒之。

【点评】暑厥一证实为暑热病邪直接侵犯心包，导致心包机窍阻闭，出现神志异常（多神昏谵语，甚者昏愦不语）的营分证候。王孟英对暑厥的阐释也简明扼要、切中肯綮。他说："受热而迷，名曰暑厥"。并且依据《内经》"暑气通于心"观点，认为"暑是火邪，心为火脏，邪易入之"是暑厥发病的基本条件。上案王孟英详细记载了道光廿四年暑邪致病的情形，从其对发病过程和症状的描述可见暑邪致病力强，可以直中于里的病机特点及临床表现。王孟英又进一步指出暑厥发生除暑热病邪的外因之外，尚有阴血亏虚的内因，新产后暑厥易致危重的原因在于阴血亏虚。

酷热之际，疟疾甚行，有储丽波患此。陆某泥今岁寒水司天，湿土在泉，中运又从湿化，是以多疟，率投平胃、理中之法，渐至危殆。伊表兄徐和圃荐孟英视之。热炽神昏，胸高气逆，苔若姜黄，溺如赭赤，脉伏口渴，不食不便。曰：舍现病之暑热，拘司气而论治，谓之执死书以困活人。幸其体丰阴足，尚可救药，然非白虎汤十剂不能愈也。和圃然之。遂以生石膏、知母、银花、枳、贝、黄连、木通、花粉、茹、芩、杏、斛、海蛇、竹叶等，相迭为方。服旬日，疟果断。

外甥庄迪卿患疟，大渴而喜热饮，脘闷脉伏，苔腻欲呕。孟英曰：蕴湿内盛，暑热外侵，法当清解。然脉证如是，乃痰阻气道使然，清之无益，温之助桀，宜以礞石滚痰丸先为开导。服后痰出甚多，脉即见弦滑而数，呕止胸舒，苔形黄燥。与石膏、知母、连、朴、杏、橘、半、茯、滑、斛、菖蒲、花粉等而安。【眉批：论证论治，俱极明透。】

庄晓村，芝阶姐夫之侄孙也。馆于金愿谷舍人家，病疟。孟英曰：吸受暑热，清涤即瘳。阅数日，疟作甚剧，目赤狂言，汗如雨下。居停大惊，闻服凉剂，疑为药误。亟速孟英至，正在披狂莫制之时。按其脉洪滑无伦，视其舌深黄厚燥，心疑其另服他药之故，而扑鼻吹来一阵姜枣气。因诘曰：得无服姜枣汤乎？曰：恣饮三日矣。孟英即令取西瓜一枚解暑妙品，劈开，任病者食之，方从白虎，而生石膏用一两六钱，病即霍然。逾六年以他疾亡。继有陈仰山如君患疟，孟英连与清暑法，病不少减。孟英疑亦姜枣汤所致，询知果然，亟令屏绝，遂愈。余如汪子宽、魏云裳、胡秋纫等暑疟治案，皆以白虎化裁，案多不备载，录此以待读者之隅反焉。

【点评】庄氏案为暑病典型案例，暑热直入阳明，主以白虎汤、白虎加人参汤。如仲景《金匮》所言“太阳中热者，暍是也。汗出恶寒，身热而渴，白虎加人参汤主之”，病者服药而苔见深黄厚燥，必为误服温热药所致阳明热盛不除。仍以白虎汤清涤暑热为主，辅以西瓜。西瓜有“天生白虎汤”之称，甘寒清热生津，不伤胃气，与暑热伤津病机契合，故曰“解暑妙品”。

陈某自黔来浙，一小儿发热肢搐，幼科与惊风药，遂神昏气促，汗出无溺。适孟英至而视之，曰：暑也。令取蕉叶铺于泥地，与儿卧之。投以辰砂六一散加石膏、知母、西洋参、竹叶、荷花露，一剂而瘳。继有胡氏女病略同，儿科云不治，因恳于孟英，亦以此法活之。

【点评】暑热病邪致病力强，具体表现：①可以不经历表证阶段(卫分阶段)，直接入于阳明，形成阳明里热炽盛(气分热盛)；②可以直中于人之阴经，如直中于手太阴肺经、足厥阴肝经、手厥阴心包经等。

暑风多见于小儿，一般易误辨为惊风而见风止风，以凉肝息风为主要治法。王孟英考虑到小儿暑风及小儿体质特点，明确提出首先不要误作惊风为治；其次不可妄用峻烈之品，应用简便轻灵之法。王孟英于《潜斋简效方》言：“暑风，取净黄土铺地上，以芭蕉叶为蓐，卧儿于上，饮以益元散、鲜竹叶汤立效。”即为此案用法。

潘红茶方伯之孙翼廷，馆于许双南家。酷热之时，啜冷石膏一碗，遂致心下痞闷，四肢渐冷而上过肘膝，脉伏自汗。方某诊谓阳虚阴暑，脱陷在即。疏大剂姜、附、丁、桂以回阳。双南在苏，其三郎杏书骇难主药，邀族人许芷卿诊而决之。芷卿云：此药断不可投。第证极危急，须逆孟英商之。时夜已半，孟英往视，曰：既受暑热，复为冷饮冰伏胸中，大气不能转旋，是以肢冷脉伏，二便不行。速取六一散一两，以淡盐汤搅之，澄去滓，调下紫雪丹一钱借辛香以通冰伏之气，用意精妙。翼日再诊，脉见胸舒，溺行肢热，口干舌绛，暑象毕呈，化而为疟。与多剂白虎汤而愈，丙午举于乡。【眉批：认证既确，治法又极精妙，真可谓万世法程。】

金晓耕发热二旬，医与表散，竟无汗泄。嗣投温补，而大解泄泻，小水不行，口干肌削，势濒于危。胡秋纫荐孟英诊之。右寸独见沉数，曰：暑热锢于肺经耳。与白虎、苇茎、天水，加芩、桔、杏、贝为方。服后头面痦疹遍发，密无针缝，明如水晶光，人皆危之。孟英曰：此肺邪得泄也。果肤润热退，泻止知饥。又服甘凉濡润二十余剂，痦疹始愈。亦仅见之证也。【眉批：此温证之轻者，用药合法，故其愈甚捷。】

【点评】白痦是湿热类温病过程中常出现的特殊症状，是因湿热病邪留恋气分，酝酿淹缠，郁蒸于肌肤而形成的细小白色疱疹。王孟英认为白痦为“湿热之邪郁于气分，失于轻清开泄，幸不传及他经，而从卫分发”。观察其色泽、形态、分布等，可以帮助了解感邪轻重、病变浅深、证候顺逆等，对于指导临床治疗具有重要意义。此案邪热锢于肺经，邪热格腑而泄泻，则更伤其津，以致口干肌削而尿闭。以方测证，当为热与湿合而深锢于肺经气分，经清热渗湿、宣肺化痰后，晶痦透发，羁留于气分之湿热外透，病见好转。此际，王孟英又投二十余剂甘凉濡润以善后，正是“邪若久郁，虽化白痦而气液随之以泄，故宜甘濡以补之”之义。这种白痦善后的治疗经验，值得重视。

何永昌者，孟英之舆人也。其妻病疟，间二日而作。乃母曰：疟不可服官料药。径服签方。旬日后势甚危，永昌乞孟英救之。脉沉细而数，尺为甚，口渴目不欲张，两腰收痛，宛如锥刺，寒少热多，心慌不能把握。曰：异哉病也！此暑入足少阴之证卓识。喻氏所谓汗、下、温三法皆不可行者。若病在别家，虑其未必我信，病在汝而求诊于我，事非偶然也。汝母云官料药不可治疟，此语出于何书？而药别官私，何人所创？既官料之勿服，则私料更不可妄试矣！殊属可嗤！然是证若延医诊，非表散即温补，不可谓非汝母之一得也。疏方元参八钱，龟板、石斛各一两，地骨皮六钱，知母五钱，桑叶、金银花各四钱，花粉三钱，丹皮二钱。令用大砂锅煎而频服，不必限剂。服三日，疟断而各恙皆减，粥食渐进，不劳余药而起。【眉批：暑邪入肾，必伤肾液，故重用滋阴之品以救之。】

慎氏妇产后腹胀泄泻，面浮足肿。医与渗湿温补，月余不效，疑为蓐损。孟英视之，舌色如常，小溲通畅，宛似气虚之证。惟脉至梗涩，毫无微弱之形。因与丹参、滑石、泽兰、茯苓、茺蔚、蛤壳、桃仁、海蛇、五灵脂、豆卷亦行瘀利水之法。数服即瘥。

孙某患感，医投温散，竟无汗泄。延至十一日，始请孟英视之。业已神昏囊缩，面赤舌绛，目不识人，口不出声，胸膈微斑，便泻而小溲不行者已三日。医皆束手，或议大投温补，以冀转机温病已至神昏，尚议温补，真盲论也。孟英急止之，曰：阴分素亏，而温散劫津，邪热愈炽，则营卫不行，岂可妄云漏底，欲以温燥竭其欲绝之阴乎？曩浦上林先生治予先君之病云泄泻为热邪之出路，求之不可得者，胡可止也？以西洋参、生地、麦冬、丹皮、连翘、生芍、石菖蒲、盐水炒黄连、甘草梢、百合、茯苓、贝母、银花、紫菀为方。一剂即周身微汗而斑退；三剂始得小溲一杯而识人；四剂乃得大汗而身热退，面赤去，茎亦舒，复解小溲二杯。次日于方中减连翘、菖蒲、丹皮、黄连，加知母、葳蕤、竹叶投之，舌始润，神始清，知渴索水。孟英令将蔗、梨等榨汁，频灌不歇，其汗如雨下者三昼夜始休。于是，粥渐进，泻渐止，溲渐长。前方又去贝母、银花、紫菀，加石斛、龙眼肉，服之全愈。

汪子与病革，始延孟英视之。曰：阴虚之质，暑热胶锢，殆误投补药矣。乃叔少洪云：侄素孱弱，医投熟地等药十余剂耳。孟英曰：暑热证必看邪到血分，始可议用生地，何初病即进熟地？岂仅知禀赋之虚，未睹外来之疾耶？昔贤治暑，但申表散温补之戒，讵料今人于律外，更犯滋腻之辜，而一误至此，略无悔悟，不啻如油入面，如漆投胶，将何法以挽回哉！越日果卒。夫小米舍人仅此一脉，完姻未久，遽尔珠沉，殊为惨然。冬间吴忻山亦惟一子，素禀虚怯，滋补颇投，医者不察其患温发热，佥谓阴虚，竞投腻滞培元之剂，乃至舌黑卷短，唇焦溺赤。孟英一诊即云不救。顾听泉竭力图维，终不能愈。按虚人受感，每蹈此辙，特录以为戒。

汪左泉病滞下，昼夜数十行，而即日须补岁考遗才，浼孟英商速愈之策。切脉弦滑，苔黄满布。曰：易事耳。重用芩、连，佐以楂、朴，送服青麟丸四钱，投匕而痊。略无他恙。

【点评】"滞下"即痢疾，自宋代与泄泻逐渐区分开。病者日数十行，可谓急症。急症须急攻之法，故投重剂芩、连以清热解毒止利，厚朴、山楂、青麟丸（即九制大黄丸）行气除满，消食导滞，为"通因通用"治法之体现。

陈昼三病滞下，某进通因通用法，痛泄无度，呕恶不纳，汗出息微，脉弱眩晕。孟英曰：近多伏暑之痢，此独非其证也，元将脱矣。急投大剂温补，脉候渐安。一月后甫得健复。

金朗然之母偶发脘疼呕吐，医与温补药，初若相安，渐至畏寒不寐，四肢不仁。更医云是风痹，仍投温补，因而不饥不食，二便不行，肌肉尽削，带下如溺，始延孟英诊之。曰：暑伏肺胃耳。其多投温补而不遽变者，以熟地等阴柔腻滞为之挟制也。然津气灼烁而殆尽，脂液奔迫以妄行，治节无权，阳明涸竭，焉能卫皮毛而畅四肢，利机关以和九窍哉！与白虎汤加西洋参、竹茹、橘皮、丝瓜络、石斛、花粉、竹沥、海蛇。连进二十剂，始解黑矢而各恙渐安。嗣与和肝胃、调八脉以善后，遂愈。【眉批：汪子与证误服熟地而不救，此证误服温补兼熟地而竟愈，盖体有虚实，治有迟早，邪有重轻，未可以一端拘耳。】

李某向患脘痛，孟英频与建中法获瘳。今秋病偶发，他医诊之，闻其温补相投，径依样而画葫芦。服后耳闭腿疼，不饥便滞。仍就孟英视之，曰：暑邪内伏，误投补药使然，治宜清涤为先。彼不之信，反疑为风气，付外科灼灸，遂致筋不能伸而成锢疾。孟英曰：此证较金病轻逾十倍，惜其惑于浅见，致成终身之患，良可叹也！独怪谋利之徒，假河间太乙针之名，而妄施毒手，举国若狂，竟有不惜重价，求其一针，随以命殉之者，吾目击不少矣。夫《内经》治病，原有熨之一法，然但可以疗寒湿凝滞之证；河间原方，惟二活、黄连加麝香、乳香耳，主治风痹。今乃托诸鬼神，矜夸秘授，云可治尽内伤外感、四时十二经，一切之病，天下有是理乎？况其所用之药，群集辛热香窜之品，点之以火，显必伤阴，一熨而吐血者有之，其不可轻试于阴虚之体与挟热之证也，概可见矣。吾友盛少云之尊人卧云先生误于此，而致周身溃烂，卧床数载以亡。仲圣焦骨伤筋之训，言犹在耳。操医术者胡忍执炮烙之严刑，欺世俗而罔利哉？

【点评】李氏案与上汪子与之案、金朗然之母案皆为暑证而误用温补。汪氏案中，王孟英质曰："岂仅知禀赋之虚，未睹外来之疾耶?"斥责只注重体质虚弱而忽视暑热之邪，误用熟地的庸医。在李氏案中则批驳了"谋利之徒，假河间太乙针之名，而妄施毒手"，妄用灼灸之术，以及"群集辛热香窜之品"的用药之法，强调了明确辨证、顾护阴津的思想。

乔有南之侄甫五龄，发热数日，儿医与柴葛解肌汤一剂，肢搐而厥，目张不语。其母孀居，仅此一脉，遍求治疗，毫无寸效。所亲徐和甫托王瘦石访一擅幼科之长者，瘦石谓：宜求善于外感者，盖人有大小，病无二致，切勿舍大方而信专科，此喻嘉言活幼金针也。盍延孟英视之？徐从之。孟英曰：病是暑邪，治以风药，热得风而焰烈，津受烁以风腾，乃风药引起肝风，再投俗尚惊风之剂，稚子根本不牢，而狂风不息，折拔堪虞。与王氏犀角地黄汤加羚羊角、生石膏、元参、桑叶、菊花、银花、牡蛎、知母、麦冬、竹叶诸药。数服而痊。【眉批：清暑热，息肝风，方极平允。】

赵铁珊乃郎子善，康康侯之婿也。因事抑郁，凛寒发热。汤某作血虚治，进以归、芎、丹参之类，多剂不效，乃移榻康寓，延孟英诊之。脉涩而兼沉弦以数，然舌无苔，口不渴，便溺如常，纳谷稍减，惟左胁下及少腹自觉梗塞不舒，按之亦无形迹，时欲抚摩，似乎稍适。曰：阴虚挟郁，暑邪内伏。夫郁则气机不宣，伏邪无从走泄，遽投血药，引之深入，血为邪踞，更不流行，胁腹不舒，乃其真谛。第病虽在血，而治宜清气为先，气得宣布，热象必露，瘀滞得行，厥疾始瘳。子善因目击去年妇翁之恙，颇极钦服。连投清气，热果渐壮，谵妄不眠，口干痰嗽。孟英曰：脉已转为弦滑，瘀血伏邪皆有欲出之机，继此当用凉血清瘀为治。但恐旁观诧异，事反掣肘，嘱邀顾听泉质之。顾亦云然。遂同定犀角地黄汤加味。而所亲陈眉生、许小琴暨乃兄子勉皆疑药凉剂重，纵是热证，岂无冰伏之虞。顾为之再四开导，总不领解。适病者鼻衄大流，孟英笑曰：真赃获矣，诸公之疑，可否冰释？渠舅氏陈谷人鹾尹云：证有疑似，原难主药，鼻血如是，病情已露，毋庸再议。径煎药而饮之。次日，衄复至，苔色转黑。孟英曰：三日不大便，瘀热未能下行也。于前方加滑石、桃仁、木通、海蛇、竹沥、石斛、银花、知母、花粉之类。又二剂，大解始行，黑如胶漆，三日间共下七十余次而止。乃去木通、桃仁辈，加西洋参、麦冬以生液。病者疲惫已极，沉寐三昼夜，人皆危之。孟英曰：听之，使其阴气之来复，最是好机。醒后尚有微热谵语，药仍前法。又旬日，始解一次黑燥大便，而各恙悉退。惟口尚渴，与大剂甘凉以濡之。又旬日，大解甫得复行，色始不黑，乃用滋阴填补而康。【眉批：此证不遇孟英必成虚损，讫无知其为伏暑者，虽死亦不知前药之误也。】

【点评】此案病者素体阴亏肝郁，暑邪内蕴，前医误作内伤血虚而治。气郁则暑热不得外泄，误用血药引之内陷，邪入血分，着而不行，其症有类肝着，故见胁下、少腹不舒，抚按稍适。脉涩为血滞，沉主里，弦主肝郁，数主热盛。虽病及血分，然宜先予清气透邪，畅达气机，使邪热外达，故热势渐盛，口干；谵妄、不寐则为邪留血分之征；脉转弦滑，乃邪气外露之象；鼻衄更为热在血分，迫血妄行之明证。必以凉血清热、化瘀透络为治，故用犀角地黄汤加味。血分邪热未及清泄，舌苔转黑，大便三日未行，为瘀热互结下焦之证，故于前方中加入桃仁、木通以通其血闭，海蜇咸以软坚散结，滑石导热从小便去，竹沥涤痰开窍息风，知母、银花清热解毒，花粉、石斛甘寒生津。服后大便色黑胶黏如漆，瘀血得行，邪热无所依附。故去桃仁、木通；加西洋参、麦冬生津补气。继以前法治之十余日后，又解黑便，诸症悉平。后又以甘凉濡润、咸寒滋填而得痊。

一圃人诣孟英泣请救命，诘其所以，云：家住清泰门内马婆巷，因本年二月十五日卯刻，雷从地奋，火药局适当其冲，墙垣解宇，一震泯然，虽不伤人，而附近民房撼摇如簸。其时，妻在睡中惊醒，即觉气不舒畅。半载以来，渐至食减形消，神疲汛少，惟卧则其病如失，药治罔效。或疑邪祟所凭，祈禳厌镇，亦属无灵，敢乞手援，幸无却焉。孟英许之，往见妇卧于榻，神色言动，固若无恙。诊毕，病人云：君欲睹我之疾也。坐而起，果即面赤如火，气息如奔，似不能接续者，苟登圊溲便，必责逆欲死。前所服药，破气行血，和肝补肺，运脾纳肾，清火安神，诸法具备，辄如水投石。孟英仿喻氏治厥巅疾之法用药，一剂知，旬余愈。【眉批：仍是治肝之法。】

【点评】是案治法为王孟英仿喻昌治吴添官之母厥癫案所立。现列喻昌案原文如下，以备参考。

吴添官生母时多暴怒，以致经行复止。入秋以来，渐觉气逆上厥，如畏舟船之状，动辄晕去，久久卧于床中，时若天翻地覆，不能强起，百般医治不效。因用人参三五分，略宁片刻。最后服至五钱一剂，日费数金，意图旦夕苟安，以视稚子。究竟家产尽费，病转凶危。大热引饮，脑间有如刀劈，食少泻多，已治木无他望矣。闻余返娄，延诊过，许以可救，因委命以听焉。余谓怒甚则血菀于上，而气不返于下者，名曰厥巅疾。厥者逆也，巅者高也。气与血俱逆于高巅，故动辄眩晕也。又以上盛下虚者，过在少阳。少阳者，足少阳胆也。胆之穴皆络于脑，郁怒之火，上攻于脑，得补而炽，其痛如劈，同为厥巅之疾也。风火相煽，故振摇而热蒸；土木相凌，故艰食而多泻也。于是会《内经》铁落镇坠之意，以代赭石、龙胆草、芦荟、黄连之属降其上逆之气；以蜀漆、丹皮、赤芍之属行其上菀之血，以牡蛎、龙骨、五味之属敛其浮游之神。最要在每剂药中生入猪胆汁二枚。盖以少阳热炽，胆汁必干，亟以同类之物济之，资其持危扶颠之用。病者药一入口，便若神返其舍，忘其苦口。连进十余剂，服猪胆二十余枚，热退身凉，饮食有加，便泻自止，遂能起床行动数步。然尚觉身轻如叶，不能久支。仆恐药味太苦，不宜多服，减去猪胆及芦、龙等药，加入当归一钱、人参三分，姜枣为引。平调数日而痊愈。（《寓意草》）

高若舟之庶母年逾花甲，体丰善泻，张某向用参、术取效。今秋患白痢，张谓寒湿滞中，仍与理中加减，病遂日增。因疑老年火衰，蒸变无权，前药中复加附子，白痢果减，而腹胀且疼，不食不溺，哕逆发热，势已危殆，始迓孟英视之。脉沉而滑数梗梗。曰：暑热未清，得无补药早投乎？与芩、连、杏、朴、曲、芍、滑、楝、银花、海蛇、鸡内金之类。一剂溺行痛减，而痢下仍白。其女为屠西园之室，乃云：向服补药，白痢已止，今服凉药，白痢复作，盖病本久寒，凉药不可再用矣。孟英曰：言颇近理，使他医闻之，必改温补，但病机隐伏，测识匪易，前此之止，非邪净而止之，乃邪得补而不行之止，邪气止而不行，是以痛胀欲死。夫强止其痢，遽截其疟，犹之乎新产后妄涩其恶露也。世人但知恶露之宜通，而不知间有不可妄通者；但知疟痢之当止，而不知邪未去而强止之，其害较不止为尤甚也！今邪未清涤，而以温补药壅塞其流行之道，以致邪不能出，逆而上冲，哕不能食，是痢证之所畏。吾以通降凉润之剂搜邪扫浊，惟恐其去之不速，胡反以白痢复作为忧？岂欲留此垢滞于腹中，冀其化脂膏而填空隙，故若是之宝惜而不愿其去耶？幸若舟深信，竟从孟英议。寻愈。【眉批：通达之论，医所宜知。】

十八涧徐有堂室病痢，医作寒湿治，广服温补之药。痢出觉冷，遂谓沉寒，改投燥热。半月后，发热无溺，口渴不饥，腹疼且胀，巅痛不眠。翁嘉顺嘱其求诊于孟英。察脉弦细，沉取甚数，舌绛无津，肌肉尽削，是暑热胶锢，阴气受烁。与北沙参、肉苁蓉、芩、斛、楝、芍、银花、桑叶、丹皮、阿胶合白头翁汤为剂。次日各患皆减，痢出反热。有堂不解问故，孟英曰：热证误投热药，热结而大便不行者有之；或热势奔迫而泄泻如火者有之；若误服热药而痢出反冷者，殊不多见也，无怪医者指为久伏之沉寒。吾以脉证参之，显为暑热。然暑热之邪，本无形质，其为滞下也，必挟身中有形之垢浊。故治之之道，最忌补涩壅滞之品。设误用之，则邪得补而愈炽，浊被壅而愈塞，耗其真液之灌溉，阻其正气之流行。液耗则出艰，气阻则觉冷。大凡有形之邪，皆能阻气机之周流，如痰盛于中，胸头觉冷，积滞于腑，脐下欲熨之类，皆非真冷，人不易识，吾曾治愈多人矣。徐极叹服，仍议育阴涤热，病果渐瘳。

【点评】病者患痢疾，误进温补、燥热之剂助热伤阴，遂致暑热内盛津伤，故见发热、口渴、无尿、脉数甚而细、舌绛无津等。泄利、腹胀疼痛为暑热与肠中糟粕相结，腑气不畅；浊气不降，反而上逆，故见巅顶痛；邪热内扰，胃气失和，故见不饥、不眠；肌肉瘦削为真阴被灼，不能充养形体。故以白头翁汤合黄芩、银花、丹皮清热解毒，凉血止利，北沙参、石斛甘寒生津，白芍、阿胶滋阴养血，肉苁蓉以补药之体作泻药之用，桑叶轻宣疏散，川楝苦寒降泄。诸药合用，使肝经郁滞得除。继以清热养阴使病得痊。本案辨证颇有疑难之处，病者痢出而觉腹冷，似为寒证，而孟英参以脉证诊为暑热之邪为患。盖暑热与糟粕胶结肠腑，阻滞气机，故病者有腹冷一症，却非真冷之证也。对此类真热假寒证，确非学验俱丰者不能辨。

萧某素患痰多，常服六君子汤，偶延孟英诊之，脉细数而兼弦滑。曰：六君亟当屏绝，病由阴亏火盛，津液受灼而成痰，须服壮水之剂，庶可杜患将来。萧因向吸鸦片烟，自疑虚寒，滋阴不敢频服。继患咽痛，专科治而不效，仍乞诊于孟英。因谓曰：早从吾策，奚至是耶！此阴虚于下，阳浮于上，喉科药不可试也。大剂育阴潜阳，其痛日瘥而喉腭皆形白腐。孟英曰：吸烟既久，毒气薰蒸之故耳。令吹锡类散，始得渐退。愈后复患滞下。孟英曰：今秋痢虽盛行，而此独异于人，切勿以痢药治之。盖火迫津液，结为痰饮，酿以烟毒，薰成喉患。吾以燃犀之照，而投激浊扬清之治。病虽愈矣，内蕴之痰浊尚多，奈向来为温补药所禁锢于肠胃曲折之间，而不得出。今广投壮水之剂，不啻决江河而涤陈莝，岂可与时行暑热之痢同年而语耶！治不易法，食不减餐，日数十行，精神反加。逾月之后，大解始正。计服甘凉约二百剂，肌肉复充，痰患若失。

【点评】是案患者以痰多误责之于脾虚，故常服六君子汤。王孟英断为阴亏火旺之证，令服壮水之剂以防后变。患者却又因吸食鸦片而自认为虚寒，不敢用滋阴药，日久果变证迭见。在前《王氏医案》卷一美政关毛内使案中，王孟英即详细分析并明确指出鸦片燥烈伤阴，以纯阴壮水取效。是案相类，因吸食鸦片日久，阴液耗灼，毒气熏蒸，故虽咽痛不可用喉科解毒之品，虽滞下而不可用治痢之药，始终以壮水之剂投之。以此守方而治，二百剂始愈。

孙位申患感，证见耳聋。医者泥于少阳小柴胡之例，聋益甚。孟英视之，曰：伏暑也，与伤寒治法何涉？改投清肺之药，聋减病安，将进善后法矣。忽一日，耳复聋。孟英诊之，莫测其故。因诘其食物，云昨日曾吃藕粉一碗。孟英曰：是矣。肆间藕粉罕真，每以他粉搀混，此必葛粉耳！不啻误服小柴胡一剂。复投肃清肺胃药，寻愈。录此以见其审证周详，所谓无微不入也。

顾宗武偶患微寒发热，医进温散法。热虽退，而不饥不大便。复用平胃散数帖，腹渐胀而偏于右。尚疑其中气之虚寒也，遂与温运燥补诸药，胀乃日增，杳不进谷。或谓恐属痈疡，因招外科连某诊之，作胁疽治，病如故；黄某作肠痈论，以大黄泻之，亦不应；严某谓胁疽部位不对，肠痈证据不符，作内疝治，仿子和活人之法，及当归龙荟丸相间而投，亦无效。乃延孟英视之。脉极弦细而促，舌绛大渴，小溲赤少，饮而不食者月余矣。证实脉虚，坚辞不治。其家问曰：此证究是何病？乞为指示。孟英曰：据述，病人素慎起居而薄滋味，显非停滞与痈疽之患，良由暑湿内蕴，势欲外泄，是以初起有微寒发热之候。误与风寒药，热虽暂退于表，邪仍伏处乎中，不饥不便，肺胃失其下行，再加辛燥温补，气机更形窒滞，伏邪永无出路。津液潜消，䐜胀日甚，以气血流行之脏腑，为暑湿割据之窠巢。补之不可，攻之不能。病虽不在膏肓，卢扁望而惊走。逾旬径殁。【眉批：杂药乱投，一何可笑。】

【点评】宿食停滞、痈疽之疾常因过食膏粱厚味所致。病者素慎起居，淡饮食，固非厚味之疾，实为无形暑湿之邪内蕴所致。诸医先误认为风寒袭表，予温散之剂，热虽退于表，然暑湿伏于肺胃不解，后又加辛燥温补，更使其邪无外出之机，日久不但中焦告急，津液亦销铄殆尽，故补、泻均不可施，病人终至于殁。

黄莲泉家戚妪病痢，朱某以其年老而为舍病顾虚之治，渐至少腹结块，攻痛异常，大渴无溺，杳不知饥，昼夜百余行，五色并见，呼号欲绝，始延孟英诊之。脉至沉滑而数，因谓曰：纵使暑热深受，见证奚至是耶？此必温补所酿耳。夫痢疾古称滞下，明指欲下而涩滞不通也。顾名思义，岂可以守补之品更滞其气，燥烈之药再助其虐乎？少腹聚气如瘕，痢证初起，因于停滞者有之，今见于七八日之后，时欲冲逆，按之不硬，则显非停滞之可拟，实为药剂之误投，以致邪浊蟠踞，滋蔓难图。及检所服诸方，果是参、术、姜、萸、附、桂、粟壳、故纸、川椒、乌梅等，一派与病刺谬之药。孟英曰：彼岂仇于汝哉？畏老而补之，见痢而止之，亦未尝不煞费苦心，而欲汝病之即愈。惜徒有欲愈之心，未明致愈之道，但知年老元虚，不闻邪盛则实。彼亦年近古稀，悬壶多载，竟毕世沉迷于立斋、景岳诸书，良可叹也！岂造化果假权于若辈乎？不然何彼书彼术之风行哉？戚云：壬寅之病，赖君再生，今乃一误至此，恐仙丹不能救矣。孟英曰：幸未呕哕，尚可希冀一二。遂与苁蓉、楝、芍、芩、连、橘、斛、楂、曲、元胡、绿梅、鳖甲、鸡金、鼠矢、海蛇，出入互用，数帖渐安。继加驻车丸吞服，逾月始健。【眉批：痢疾初起即补，变成噤口者有之。延为休息者有之。邪因补而固结不解，虽有明手，无如之何，良可叹恨！】

周某患疟，间二日而作，寒少热多。医谓老年三疟，放手温补，渐至杳不进谷。所亲李石泉孝廉嘱迎孟英诊之。脉细硬如弦，毫无胃气，右尺洪数，舌色光绛，大渴溺滴。曰：此足少阴暑疟也，广服温补，津液尽劫，欲以草木生之，事不及矣。世但知治疟不善有三患，邪留肝络则为疟母，戕及脾元则为疟鼓，耗乎肾阴则为疟劳。而此证以药助邪，邪将劫命，求转三患，亦不能得。所谓热得补而更炽，阴受烁以速亡，阴愈亡则邪愈炽，何殊炮烙之刑！病者何辜？可惨！可惨！逾日果殁。特录以为戒，医者鉴之。

一老广文俸满来省验看，患眩晕。医谓上虚，进以参、芪等药，因而不食不便，烦躁气逆。孟英诊曰：下虚之证，误补其上，气分实而不降，先当治药，然后疗病。与栀、豉、芩、桔、枳、橘、菀、贝。一剂粥进便行，嗣用滋阴息风法而愈。

【点评】此上病取下之例，当先退其痰热之上实，再顾其阴亏之下虚。故先治以豉、桔辛宣，栀、芩苦泄，枳、橘行气，菀、贝化痰，上实得以宣泄后再以滋填真阴、潜阳息风为治。

上虞陈茂才患头痛，三日一发，发则恶寒，多药不效，饮食渐减。或拟大剂姜、附，或议须投金石。葛仲信嘱其质于孟英。察脉甚弦，重按则滑。曰：热暑伏厥阴也，温补皆为戈戟。与左金加楝、芍、栀子、桑、羚、丹、菊、橘为剂，兼吞当归龙荟丸。三服而减，旬日即痊。

关颖庵患寒热。医者泥于今岁之司天在泉，率投温燥，以致壮热不休；阮某用小柴胡和解之治，遂自汗神昏，苔黑舌强，肢掣不语，唇茧齿焦；张某谓斑疹不达，拟进角刺、荆、蒡；越医指为格阳假热，欲以附子引火归原；许芷卿知为伏暑，而病家疑便溏不可服凉药，复逆孟英诊之。曰：阴虚之体，热邪失清，最易劫液，幸得溏泄，邪气尚有出路，正宜乘此一线生机，迎而导之，切勿迟疑。遂与芷卿商投晋三犀角地黄汤，加知、麦、花粉、西洋参、元参、贝、斛之类。大剂服八九日，甫得转机。续以甘凉充液，六七剂，忽大汗如雨者一夜，人皆疑其虚脱。孟英曰：此阴气复而邪气解也，切勿惊惶。嗣后果渐安谷，投以滋补而愈。继有陈菊人明府乃郎，病较轻于此，因畏犀角不敢服，竟致不救，岂不惜哉！【眉批：因前医之误，而始思转计，已非良医所为，况明睹温燥表散之害，而仍蹈覆辙，焉足云医。】

【点评】王孟英将利于胃腑生理功能恢复的治法称为“益胃”，着眼于“通降”二字，调理胃腑气化枢机，果能战汗透邪。此案为医者误投温燥和解之剂所致，王孟英以犀角地黄汤加甘寒濡润之品以生津救焚。待见转机，则继进甘凉充液生津之剂。此正如周学海《读医随笔》中所云：“邪虽在气，必以津浮之使出。故须邪与汗并方能与汗俱出，亦须津能浮邪始能邪与汗并也。”此外，王孟英以便溏为此案的着眼点，其在温病证治中强调使阳明气机条顺及邪有出路的标志，于此亦可见一斑。

余某年三十余，发热数日。医投凉解之法，遂呕吐自汗，肢冷神疲，亟延孟英诊之。脉微弱。曰：内伤也，岂可视同伏暑而一概治之，径不详辨其证耶？与黄芪建中去饴，加龙骨、生姜、茯苓、橘皮，投剂即安。续加参、术，逾旬而愈。

钱氏妇怀妊四月而患寒热如疟。医与发散安胎，乃至舌黑神昏，大渴便泄，臭痰频吐，腰腹痛坠，人皆不能措手。孟英诊曰：伏暑失于清解，舌虽黑而脉形滑数，痰虽臭而气息调和，是胎尚未坏，犹可治也。重用气血两清之药，五剂而安，糜粥渐进，腰腹皆舒，胎亦跃跃。

方氏女久患泄泻脘痛，间兼齿痛，汛事不调，极其畏热，治不能愈。上年初夏，所亲崔映溪为延孟英诊之。体丰脉不甚显，而隐隐然弦且滑焉。曰：此肝强痰盛耳。然病根深锢，不可再行妄补。渠母曰：溏泄十余年，本元虚极，广服培补，尚无寸效，再攻其病，岂不可虞？孟英曰：非然也。今之医者，每以漫无着落之虚字，括尽天下一切之病，动手辄补，举国如狂，目击心伤，可胜浩叹！且所谓虚者，不外乎阴与阳也。今肌肉不瘦，冬不知寒，是阴虚乎？抑阳虚乎？只因久泻，遂不察其脉证，而佥疑为虚寒之病矣。须知痰之为病，最顽且幻，益以风阳，性尤善变，治必先去其病而后补其虚，不为晚也。否则养痈为患，不但徒费参药耳。母不之信，遍访医疗，千方一律，无非补药。至今秋颈下起一痰核，黄某敷之使平。更以大剂温补，连投百日，忽吐泻胶痰斗许而亡。予按：此痰饮滋蔓，木土相仇，久则我不敌彼而溃败决裂，设早从孟英之言，断不遽死于今日也。【眉批：凡病皆宜如此，不独痰饮为然。】

康康侯司马之夫人泄泻频年，纳食甚少，稍投燥烈咽喉即疼。治经多手，不能获效。孟英诊曰：脾虚饮滞，肝盛风生之候也。用参、术、橘、半、桂、苓、楝、芍、木瓜、蒺藜健脾涤饮平肝，丝丝入扣，投之渐愈。今冬又患眩晕头汗，面热肢冷，心头似绞，呻吟欲绝。孟英以石英、苁蓉、牡蛎、绿萼梅、苓、蒺、楝、芍、旋覆为方，竟剂即康仍是柔肝涤饮之法。

盛墨庄冬患间疟，因腹胀畏寒，自服神曲姜汤，势益甚，延孟英视之。曰：暑湿内伏也。以黄连、枳、朴、栀、芩、杏、贝、知、斛、旋、橘、兰草等为剂清暑渗湿而无燥烈之弊，洵妙方也，芦菔煮汤煎药，三啜而瘳。

鲍继仲患哮，每发于冬，医作虚寒治更剧。孟英诊之，脉滑苔厚，溺赤痰浓。与知母、花粉、冬瓜子、杏、贝、茯苓、滑石、栀子、石斛而安。

孙渭川令侄亦患此，气逆欲死。孟英视之，口渴头汗，二便不行。径与生石膏、橘、贝、桂、苓、知母、花粉、杏、菀、海蛇等药而愈。

【点评】上两案俱为痰热阻肺所致哮、喘(气逆)。前案病者虽至冬发作，然作虚寒治则加剧，脉滑、苔厚、痰稠、尿赤俱为痰热内蕴之象，故与知母、花粉、栀子清肺生津，冬瓜子、茯苓渗湿化痰，栀子、滑石利水导热下行，杏、贝止咳化痰，石斛养阴生津。后案气逆较甚，为痰热蕴肺，肺气上逆。口渴头汗为阳明热蒸。肺与大肠相表里，肺为水之上源，肺经痰热，腑气不行，故见二便不通。故仍以清肺化痰为主，兼以治通利之法。石膏、知母、花粉清肺、胃经之热，生津润燥；橘、贝、杏、菀清热化痰止咳；苓、桂通利小便；海蜇则为清热消痰滋阴之用。两案所用之药，均无平喘治哮之品，但其效显著。由此可见，准确把握哮、喘病机是治疗的关键，即所谓“治病必求于本”。

一耳姓回妇病哮，自以为寒，频饮烧酒，不但病加，更兼呕吐泄泻，两脚筋掣，既不能卧，又不能坐。孟英诊曰：口苦而渴乎？泻出如火乎？小溲不行乎？痰黏且韧乎？病者云：诚如君言，想受寒太重使然。孟英曰：汝何愚耶！见证如是，犹谓受寒，设遇他医，必然承教，况当此小寒之候。而哮喘与霍乱世俗无不硬指为寒者，误投姜、附，汝命休矣！与北沙参、生薏苡、冬瓜子、丝瓜络、竹茹、石斛、枇杷叶、贝母、知母、栀子、芦根、橄榄、海蛇、芦菔汁为方，一剂知，二剂已。【眉批：哮证乃热痰伏于肺络也。至冬则热为寒束，故应时而发。古人治法，于未寒时先以滚痰丸下之，使冬时无热可束则愈。但其法太峻，人多不敢用。今孟英以轻清通透之品搜络中之伏痰，斯有利而无弊，真可补古人所未及。】

【点评】此又一哮病过用温热而致痰热内伏于肺者。痰热宜清化，若痰胶黏，必佐以润燥、渗湿之品，切不可过用温燥化痰治法，更不可误作痰饮而治。甘凉濡润之品生津润燥而不恋邪，如北沙参、石斛、花粉等，既可生津养阴，又能稀释痰液而利于排痰。又取甘淡之品，利湿化痰，如冬瓜子、薏苡仁、丝瓜络、茯苓、芦根等，亦起到稀释痰液之效。以上两类药物用于痰黏稠、色黄者，效果显著。若痰胶黏成块，极难咯出，除上述两类药物之外，还须伍咸寒软坚化痰之品，如海蛤壳、海浮石、礞石等。

吴芸阁因壮年时患霉疮，过服寒凉之药，疮虽愈，阳气伤残，虚寒病起，投温补，如金液丹、大造丸之类，始得获安。奈医者昧于药为补偏救弊而设，漫无节制，率以为常，驯致血溢于上，便泄于下，食少痰多，喘逆碍卧，两足不能屈伸。童某犹云寒湿为患，进以苓姜术桂汤多剂，势益剧，且溲渐少，而色绿如胆汁，医皆不能明其故。延孟英诊之，脉弦硬无情。曰：从前寒药戕阳，今则热药竭阴矣。胃中津液皆灼烁以为痰，五脏咸失所养而见证如上。水源欲绝，小溲自然渐少，木火内焚，乃露东方之色，与章虚谷所治暑结厥阴，用来复丹攻其邪从溺出，而见深碧之色者，彼实此虚，判分天壤，恐和缓再来，亦难为力矣！寻果殁。

戴氏妇年五十六岁，仲冬患感，初服杨某归、柴、丹参药一剂，继服朱某干姜、苍术、厚朴药五剂，遂崩血一阵。谓其热入血室，不可治矣。始延孟英诊之。脉形空软促数，苔黑舌绛，足冷而强，息微善笑，询其汛断逾十载。曰：冬温失于清解，营血暴脱于下，岂可与热入血室同年而语耶！必由误服热药所致。因检所服各方而叹曰：小柴胡汤与冬温何涉？即以伤寒论，亦不能初感即投，况以丹参代人参，尤为悖谬。夫人参补气，丹参行血，主治天渊，不论风寒暑湿各气，初感皆禁用血药，为其早用反致引邪深入也。既引而入，再误于辛热燥烈之数投，焉得不将其仅存无几之血，逼迫而使之尽脱于下乎？女人以血为主，天癸既绝，无病者尚不宜有所漏泄，况温邪方炽而阴从下脱，可不畏哉？病家再四求治，孟英与西洋参、苁蓉、生地、犀角、石斛、生芍、银花、知母、麦冬、甘草、蔗浆、童溺。两剂足温舌润，得解酱粪，脉数渐减而软益甚。乃去犀角，加高丽参。数帖脉渐和，热退进粥。随以调补，幸得向安。【眉批：即热入血室，亦岂不可治之证？可见此人并不知热入血室为何病，第妄指其名耳!】

王开荣素患痰嗽，兼有红证。今冬病头疼发热，渴饮不饥，便溏溺少，谵语神昏，自述胸中冷气上冲。医见其面赤痰喘，欲投附、桂、黑锡丹等药。所亲翁嘉顺嘱勿轻服，为延孟英诊之。脉滑且数。曰：温邪挟宿饮上逆，法当清解。与北沙参、冬瓜子、知母、滑石、花粉、石菖蒲、贝母、杏仁、芦根、葱白、淡豉、竹沥。二剂后面赤退，乃去葱、豉，加麦冬、桑叶、枇杷叶。数帖热去泻减，谵语止，头痛息，喘定神清。乃裁葛、滑，加梨汁、地栗、海蛇。服数日，痰渐少，谷渐安，渴止溺行，始进养阴之法，遂以霍然。【眉批：此人肺气素不清肃，又兼阴虚挟饮，故感受温邪，弥见轇轕，非此始终如法施治，殊难奏效也。】

【点评】此案病者素有胃不清肃，致宿饮(痰)上逆兼有阴伤，故平素见痰嗽带血。冬季复感风热病邪，又增头疼发热等症。风热引动宿饮，有上蒙心包之势，故自述胸中冷气上冲，可见神昏谵语。肺胃气机壅滞不畅，致周身气行不利，故可见便溏、溺少、不饥等症。其病机关键在于风热引动痰饮，气逆于胸，阻滞气机，蔽塞心窍。总以运枢机为要，治以化痰饮，宣肺气，导湿浊。

石子章患腹胀，朱某与大剂温补之药，殊若相安。孟英见而非之。彼云：服之略不助胀，正须多服图痊，君何疑焉？孟英曰：形瘦脉数，舌色干红，此为阴虚热胀，昔年范次侯室暨杨改之如君之恙，皆类此，医咸攻补遍施，病无小效。吾以极苦泄热、微辛通络之法投之，应手而瘳。今子病初起时胀不碍食，证非气分可知，而温补不助胀，遂服之不疑。不知阴愈耗，络愈痹，胀虽不加，而肌愈削，脉愈数，干呛气急，与女子之风消息贲何以异耶？寻果不起。予按：喻氏始言男子亦有血蛊证，可见男女虽别，而异中有同，同中有异，临证者不可胶柱以鼓瑟也。

沈某患脘痛呕吐，二便秘涩，诸治不效，请孟英视之。脉弦软，苔黄腻。曰：此饮证也，岂沉湎于酒乎？沈云：素不饮酒，性嗜茶耳。然恐茶寒致病，向以武彝红叶，熬浓而饮，谅无害焉。孟英曰：茶虽凉而味清气降，性不停留，惟蒸遏为红，味变甘浊，全失肃清之气，遂为酿疾之媒，较彼曲蘖，殆一间耳。医者不察，仅知呕吐为寒，姜、萸、沉、附不特与病相反，抑且更煽风阳，饮借风腾，但升不降，是以上不能纳，下不得通，宛似关格，然非阴枯阳结之候。以连、楝、栀、芩、旋覆、竹茹、枇杷叶、橘、半、苓、泽、蛤壳、荷茎、生姜衣为方，送服震灵丹。数剂而平，匝月而起。【眉批：此上有停饮，下元虚寒，故用药如此。】

石芷卿骤患腹胀，旬日后脐间出脓湿热积于小肠。外科视为肠痈，与温补内托之药。遂咳嗽不眠，腹中绞痛异常，痰色红绿，大便不行，乃延孟英商之。脉弦细以数，舌绛而大渴。曰：察脉候是真阴大虚之证乃真阴为热药所耗，非本如是也。芪、术、归、桂，皆为禁剂。以甘露饮加西洋参、花粉、贝母、杏仁、冬瓜子投之。痰咳即安。外科谓此恙最忌泄泻，润药不宜多服此何恙也？而以为最忌泄泻，真呓语也。孟英曰：阴虚液燥，津不易生，虽求其泻，不可得也，恶可拘泥一偏而不知通变哉？仍以前法去杏、贝、花粉，加知母、百合、合欢为方。并嘱其另邀老医朱嵩年敷治其外。如法施之，果渐向安。久之当脐痂

落，如小儿蜕脐带状，脐内新肉莹然而愈。【眉批：肠痈无温补内托之法。】【眉批：清其上源而下流自清，亦喻氏法也。】

袁某患噫，声闻于邻。俞某与理中汤暨旋覆代赭汤皆不效。孟英诊之，尺中虚大，乃诘之曰：尔觉气自少腹上冲乎？病者云诚然。孟英曰：此病在下焦。用胡桃肉、故纸、韭子、菟丝子、小茴、鹿角霜、枸杞、当归、茯苓、覆盆、龙齿、牡蛎。服一剂，其冲气即至喉而止，不作声为噫矣。再剂寂然，多服竟愈。

【点评】病哕而尺脉虚大无力，气发自少腹，故病属下焦无疑，以补肾摄纳为治。胡桃、故纸、韭子、菟丝、鹿角霜温补肾气为主，辅以归、杞、覆盆补阴血，小茴香理下焦之气而温之，使补而不滞，龙齿、牡蛎重镇摄纳浮越之气。服用冲气渐低，呃逆自止。此案实“呕哕发于下焦”之谓。

沈春旸之母偶患咽喉微痛，服轻清药一剂，即觉稍安，且起居作劳如常。第五日犹操针凿至四鼓，第六日忽云坐立不支，甫就榻，即昏沉如寐。亟延王瘦石视之，用犀角地黄汤化万氏牛黄丸灌之。继邀徐小坡，亦主是汤。云恐无济，乃邀孟英决之。切其脉左数右滑，皆极虚软。曰：王、徐所见极是，但虽感冬温，邪尚轻微，因积劳久虚之体，肝阳内动，烁液成痰，逆升而厥，俨似温邪内陷之候。方中犀角靖内风，牛黄化痰热，不妨借用，病可无虞，今日不必再投药饵矣。翼日复诊，神气虽清，苔色将黑。孟英与肃肺蠲痰、息风充液之剂，热退而苔色松浮。孟英曰：舌将蜕矣。仍与前药，越宿视之，苔果尽褪，宛如脱液之舌，且呕恶时作，大解未行。孟英于甘润生津药内仍佐竹茹、竹沥、柿蒂、海蛇。数剂呕止便行，而舌上忽布白腐之苔此湿热熏蒸于肺也，以及齿龈唇颊，满口遍生，揩拭不去，人皆异之。孟英坚守肃清肺胃，仍佐茹、沥，加橄榄、银花、建兰叶。数剂白腐渐以脱下，舌色始露，惟啜粥则胸次梗梗不舒，夜不成寐。孟英曰：胃汁不充，热痰未净也。仍守前议。病家疑之，复商于瘦石，瘦石云：勿论其他，即如满口腐苔，酷似小儿鹅白，大方证甚属罕见，苟胸无学识者见之，必按剑而诧。今医者有不惑之智，而病家乃中道生疑，岂求愈之道耶？沈大愧服，一遵孟英设法，既而吐痰渐少，纳谷颇适，两胁又添辣痛。孟英诊脉，左关弦数。曰：必犯忿怒矣。诘之果然。加栀、楝、旱莲、女贞、生白芍、绿萼梅等，数服各恙皆安，肤蜕成片，而右腿肿痛不能屈伸。或疑风气，思用艾灸，孟英急止之，曰：此阴亏耳，误灸必成废疾，吾以妙药奉赠，但不许速效也。疏方以西洋参、熟地黄、苁蓉、桑椹、石斛、木瓜、归、芍、二冬、杞、菊、楝实、牛膝，加无核白蒲桃干为剂，久服果得向愈。越三载以他疾终。

【点评】是案病情颇为复杂，王孟英根据病情变化随证加减调方。其间又多生变证，如服药至呕止便行，则见“舌上忽布白腐之胎……齿龈唇颊，满口遍生，揩拭不去”；待舌苔消退，则“啜粥则胸次梗梗不舒，夜不成寐”；待吐痰渐少，纳谷颇适，“两胁又添辣痛”；待“各恙皆安”，又见“肤蜕成片，而右腿肿痛不能屈伸”。面对病家诸多猜疑，王孟英能够辨证明确，始终以甘润清热之品加减治之，实属不易。

孙执中于春前四日忽患鼻衄如注，诸法莫塞。夤夜请孟英视之。脉弦而数。曰：冬暖气泄，天令不主闭藏，今晚雷声大振，人身应之，肝阳乃动，血亦随而上溢，不可以其体肥头汗畏虚脱而进温补也。投以元参、生地、犀角、牡蛎、知母、生白芍、牛膝、茯苓、侧柏叶、童溺诸药。一剂知，二剂已。既而胁痛流乳，人皆异之。孟英与甘露饮加女贞、旱莲、龟板、鳖甲、牡蛎而瘳。

王氏医案续编卷二

庄芝阶舍人之外孙汪震官，春前陡患赤痢。孟英诊之，脉滑数而沉，面赤苔黄，手足冷过肘膝，当脐鞕痛，小溲涩少，伏热为病也。与大剂芩、连、栀、楝、滑石、丹皮、砂仁、延胡、楂、曲、银花、草决明等药此大实证也，何不加大黄荡涤之，两服手足渐温清热之效，而脚背红肿起疱如蒲桃大一二十枚湿热下注也。若于前方加大黄荡涤，当不至此。四服后腹痛减，苔退而渴，于原方去楂、曲、砂仁，加白头翁、赤芍、海蛇。旬日后，痢色转白而腿筋抽痛热久伤阴也，古人急下存阴之法原以防此，乃去丹皮、滑石、赤芍，加鸡金、橘红、生苡、石斛救法好。两服痛止溲长，粪色亦正，脚疱溃黄水而平，谷食遂安。改用养胃阴清余热合法之法而愈。闻孟英治此证，每剂银花辄两许，尚须半月而瘳，设病在他家，焉能如此恪信？苟遇别手，断无如此重剂，况在冬春之交，诚古所未有之痢案，后人恐难企及。【眉批：此案步步合法，特少一番荡涤之功，故觉少延时日耳。然凉剂已畏其寒，若加荡涤之品，必不敢服，此治病之所以难也。】

【点评】病者赤痢，其势急迫，多因感触湿热毒邪，灼伤肠络而发，故症见痢下夹带鲜血。面赤、苔黄、脉滑数、小便短赤而少俱为湿热毒邪内蕴之象。至于手足冷过肘膝，颇似寒厥，实为阳热盛于里，格阴于外。故孟英曰：伏热为病。病者又有脐周腹部硬满疼痛，故此当为大实证，理应用大黄。若加大黄荡涤，则恐病家畏寒凉苦泄而拒服。故只予大剂芩、连、栀、银花清热燥湿，解毒止利；丹皮凉血，川楝、砂仁、延胡理气止痛，山楂、神曲消食和胃。药后手足渐温，厥逆得解。苔退、口渴乃食湿渐消、热毒仍在之象，故去楂、曲、砂仁，加白头翁、赤芍清热凉血，海蜇消痰化积。服后十余日，痢色转白为热势渐减。腿筋抽痛，为热久伤阴，筋脉失于濡润所致，故去丹皮、赤芍、滑石，加生苡利湿舒筋，石斛养阴柔筋，内金、橘红化痰助运以防痰湿入络。服后诸证悉平，继用清热养阴之法善后而痊。孟英每重用银花至两许治热毒痢疾，盖银花甘寒，清热解毒之力优且不伤胃气，拓展了以往多用芩、连、白头翁苦寒之品治痢之范畴。

吴馥斋室新产后呕吐不止，汤水不能下咽，头痛痰多，苔色白滑。孟英用苏梗、橘、半、吴萸、茯苓、旋覆、姜皮、柿蒂、紫石英、竹茹此痰饮挟肝气上逆也，故方以降气涤饮为治。一剂知，二剂已。

郑妪患咳嗽，自觉痰从腰下而起，吐出甚冷。医作肾虚水泛治，渐至咽喉阻塞，饮食碍进，即勉强咽之，而胸次梗不能下，便溏溲频，无一人不从虚论。孟英诊曰：脉虽不甚有力，右部微有弦滑，苔色黄腻，岂属虚证？以苇茎汤合雪羹，加贝母、知母、花粉、竹茹、麦冬、枇杷叶、柿蒂等药，进十余剂而痊。【眉批：此证明明虚寒，何以作虚寒治不效？盖虚寒乃此人之本体，而痰咳乃新受之外邪，不治其邪而专补其虚，则邪无出路，以致积补生热，此舌胎之所以黄腻也。孟英以清热化痰为治，尚是一半治病，一半治药误也。】

【点评】王孟英防治疾病善用食物入药。此案中的“雪羹”即为漂淡海蜇与鲜荸荠合用之剂。海蜇是医家常用之品，《随息居饮食谱》称其“咸，平。清热消痰，行瘀化积，杀虫止痛，开胃润肠。治哮喘、疳黄、癥瘕、泻痢、崩中、带浊、丹毒、癫痫、痞胀、脚气等症。诸无所忌，陈久愈佳”。

满洲少妇，怀娠漏血，医投补药漏如故。间或不漏则吐血，延逾二载，腹中渐动，孕已无疑，然血久溢于上下，甚至纳食即吐，多医不能治。孟英诊之，脉滑数有力，是气实而血热也。证不属虚，补药反能助病，愈补愈漏。胎无血荫而不长，其所以不堕者，气分坚实耳。与大剂清营药，血溢遂止，而稀沫频吐，得饮即呕，口渴心忡，气短似促。乃用西洋参、麦冬、知母、石斛、枇杷叶、竹茹、柿蒂、生白芍、木瓜，重加乌梅投之清肺柔肝，益气生津，与证针锋相对。覆杯即安，次日能吃饭矣。

珠小辉太守令嫒骤患颐肿，连及唇鼻，乃至口不能开，舌不得出。孟英视之曰：温毒也此俗所谓虾蟆瘟也。用射干、山豆根、马勃、羚羊、薄荷、银花、贝母、花粉、杏仁、竺黄为剂仿普济消毒饮意，并以紫雪搽于唇内，锡类散吹入咽喉，外将橄榄核磨涂肿处。果吐韧涎而肿渐消，诘朝即啜稀粥，数日而愈。

一男子患便血，医投温补，血虽止而反泄泻浮肿，延及半年。孟英诊之，脉数舌绛，曰：此病原湿热，温补反伤阴液。与芩、连、栀、芍、桑叶、丹皮、银花、石斛、楝实、冬瓜皮、龟甲、鸡金等药，旬余而愈。

陆厚甫室，陈芷浔主事之女也。产后经旬，偶发脘痛，专用与温补药脘痛何以投温补？不问可知其误矣。因寒热气逆，自汗不寐，登圊不能解而卧则稀水自流，口渴善呕，杳不纳谷，佥云不起矣。乃父速孟英诊之，脉弦数而滑。曰：本属阴亏，肝阳侮胃产后肝血大亏，所以阴虚，肝失血养，故阳独盛，误投温补涩滞之剂，气机全不下降，以致诸证蜂起，医者见而却走，是未明其故也。与沙参、竹茹、楝实、延胡、栀、连、橘、贝、杏、斛、枇杷叶，为肃肺以和肝胃法，覆杯即安。但少腹隐隐作痛，于前方去杏、贝、竹茹，加知母、花粉、苁蓉、白芍、橘核、海蛇，乃解宿垢此脘痛之根而瘳。

周子朝患恶寒头痛发热，酷似伤寒，而兼心下疼胀。孟英脉之，右部沉滑，苔黄不渴，溲如苏木汁。先以葱豉汤加栀、连、杏、贝、蒌、橘为方先解表。服后微汗而不恶寒反恶热，虽汤饮略温，即气逆欲死。孟英曰：客邪解矣，清其痰热可也。与知母、花粉、杏、贝、旋、滑、斛、橘、杷、茹、茅根、芦根、地栗、海蛇等药后清里。果吐胶痰甚多，而纳食渐复。惟动则欲喘，于肃上之中佐以滋下，为善其后而瘥。

【点评】病者恶寒头痛发热，有类伤寒表证，又兼心下胀痛，右脉沉滑、苔黄、溲赤等痰热结于中焦之象，故辨为表里同病。此宜先解其表，再治其里。故先与葱豉汤解表，栀、连清里热，杏、贝、蒌、橘化痰清热，宣畅上焦。服后微汗表证得除，而在里之痰热未解，故见恶热，得热则气逆加重。宜清热化痰治里之剂，以知母、茅根、芦根清肺经之热，杏、旋降气止咳，贝、橘、杷、茹清化痰热，花粉、荸荠、海蜇生津润燥化痰，使痰出嗽平，纳食渐增，里气调和。继以清肃上焦，兼以滋养下焦阴液之法，而使气逆欲喘得平。

濮树堂室怀妊五月患春温，口渴善呕，壮热无汗，旬日后始浼孟英视之。见其烦躁谵语，苔黄不燥，曰：痰热阻气也，病不传营，血药禁用。试令按其胸次，果然坚痛，而大解仍行，法当开上。用小陷胸加石菖蒲、枳实、杏、贝、茹、郁、栀、翘等药，芦菔汤煎服。服二剂神情即安，四帖心下豁然，惟心腹如烙，呕吐不纳。改投大剂甘寒加乌梅，频啜渐康。秋间得子亦无恙。【眉批：孟英于温热痰饮独有心得，故遇此等证如摧枯拉朽。合观诸案，可以得治温病之法。】

【点评】此案虽然症有烦躁谵语，但是苔黄不燥，系痰热阻气之气分证，而非热入营分形成的烦躁谵语，故王孟英认为应当禁用营血分药。王氏曾言："凡视温证，必察胸脘。"据此诊断原则，患者果然胸部坚满疼痛。对于湿热痰热结于胸脘的病症，王孟英依据苦泄的治法，采用了小陷胸汤加味治疗。其中，半夏、菖蒲等辛温药能行能散，开达胸脘气机，散结消痞，温燥之性又能燥湿化痰；黄连、栀子等苦寒降泄邪热，又能燥湿，与辛温开达之品相配合，苦辛通降，燥湿泄热，枢转气机。再用枳实、瓜蒌开胸理气，辅以杏仁、竹茹、贝母、郁金、连翘以宣降肺气，降逆化痰，清热涤痰。妙在以上诸药以芦菔汤煎，既可以顺气又可祛痰。

胡振华以花甲之年，患溺后出血水甚痛，自云溲颇长激，似非火证。孟英察脉有滑数之象。与元参、生地、犀角、栀、楝、槐蕊、侧柏、知母、花粉、石斛、银花、甘草梢、绿豆等药，旬日而痊。逾四载，以他疾终。

管氏妇自去秋患赤痢，多医罔效，延至暮春。孟英诊脉弦数，苔黄渴饮，腹胀而坠，日热夜甚。用白头翁汤合金铃子散，加芩、芍、栀、斛，吞驻车丸。浃旬而愈。

濮树堂室病，孟英甫为参愈，而树堂继焉。起即四肢厥逆，脉伏，恶寒发热，头痛左为甚，惟口渴，因与葱豉二帖解表。热虽退，脉仍伏，四肢冷过肘膝，大解频行，人皆疑为虚寒。孟英曰：此证俨似阴厥，然渴饮溲赤，真情已露，岂可泥于一起即厥而必定其为寒乎？径投凉解，热果复发，而肢冷脉伏如故。幸病者坚信，服药不疑。至第七日，大便泻出红水，溺则管痛，呕恶烦躁，彻夜不瞑，人更危之。孟英曰：热邪既已下行，可望转机。以白头翁汤加银花、通草、芩、芍、茹、滑、知、斛、栀、楝、羚角之类。投三日红水始止，四肢渐和，颇有昏瞀谵语。用王氏犀角地黄汤一剂。四肢热而脉显滑数，苔转灰黄，大渴遗溺，病人自述如卧烘箱上。于昨方加入元参、银花、竹叶、生石膏、知、贝、栀、斛。服一剂，夜间即安寐，而苔转黑燥，于昨方复加花粉。服一剂，热退而头面汗多阳越于上，懒言倦寐，小溲欲解不通阴虚于下。诸戚友咸以为危，各举所知，而群医佥云挽救不及病已将愈，何危之有。病家皇皇。孟英曰：此证幸初起即予诊视，得尽力以为死里求生之举，非比他人之病，皆因误治致危。然不明言其险者，恐病家惶惑，而寻室于道旁也。今生机已得，不过邪去真阴未复，但当恪守予法，自然水到渠成，切勿二三其德，以致为山亏篑。赖有一二知音，竟从孟英议。服西洋参、生地、苁蓉、麦冬、楝、芍、知、斛药。一剂溺行索粥；再服而黑苔退；三服而神清音朗，舌润津回，惟有韧痰不能吐，左偏头微痛。于原方加二至、桑、菊、贝母、牡蛎。又复五剂，得解硬矢一次，各患始安，眠食渐适而瘳。【眉批：凡厥逆脉伏之证，其热深藏，多不易解，非卓识定力不惑于证，亦必摇于众议矣。】

陈足甫溲后见血，管痛异常，减餐气短。孟英以元参、生地、知母、楝实、银花、侧柏叶、栀子、桑叶、丹皮、绿豆为方，藕汤煎服。二剂病大减，乃去丹皮、柏叶，加西洋参、熟地，服之而瘥。

王开荣偶患腹中绞痛伏暑在内，自服治痧诸药香燥可以益热，而大便泻血如注。孟英诊之，左颇和，右关尺弦大而滑弦滑者痰也，大者热也，面色油红，喘逆不寐。与苇茎汤合金铃子散，加银花、侧柏叶、栀、斛、芩、连。二帖后，面红退，血亦止，乃裁柏叶、银花，加雪羹、枯荷杆。又二帖，始发热，一夜得大汗，周时而腹之痛胀爽然若失，即能安寐进粥。改投沙参、知母、花粉、桑叶、杷叶、石斛、白芍、橘络、杏仁、冬瓜子、茅根、荷杆。三帖大解行而脉柔安谷。

【点评】腹中绞痛乃湿热与肠中积滞相结，未必为伏暑。误服温燥俾使热邪加重而灼伤肠络，故见大便泻血量多。脉见关、尺两部弦大以滑，为痰热停于中焦，阻于下焦之证；然其症则见面红、喘逆，实为中焦痰热上迫所致。故予苇茎汤清肺化痰，金铃子散行气止痛，加芩、连、栀、银花以增清热解毒之力，侧柏凉血止血，石斛养阴和胃。服后面红退，便血止，故减柏叶、银花，加雪羹、荷梗以清透化痰。服后得汗，腹痛胀得消，安寐进食，为邪热外达、胃气调和之象，故改投清涤余热、生津化痰、柔肝和络之剂以使病痊。

陈叟久患痰嗽气逆肺气不清。夏初因恶寒热结在肺自服理中汤，遂痰中带血，气喘而厥，二便不通，冷汗腹胀。孟英察脉洪大，按腹如烙，与苇茎汤加栀、楝、旋、贝、花粉、海蛇，外以田螺、大蒜、车前草捣贴脐下，即溺行而平。

高某患两膝后筋络酸疼，略不红肿，卧则痛不可当，彻夜危坐血不养筋。孟英切脉虚细，苔色黄腻，咽燥溺赤阴虚于下，火炎于上，与知、斛、栀、楝、牛膝、豆卷、桂枝、竹沥为方，送虎潜丸煎剂以治其上，丸药以培其下，井井有法。旬日而瘳。

杨某方作事，不知背后有人潜立，回顾失惊，遂不言不食，不寐不便，别无他苦。孟英按脉沉弦，以石菖蒲、远志、琥珀、胆星、旋、贝、竺黄、杏仁、省头草、羚羊角为剂，化服苏合香丸。二帖大解行而啜粥，夜得寐而能言。复与调气宁神蠲饮药，数日霍然。【眉批：惊则气乱，恐则气下，痰乘其虚而郁闭清道，故成此证。通其闭结，镇其惊恐，斯愈矣。】

赵听樵令妹每汛至则腹胀呕吐肝气逆，腰脊酸疼，两腿肿痛，筋掣脘疼，甚至痉厥肝血虚，多药不效。孟英以金铃子散合左金，加二陈、竹茹、枳实、桂、苓，数剂而愈。续用苁蓉、菟丝、淫羊、杜仲、桑椹、木瓜、续断、香附、归、芍、茴、楝调之养血不用地黄，避其腻也，斯为收用，补之利而去其弊。汛至如期，略无痛苦。初冬适杨子朴，寻即受孕。【眉批：俱肝气横逆之证，其发于汛期者，肝失所养也。孟英先平肝驱痰，而后养血柔肝，亦先标后本之法。】

【点评】临床病证复杂，虚、实、气、血并见而不能兼顾者，治疗就必须有轻重缓急之别。此案中病者兼具肝气上逆之实、肝血亏虚之虚，虚实夹杂，在治疗上，先"平肝驱痰"治其实，而后"养血柔肝"补其虚，乃先标后本之法。

濮东明令孙女，素禀阴虚，时发夜热，少餐不寐。仲夏患感发疹肺热，汛不当期而至血热。孟英用犀、羚、知、贝、石膏、生地、栀、翘、花粉、甘草、竹叶、芦根等药，疹透神清，惟鼻燥异常，吸气入喉，辣痛难忍肺中余热，甚至肢冷。复于方中加元参、竹茹、菊叶、荷杆，各患始减，而心忡吐沫血因热而虚，彻夜不瞑，渴汗便泻。改投西洋参、生地、麦冬、小麦、竹叶、黄连、真珠、百合、贝母、石斛、牡蛎、龟板、蔗汁诸药而愈。季秋适姚益斋为室。【眉批：病不甚重，治亦合法。而难收捷效者，以阴虚之体不胜温热之气也。此即四损不可正治之例，设治不如法，则危矣。】

金亚伯廷尉簉室产后恶露不行，渴泻痰多。孟英以北沙参、滑石、生薏苡、生扁豆、蛤壳、豆卷、石斛、竹茹、枇杷叶、琥珀、茯苓等药，数剂而愈。

顾竹如孝廉令嫒患感十余日，耳聋不语，昏不识人，而客未入室彼反先知热极而神外越，医以为祟。凡犀角地黄、牛黄清心、复脉等汤，遍服无效药不误，特病重药轻耳。已摒挡后事矣。所亲濮根厓嘱其延诊于孟英。脉至滑数，舌不能伸，苔色黄腻，遗溺便秘，目不交睫者已四昼夜，胸腹按之不柔下证已悉备矣。与白虎汤去米、草，加石菖蒲、元参、犀角、龟甲、花粉、杏仁、竹叶、竺黄、竹沥。投一剂即谵语滔滔。渠父母疑药不对病，孟英曰：不语者欲其语，是转机也。再投之，大渴而喜极热之饮，又疑凉药非宜。孟英姑应之，曰：再服一剂，更方可也。三投之，痰果渐吐。四剂后，舌伸便下，神识渐清。乃去菖蒲、石膏、犀角、鳖甲，加生地、石斛、麦冬、贝母温病后阴必耗竭，宜急救其阴，转方甚合法。数帖热尽退，而痰味甚咸，又去杏、贝、竺黄，加西洋参、牡蛎、龟板、苁蓉，服之全愈。逾年失怙，继遭祝融，郁损情怀，误投温补，至戊申年殒。【眉批：叶氏云：温邪中人，首先犯肺，其次则入心，正此病也。】【眉批：虽不用下剂，而通经透络之品大剂用之，亦足以荡涤邪秽。】

【点评】疾病恢复过程中，由于实邪出表，或阴气来复，或正邪交争等原因，有时会出现变症，甚至会有病情加重的假象，实则为疾病之转机。王孟英擅辨病之转机，可从容以对。是案即以“谵语滔滔”为病之转机。与此相类，前《王氏医案续编》卷一中高若舟案是以病发寒热为气机宣达、郁热外泄之佳兆；赵子善案以沉寐三昼夜为阴气来复之佳兆；关颖庵案以大汗如雨为阴气复、邪气解之佳兆。

邵鱼竹给谏患感，杨某作疟治不应，始迓孟英诊之。脉软汗多热为湿所持，故脉软，热不甚壮，苔色厚腻，呕恶烦躁，痰多腿酸，显是湿温。因谓其令郎子旒曰：湿温者，湿蕴久而从时令之感以化热也。不可从表治，更勿畏虚率补。与宣解一剂，各恙颇减。奈众楚交咻，谓病由心力劳瘁而来，况汗多防脱，岂可不顾本原？众医附和。遂服参、归、熟地之药，病日以剧增湿益热，宜乎不救。最后吴古年诊之云：此湿温也，何妄投补剂？然已末从挽救，交十四日而殒，始悔不从王议。

康康侯司马之夫人，久伤谋虑，心火外浮，面赤齿疼，因啖西瓜，遂脘闷不舒，喜得热按，泄泻不饥，自觉舌厚数寸，苔色灰腻此寒湿郁闭其热也，用辛通淡渗之剂，斯愈矣。孟英与厚朴、滑石、葱白、薤白、枇杷叶、橘皮、薄荷、旋覆、省头草。一剂霍然。

【点评】病者久伤思虑，致心火上炎，故见面红、齿痛；思虑伤脾，脾虚不任西瓜之寒凉，故见脘闷得热则减、泄泻、苔极厚灰腻等寒湿郁闭，其热于内之象。治宜叶天士上下分消之法，故以葱白、薤白、薄荷、省头草(即佩兰)宣通上焦，芳化湿浊；厚朴、橘皮、旋覆、杷叶畅达中焦气机，燥湿化痰；滑石淡渗利湿。三焦气机得畅，内留之痰湿无处可容，故病得一剂霍然。

叶杏江仲郎患发热泄泻肺移热于大肠，医治十七日不效，骨瘦如柴，音嘶气逆。所亲许芷卿荐孟英诊之。脉数大渴，汗多苔黄。以竹叶石膏汤加减，十余剂渐以向愈。大解反极坚燥，继与滋养而康。

张某患发热，医知其非寒邪也，用清解药数帖，腿痛异常，身面渐黄。孟英诊之，脉滑实，腹胀口干。与茵陈大黄汤，两剂便行，而各恙霍然。

魏女患脚肿呕吐，寒热便秘，孟英与龙胆泻肝汤而立效。继有孙氏妇患此，亦以是药获痊。【眉批：此亦肝经郁热之证，孟英善于调肝，故应手辄效。】

冯媪患左目胞起瘰，继而痛及眉棱、额角，巅顶、脑后筋掣难忍。医投风剂，其势孔亟。孟英诊脉弦劲，舌绛不饥。与固本合二至、桑、菊、犀、羚、元参、牡蛎、龟甲、白芍、知母、石斛、丹皮、细茶等出入互用，匝月始愈。

濮妪于酷热之秋浑身生疖如疔，痛楚难堪，小溲或秘或频，大便登圊则努挣不下，卧则不能收摄，人皆谓其虚也未闻虚而生疖者。孟英诊脉滑数，舌紫苔黄而渴。与白虎汤加花粉、竹叶、栀子、白薇、紫菀、石斛、黄柏，十余剂而痊。

姚小蘅太史令侄女初秋患寒热而汛适至，医用正气散两帖，遂壮热狂烦，目赤谵语，甚至欲刎欲缢，势不可制。孟英按脉洪滑且数，苔色干黄尖绛，脘闷，腹胀拒按，畏明口渴，气逆痰多。与桃仁承气汤加犀角、石膏、知母、花粉、竹沥、甘菊照热入血室例治。人谓热虽炽而汛尚行，何必大破其血而又加以极寒之药哉。孟英曰：叟勿过虑，恐一二剂尚不足以济事。果服两大剂始得大便而神清苔化，目赤亦退。改用甘寒以清之。继而又不更衣，即脉滑苔黄而腹胀，更与小承气汤二帖，便行而各恙遄已。数日后，又如此，仍投小承气汤二帖。凡前后六投下剂才得波浪不兴，渐以清养而瘳。季秋适江右上高令孙明府之子沛堂为室。

【点评】对于女性患者来说，经期、妊娠期、新产后、哺乳期用药多有讲究。经期用药一般忌寒凉、活血破血、峻下之品。而此案患者病发寒热，正值经期，王孟英不仅用桃仁承气汤破血逐瘀，又加犀角、石膏等大寒之品，继而连处6剂小承气汤泻下。乍看正是犯了妇科经期用药之大忌，然而，细察病证，则确属痰热偏盛，热与血结，若不用大剂活血、寒凉，则痰热难清。药虽峻烈，然皆因证而处，恰合病机，故去邪而不伤正，正所谓“有故无殒”。

董晓书令正素患脘痛，甚至晕厥。今秋病腰疼腿木，胸闷气逆，不能卧。胡某进温补药而喘汗欲脱，杳不思谷。孟英切脉虚细中兼有弦滑，舌绛而渴，乃阴虚挟痰耳。与沙参、苁蓉、木瓜、石斛、蛤壳、茯苓、紫菀、楝实、蒺藜、杏仁、石英、首乌、牛膝诸药滋阴调肝而不腻，祛饮利痰而不燥，此孟英独得之秘，旬日而安。继加熟地黄，服之全愈。

王苇塘患滞下，医投枳、朴、槟、楂之药。数服后，肢冷自汗，杳不进谷，脘闷腹痛，小溲牵疼，举家皇皇。孟英视脉细涩，舌绛无津，是高年阴亏，伏暑伤液，况平昔茹素，胃汁不充，加以燥烈之药，津何以堪？因与沙参、银花、苁蓉、白芍、石斛、木瓜、甘草、楝实、扁豆花、鲜稻头滋阴养液，兼调肝气。数剂痛闷渐去，汗止肢温。乃加生地、阿胶、麦冬、柿饼、蒲桃干等以滋之，居然而痢止餐加，惟舌色至匝月始津润复常，阴液之难充也如此。

沈绥斋令堂患滞下色白，医与温运，病势日剧，腹胀昏瞀，汤饮不下。孟英诊为伏暑，用芩、连、滑、朴等药。沈疑高年，且素患脘痛，岂可辄用苦寒。孟英再四剖陈，始服半剂，病果大减，不数帖即愈。按此等证甚多，奈执迷不悟者虽剀切言之，不能解其惑，亦可哀也已。

一叟患滞下，色白不黏，不饥不渴，腹微痛而不胀。孟英切脉迟微。进大剂真武汤加参而愈。

程秋霞子患脑漏肺移热于肝，医与辛夷、苍耳之药方书所载不过如此，渐有寒热。改用柴、葛、羌、防数帖，遂致寒热日发数次，神昏自汗，势甚可危。孟英用竹叶石膏汤一剂肃清肺气，寒热退而神清进粥。继以甘凉清肃，复投滋润填阴上病取下，旬日而健。

朱浚宣令堂患滞下，医闻色白，而与升提温补。旬日后，肢冷自汗，液脱肛坠。群医束手，虑其虚脱，因浼濮树堂乞诊于孟英。曰：药误耳。与大剂行气、蠲痰、清热之药，果渐吐痰而痢愈。

又其令弟同时患此，五色并见，神昏肢搐，大渴茎肿，腹痛后热，危险异常。孟英察脉细数，与白头翁汤加犀角、生地、银花、石斛、楝实、延胡、芩、连、滑石、丹皮、木通、甘草梢等药。三帖后，热退神清，溺行搐止，乃去犀角、草梢、丹皮、滑石、木通，加砂仁拌炒熟地、山楂炭。服之渐安，半月而愈。

【点评】以上两案均为痢疾重症，而孟英则力排众议，从痰热、热毒入血之实证论治此病，取得卓越临床疗效。特别是后案，以大剂凉血清热解毒为主要治法，为后世以温病理论指导热毒痢疾治疗提供重要思路和方法。

姚小蘅大令患疟，寒微热甚，日作二次。汪某与柴胡药二帖，势遂剧，舌绛大渴，小溲全无。孟英曰：津欲涸矣。与西洋参、生地、知母、花粉、石斛、麦冬、栀子、百合、竹叶投之。五剂而疟止。越三载以他疾终。

其箧室同时患此，呕吐胁痛，畏寒不渴，苔色微白。孟英与小柴胡汤，三饮而瘳。

【点评】同为患疟，姚小蘅服柴胡剂而反增剧，其妾室服小柴胡汤三剂而瘳，即为同病异治。辨证关键在于症、舌，姚氏寒微热甚，大渴，小便全无，舌绛，为阴津受伤，津液枯竭之象；而其妾室症见呕吐、胁痛、畏寒、不渴、苔色微白，为邪入少阳，恰为小柴胡汤证。

孙渭川年逾七旬，脉象六阴，按之如无，偶患音嘶痰嗽，舌绛无津。孟英用甘凉清润法，音开而嗽不已，仍与前药，转为滞下，色酱溺赤，脐旁坚硬，按之趯趯，舌犹枯绛，渴饮不饥，人皆危之。孟英曰：脏热由腑而出，痢不足虑此言甚精。第高年阴液难充，不能舍凉润为方，苟犯温燥，其败可必。幸渠家平素恪信，竟服犀角、地黄、知母、银花、苁蓉、花粉、麦冬、白芍、石斛、楝实等药。十余剂痢止，而脐旁柔软，因去犀角，加西洋参。又服两旬，始解燥矢，而溲澈胃苏。又服半月，复得畅解，舌亦润泽而愈。

王耕蓝室素患脘痛，近发寒热此肝郁之证，非疟也，医与温补，渐至胸痞呕呃，谵语神昏，舌绛面赤，足冷自汗，疟仍不休。孟英用元参、犀角、石膏、石菖蒲、连翘、杏仁、贝母、旋覆、竹茹、枇杷叶、竺黄、柿蒂、竹沥、郁金诸药全是救温补之误，而开郁降气化痰，故本病亦愈化服万氏牛黄清心丸。数服而愈。

潘祥行在外患疟，买舟归，就孟英视。曰：苔腻脉软，伏邪所化，不与正疟同科，风寒药一味不可犯，姜枣汤一滴不可啜。与知、芩、橘、半、滑、朴、杏、斛、花粉、省头草。一剂而病若失。此等案极多，姑载一二。

张与之令堂久患痰嗽碍卧，素不投补药。孟英偶持其脉，曰：非补不可。与大剂熟地药，一饮而睡。与之曰：吾母有十七载不能服熟地矣，君何所见而重用颇投？孟英曰：脉细痰咸，阴虚水泛，非此不为功。从前服之增病者，想必杂以参、术之助气。昔人云：勿执一药以论方，故处方者贵于用药之恰当病情，而取舍得宜也。

【点评】痰嗽多起于湿盛，究其源，又多因于气虚、阳虚，故临床常用健脾运湿、温化痰湿等法。阴虚津液输布障碍而致痰湿者少见，易被忽视。另外，滋阴之药多滋腻，易助湿生痰，医者又有明知为阴虚而不敢投药者。此即为是案张与之畏用熟地的原因。王孟英辨证为阴虚水泛，认为非重剂滋阴不能见功，与大剂"熟地药"而愈，并提出"勿执一药以论方"的观点。

陈足甫室怀妊九月而患疟，目不能瞑，口渴自汗，便溏气短，医进育阴清解法，数剂不应。改用小柴胡，一帖而咽疼舌黑，心头绞痛。乃翁仰山闻之，疑其胎坏。延孟英过诊，曰：右脉洪滑，虽舌黑而胎固无恙也。病由伏暑，育阴嫌其滋腻，小柴胡乃正疟之主方，古人谓为和剂，须知是伤寒之和剂，在温暑等证，不特手足异经，而人参、半夏、姜、枣皆不可轻用之药，虽有黄芩之苦寒，而仲圣于伤寒之治，犹有渴者去半夏加栝楼根之文，古人立方之严密，何后人不加体察耶？投以竹叶石膏汤。四剂疟止便秘，口渴不休。与甘凉濡润法，数帖忽腹鸣泄泻，或疑寒凉所致。孟英曰：吾当以凉药解之。人莫识其意，问难终朝，语多不备录。果以白头翁汤，两啜而愈。迨季秋娩后，发热不蒸乳，恶露淡且少。家人欲用生化汤，孟英急止之曰：血去阴更伤，岂可妄疑瘀停而攻之？与西洋参、生地、茯苓、石斛、女贞、旱莲、甘草为大剂，数日而安。继因触怒，少腹聚气如瘕，酸痛夜甚，人又疑为凉药凝瘀所致。孟英力为辨析，与橘核、橘叶、橘络、楝实、苁蓉、木香、栀炭、乌药、丝瓜络、海蛇、藕、石斛、两头尖等药，外以葱头捣烂贴之。两帖后，腹中雷鸣，周身汗出而痛止。人见其汗，虑为虚脱，急追孟英视之。曰：此气行而病解矣。但脉形细数，阴津大伤，苔黄苦渴，亟宜润补。奈枢机窒滞，滋腻难投，且以濡养八脉为法。服之各恙皆蠲，眠食渐适。缘平素多郁，易犯痧气，频发脘痛，屡次反复。孟英竭力图维，幸得转危为安，渐投滋补而愈。【眉批：疟亦分经而治，若阳明疟，正以白虎汤为主剂，岂有专守一小柴胡而能愈病者？】

胡季权子珍官甫六岁，目患内障，继则夜热痰嗽，小溲过多，医作童损治。服滋补数月，病日以甚。孟英持脉右大，口渴苔黄，曰：伏热在肺，法当清解。及详诘其因，始言病起瘖后，盖余热未净而投补太早。与滑石、知母、花粉、桑叶、茅根、枇杷叶、芦根、冬瓜子、杏仁。服二剂，遍身发出斑块。又二剂，斑退苔化。乃去滑石，加沙参饵之。其热头面先退，次退四肢以及胸背，又数日甫退于腹。人皆诧其热退之异。孟英谓：热伏既久，复为半年之补药腻滞于其间，焉能一旦尽涤？其势必渐清而渐去也。热退既净，溺亦有节，痰嗽递蠲，餐加肌润，而内障亦渐除矣。

顾奏云季秋患感，医作虚治，补及旬日，舌卷痉厥，腰以下不能略动，危在须臾。所亲石诵羲延孟英设死里求生之策。察脉虚促欲绝，先灌紫雪一钱，随溉犀角地黄汤二大剂。服下厥虽止而舌腭满黑，目赤如鸠，仍用前汤。三日间计服犀角两许，黑苔渐退，神识乃清，而呃忒频作。人犹疑其虚也。孟英曰：营热虽解，气道未肃耳。以犀角、元参、石斛、连翘、银花、竹茹、知母、花粉、贝母、竹叶为方服之。次日即下黑韧矢甚多，而呃忒止。又三剂，连解胶黑矢四次，舌色始润，略进米饮，腿能稍动，然臀已磨穿矣。与甘润育阴药，续解黑矢又五次，便溺之色始正。投以滋养，日渐向安。已酉举于乡。

【点评】此案一反王孟英用药清灵之常，以峻剂取效。患者本为秋季外感，误补经旬后，症见危象，舌卷痉厥，腰以下不能略动，脉虚促欲绝。王氏辨为营血热毒燔盛，用紫雪和大剂犀角地黄汤救危。服后热症始显，舌腭满黑，目赤如鸠。三日间犀角用至两许，方见转机，足见热毒之盛，亦可见医家辨证准确，用药果断。

其弟翰云患左胯间肿硬而疼，暮热溺赤，舌绛而渴。孟英按脉细数阴虚血热，径用西洋参、生地、麦冬、楝实、知母、花粉、银花、连翘、甘草、黄柏等药，服旬余而愈。

康康侯司马令郎尔九在玉环暑中患心忡自汗，气短面赤，霎时溲溺数十次，澄澈如水。医佥谓虚，补之日剧，乃来省就孟英诊焉。左寸关数，右弦滑，心下似阻。因作痰火阻气，心热移肺。治用蛤壳、黄连、枳实、楝实、旋覆、花粉、橘红、杏仁、百合、丝瓜络、冬瓜子、海蛇、勃脐、竹茹、竹沥、梨汁等，出入为方，服之良愈。而司马为职守所羁，尝患恙，函请孟英诊视者再四，竟不克往，继闻司马于冬仲竟卒于瓯，乃知病而得遇良手，原非偶然。前岁遇而今岁不能致，岂非命也耶！

【点评】暑性属火，暑气通于心，故病者见心悸怔忡；暑为阳邪，其性升散开泄，故见自汗、气短、面赤。唯小便频数、清长、量多，颇似虚寒。然补之则日剧。孟英凭脉数而弦滑、心下似阻，诊为痰火扰心迫肺。而小便频数量多，实为肺气郁闭，失于通调所致。故以清热泻火、理气化痰、生津养阴为治，使上焦之气郁、痰火得散，则下焦小便频数自然得止。病者服之遂愈。

许自堂令孙子社患感，延至秋杪，证交二十八日，诸医束手。渠伯母鲍玉士夫人，荐孟英诊之。左部数，右手俨若鱼翔，痰嗽气促，自汗瘛疭，苔色灰厚，渴无一息之停垂危若是。而皓首之祖、孀母、少妻相依为命，环乞拯救，甚可悯也。孟英曰：据脉莫能下手，吾且竭力勉图。第恐一齐众楚，信任不坚，则绝无可望之机矣。其母长跽而言，曰：唯君所命，虽砒鸩勿疑也。于是，先以竹叶石膏汤加减，至五剂，气平嗽减，汗亦渐收，苔色转黑，舌尖露绛，改投元参、生地、犀角、石膏、知母、花粉、竹叶、银花等药。又五剂，瘛疭渐减，舌绛渐退。彼妇翁石羽士为之拜斗，飞符噀水，鼓乐喧阗。病者即谵妄不安，神昏如醉，羽士反为吓退。夤夜速孟英视之，与紫雪钱余，神即清爽。仍用前方，重加竹沥，服八剂，始解黑如胶漆之大便，而黑苔渐退，右脉之至数始清，惟烦渴不减。令其恣啖北梨，舌才不燥，痰出亦多。又六剂，舌色乃淡，溲出管痛，热邪得从下行矣。凡十二日之间，共服大剂寒凉已二十四帖，计用犀角三两有奇，而险浪始平。续以前法缓制，服六剂，又解黑矢五次，手足始知为己有。又五剂，筋络之振惕始定，略能侧卧，呓语乃息，渐进稀糜。继灌甘润充其胃汁非此无以善其后。七八剂后，渴止知饥，脉皆和缓。又浃旬，谷食乃复。又旬余，便溺之色始正。前后共下黑矢四十余次，苔色亦净。授滋填善后而康。是役也，凡同道暨许之族人戚友，莫不以为秋冬之交，用药偏寒，况病延已久，败象毕呈，苟不即投峻补，必致失手。既闻鲍夫人云归许氏二十余年，目击多人，无不死于温补，此等病曾见之，此等药盖未尝闻也。孰知如此之证有如此之治。求之古案，亦未前闻！传诸后贤，亦难追步。盖学识可造而肠热胆坚，非人力所能及。此孟英所以为不世出之良医也。

【点评】温病过程中，舌、苔的变化，提示热邪的进退、津液的存亡。舌象变化可作为疾病进退的征兆，依之辨别疾病的发展。舌色渐润、苔退知饥、舌布新苔等为康复标志。案中通过治疗，患者由苔色灰厚，到苔色转黑、舌尖露绛，至黑苔渐退，再到舌色乃淡，邪气渐退，舌诊始终作为辨证要点，反映疾病的发展过程。此外，是案症极危急，王孟英连进大剂寒凉，且每日两付，选药峻猛并加大药量，用药之果敢，令人称叹！

段春木秋杪患发热外感温邪，而腰腿痛如刀割真阴内损。孟英视之，略不红肿，脉至细数热伤少阴，苔色黑燥，溺赤便黑。与西洋参、麦冬、生地、犀角、银花、楝实、石斛、知母、甘草、竹沥、蔗汁为大剂投之。热渐退，痛渐已，惟舌绛无津阴亏也。仍与甘凉濡润为方。数日后，忽舌绛倍加，燥及咽膈，水饮不能下咽。孟英曰：真阴涸竭，药难奏绩矣。然窃疑其何以小愈之后，骤尔阴枯，或者背予而服别药乎？继其契友来询云：段死而舌出，此曷故欤？孟英闻之，爽然大悟。因撷《伤寒》女劳复之文示之，其人顿足云良然。彼于小愈后曾宿于外，次日归即转剧，苟直陈不讳，或尚可治。孟英曰：未必然也。烧裈散、鼠矢汤皆从足少阴以逐邪，不过热邪袭入此经，所谓阴阳易是也。今少腹无绞痛之苦，原非他人之病易于我，真是女劳之复以致真阴枯涸，更将何药以骤复其真阴哉！然从此而女劳复与阴阳易，一虚一实有定论，不致混同而谈治矣。

顾升庵参军之仲郎久患多疑善恐，不出房者数年矣。食则不肯与人共案，卧则须人防护痰之见证，寡言善笑热之见证，时或遗精。多医广药，略无寸效。孟英切脉甚滑数脉与证合，与元参、丹参、竺黄、竹茹、丹皮、黄连、花粉、栀子、海蛇、荸荠为剂从痰火治送服当归龙荟丸。四帖即能出署观剧，游净慈而登吴山。参军大喜，叹为神治。次年为之配室。

【点评】此案颇似癫证，然治之罔效。孟英则以脉证合参，辨为痰火所致。故以连、栀、丹参、玄参、丹皮、花粉清心泻肝，凉血养阴；天竺黄、竹茹、海蜇、荸荠清热化痰，送服当归龙荟丸泻肝火，通大便，使心、肝之火得降，痰浊之邪得除，病人自然神清得瘳。

陈某偶患溏泄，所亲鲍继仲云：余往岁患泻，治不中肯，延逾半载，几为所困。今秋患此，服孟英方，数剂霍然，故服药不可不慎也，盍延孟英治之。陈因中表二人皆知医，招而视之，以为省便，辄投以温补健脾之药，数日后泻果减。而发热昏痉，咽喉黑腐热得补而不行。其居停瞿颖山，疑病变太速，嘱其请援于孟英。孟英诊曰：迟矣！病起泄泻，何必为寒？正是伏邪自寻出路而温补以固留之，自然内陷厥阴，不可救药。果即殒焉。继有高小垞孝廉令弟雨生，因食蟹患泻，黄某用大剂温补药，泻果止。而颈筋酸痛，舌绛呕渴，口气甚臭。孟英持脉沉数，曰：食蟹而后泻，会逢其适耳。脉证如斯，理应清润。奈病人自畏凉药，复质于吴某，亦主温补。服及旬日，昏痉舌黑而毙！

金某久患脘痛，按之漉漉有声，便秘溲赤，口渴苔黄，杳不知饥，绝粒五日，诸药下咽，倾吐无余。孟英察脉沉弱而弦。用海蛇、荸荠各四两煮汤饮之。径不吐，痛亦大减。继以此汤煎高丽参、黄连、楝实、延胡、栀子、枳椇、石斛、竹茹、柿蒂等药，送服当归龙荟丸。旬日而安。续与春泽汤调补收绩。盖其人善饮而嗜瓜果以成疾也。【肩批：此肝气挟停饮上逆也。缘素嗜瓜果，胃阳久伤，故于平肝涤饮之中加参以扶胃气。】

乔有南年三十九岁，患牝疟二旬，医治罔效。所亲徐和圃疑为伏暑，迓孟英往诊。脉微无神，倦卧奄奄，便秘半月，溺赤不饥，痰多口甘，稍呷米饮必揉胸捶背而始下，苔色黑腻而有蒙茸之象。乃曰：此精、气、神三者交虚之证，不可与时行伏暑晚发同年而语也。幸前手之药法主运中，尚无大害。与参、术、桂、附、沉香拌炒熟地、鹿角、石英、苁、杞、归、茯、杜仲、枣仁、菟丝、山茱、橘皮、霞天曲、胡桃肉等，出入为大剂，投十余帖，寒后始有热，而苔色乃退，口不作渴，甘痰亦日少，粥食渐加。即裁桂、附、白术，加石斛，又服七剂，解黑燥大便甚多。凡不更衣者，四旬二日矣。寒热亦断，安谷溲澄而竟愈。或谓：先生尝訾人温补之非，何一旦放手而大用？孟英曰：温补亦治病之一法，何可废也，第用较少耳。世之医者，眼不识病，仅知此法可以媚富贵之人，动手辄用，杀人无算，岂非将古人活世之方翻为误世之药，可不痛恨耶！

【点评】患者便秘、溺赤、痰多、苔色黑腻，均似痰热实证，王孟英断为精、气、神三者交虚，辨证关键当在"脉微无神"。王氏所处之时有"闻补则喜"之时弊，所以在其医案中多见因温补而致误者。罗大中等人曾对陆士谔所辑《王孟英医案》进行统计，经前医误治的医案352则，其中误用温补者达173例，近半数之多。（罗大中，梁嵘．王孟英纠误医案中舌诊作用的分析[J]．中医研究，2008，21(1)：56－58.）而对于确属虚损的病证，亦有放手大补者，此案即为一例。

陈媪患牝疟月余，腹胀便秘，嗳多不饥，口淡脉滑。孟英主连、朴、橘、贝、杏、茹、旋、菀、杷、蒺为方，数剂即瘳。【眉批；此与前案虚实相反，正可对看。】

孟英治其令弟季杰之簉室，因夜间未寐，侵晨饮酒解寒，适见人争谇，即觉心跳欲吐，家人疑其醉也，而欲吐不出，气即逆奔如喘，且肢麻手握，语言难出，又疑为急痧而欲刺之。孟英闻而视之，脉象弦驶。曰：夜坐阳升，饮醇则肝阳益浮，见人争谇，是惊则气更上逆，不可刺也。灌以苏合香丸一颗，下咽即瘥。【眉批：此当是痰闭气结之故，苏合丸辛香通气故愈。若是肝浮气逆，益以香窜之药，安能愈乎?】

黄履吉截疟后患浮肿，赵某闻其体素虚，切其脉弦细，遂用温补，驯致呃忒不休，气冲碍卧，饮食不进，势濒于危，请孟英决其及返余杭否。孟英曰：脉虽弦细而有力，子必误服温补矣。肯服吾药，犹可无恐。因与栝蒌薤白合小陷胸、橘皮竹茹汤，加柿蒂、旋覆、苏子、香附、赭石、紫菀、杷叶为方。四剂而瘳。

【点评】此案亦误用温补而致气逆不降，故见呃逆连连不止；胃气上逆，故见饮食不进、卧不安宁。脉虽弦细但确有力，提示气逆之证非虚是实。孟英以瓜蒌薤白汤通阳豁痰；小陷胸汤清热化痰，散结宽胸；橘皮竹茹汤清热降逆和胃；又辅以柿蒂、旋覆、苏子、香附、赭石、紫菀、杷叶等降气消痰之品，标本兼顾，使痰热清，阳气通，气逆平，诸证自除。

吴馥斋室春间娩子不育，汛事亦未一行，偶患呕吐发热，眩晕心嘈，大解溏泄，口渴溲痛，或疑其娠，或疑为损。孟英诊曰：产及一载而经不至，腹不胀，脉弦缓，非娠非损，乃血虚痰滞而感冬温也。以羚羊、淡豉、竹茹、白薇、栀子、杷叶、知母、葱白、花粉投之。三剂热退吐止，去葱、豉、羚羊，加生地、甘草、橘皮，调之而愈。

盛犀林广文之仆患血痢，自秋徂冬，半年罔效。孟英察脉细弱而口干，腰膝酸疼。与鹿角霜、苁蓉、枸杞、杜仲、菟丝、续断、血余、石脂、木瓜、砂仁末炒熟地黄，十余剂而痊。

徐月岩室患周身麻木，四肢瘫痪，口苦而渴，痰冷如冰，气逆欲呕，汛愆腹胀，频饮极热姜汤，似乎畅适，深秋延至季冬，服药不愈。孟英诊脉沉弦而数。曰：溺热如火乎？间有发厥乎？病者唯唯。遂以雪羹、旋、赭、栀、楝、茹、斛、知母、花粉、桑枝、羚羊、橄榄、蛤壳为方，送下当归龙荟丸。服之递效，二十剂即能起榻。乃去羚、赭，加西洋参、生地、苁蓉、藕。投之渐愈。

张肖江妹暮冬患感。朱某进温散药数服，病日剧，比孟英视之。目瞪不语，面赤气逆，昼夜需人抱坐，四日不着枕矣。乃冬温挟痰误提而气不肃降也。以旋、赭、杏、贝、花粉、茅根、冬瓜子、紫菀、薤白、蒌仁、苏子、石菖蒲、竹沥为剂，芦菔汤煎。三帖大便行而能卧矣。自言胸中迷闷。改用小陷胸合三子养亲，加沙参、知母、旋、贝、竹茹、枇杷叶。数剂热退，知饥而愈。

嗣有王炳华子患感，叶某用温散药而气逆碍卧。四明老医王秉衡作肾虚不能纳气治，连服大剂温补，喘嗽益剧，面浮跗肿，抬肩自汗，大渴胁痛。乞治于孟英，已半月不交睫矣。诊其脉右部弦大而强，舌根黑苔如煤者两条，面黎形瘦，幸而大解溏泄，得能消受许多误药。径与旋、赭、黄连、枳实、瓜蒌、苏子、杏仁、紫菀、生石膏、芦菔汁。六大剂始能就枕。而大渴不止，脘腹反形痞胀，按之坚痛。乃去旋、赭，少加白芥子、半夏、薤白，兼令日啖北梨数十枚。服旬日，胸腹皆舒，苔色尽退，唯嗽未已。改用西洋参、杏、贝、芦根、知母、冬瓜子、花粉、柿霜、杷叶、竹沥。十许剂嗽止，而跗肿渴泻亦皆霍然矣。凡啖梨三百余斤，闻者莫不诧异。

【点评】是案除运用清热养阴生津之剂外，尚“啖梨三百余斤”，强调甘寒之品以充液者为佳，是王孟英运用甘凉濡润生津法的特点之一。

叶天士《温热论》云：“斑出热不解者，胃津亡也，主以甘寒，重则如玉女煎，轻者如梨皮、蔗浆之类。”吴鞠通《温病条辨》中也有雪梨饮、五汁饮(其中有甘蔗汁)等。王孟英也认为这些瓜果具甘凉充液之特性，最擅用梨、西瓜、甘蔗等生津充液，治疗多种热邪伤阴、津液不足的情况，常用梨汁(天生甘露饮)、西瓜汁(天生白虎汤)、甘蔗汁(天生复脉汤)。

王氏医案续编卷三

丙午春，高汉芳患滞下色酱，日数十行，年已七十七岁。自去秋以来，渐形疲惫，即服补药，驯致见痢。黄某径用温补，势乃剧，延孟英诊之。右脉弦细芤迟，口渴溲涩，时时面赤自汗。乃吸受暑邪脉虚证实，误作虚治，幸其所禀极坚，尚能转痢。一误再误，邪愈盛而正反虚矣。以白头翁汤加参、术、银花、芩、芍、楝、斛、延胡。二剂即减，五剂而安。继与调补，竟得霍然。后三载，以他疾终。

叶昼三侄女适朱氏上年四月分娩，七月患赤痢，其家谓产后之病，不敢服药。延至今春，肌消膝软，见食欲呕。昼三迓孟英诊之，左细软，右滑数，伏暑为病，幸未误药。与沙参、陈仓米、归、芍、续断、木瓜、扁豆、连、斛、石莲、荷蒂、柿蒂、枇杷叶、橘皮为方，送驻车丸而愈。

郑芷塘令岳母年逾花甲，仲春患右手足不遂，舌蹇不语，面赤便秘，医与疏风不效。第四日延诊于孟英。右洪滑，左弦数，为阳明腑实之候。疏石菖蒲、胆星、知母、花粉、枳实、蒌仁、秦艽、旋覆、麻仁、竹沥为方。或虑便泻欲脱，置不敢用。而不知古人中脏宜下之脏字，乃腑字之讹。柯氏云：读书无眼，病人无命，此之谓也。延至二旬，病势危急。芷塘浼童秋门复恳孟英视之。苔裂舌绛，米饮不沾，腹胀息粗，阴津欲竭，非急下不可也。即以前方加大黄四钱绞汁服，连下黑矢五次急下存阴，合法，舌蹇顿减，渐啜稀糜。乃去大黄，加西洋参、生地、麦冬、丹皮、薄荷滋阴生津，尤合法。服五剂，复更衣，语言乃清，专用甘凉充津涤热。又旬日，舌色始淡，纳谷如常。改以滋阴，渐收全绩。逾三载，闻以他疾终。

【点评】中风自仲景《金匮》以来始有中经络、中脏腑之分，然其治法不可拘泥。病者虽年逾六旬，除手足不遂、舌蹇不语等中风主证外，仍可见面赤便秘，脉洪滑、弦数，均示阳明腑实，为应下之证。然病家虑其年老体虚，恐为下药致脱，竟不肯服。遂致阳明实热不解，进一步耗伤阴液，见苔裂舌绛、腹胀息粗等阴液耗竭欲脱之症，宜急下存阴之法治之。故以大黄四钱为君，绞汁服乃取其峻急攻下之力更强，辅以枳实、蒌仁、麻仁通腑润肠，石菖蒲、胆星、旋覆、竹沥涤痰开窍息风，花粉、知母、秦艽润燥滋阴清热。服后得解黑便数次，舌蹇减，纳渐增，为阳明实热渐解，胃气得复之征，故去大黄，复增西洋参、生地、麦冬等益气生津、滋阴增液之品，使痰消热除，津液得充，故渐舌色转淡，纳食渐复，而收全功。

章养云室患感，适遇猝惊。黄、包二医皆主温补，乃至昏谵痉厥，势极危殆，棺衾咸备，无生望矣。所亲陈仰山闻之，谓云：去秋顾奏云之恙，仅存一息，得孟英救愈。子盍图之？章遂求诊于孟英。证交三十八日，脉至细数无伦阴将竭矣，两手拘挛，宛如角弓之反张肝无血养，痰升自汗，渴饮苔黄，面赤臀穿，昼夜不能合眼。先与犀、羚、贝、斛、元参、连翘、知母、花粉、胆星、牛黄、鳖甲、珍珠、竺黄、竹叶、竹茹、竹沥为方。三剂两手渐柔，汗亦渐收。又五剂，热退痰降，脉较和而自言自答，日夜不休。乃去羚、斛、珠、黄，加西洋参、生地、大块朱砂两许太多。服之聒絮不减，或疑为癫，似有摇惑之意。孟英恐其再误，嘱邀许芷卿商之。芷卿极言治法之丝丝入扣，复于方中加青黛、龙、牡。服二剂，仍喋喋不已热在心而用肝肾药，宜乎不效。孟英苦思数四，径于前方加木通一钱，投匕即效。次日病者自云：前此小溲业已通畅，不甚觉热，昨药服后，似有一团热气从心头直趋于下，由溺而泄。从此神气安谧，粥食渐加，两腿能动，大解亦坚。忽咽肿大痛，水饮不下。孟英曰：余火上炎也。仍与前方，更吹锡类散而安。惟臀疮未敛，腿痛不已，乃下焦气血伤残，改用参、芪、归、芍、生地、合欢、山药、麦冬、牛膝、石斛、木瓜、桑枝、藕肉。数服痛止餐加，又与峻补生肌而愈。【眉批：温病误补，未有能生者。孟英独出手眼，实发前人所未发。】【眉批：用木通精当。凡心经蕴热，用犀角、黄连等药必兼木通，其效乃捷。以能引心经之热从小肠出也。】

吴酝香孝廉三令嫒患感，诸医首以升散，继进温补，至三月下旬，证交三十五日。昏痉谵语，六昼夜不交睫，旬日不沾米饮。许芷卿视之，俨似养云室证，即拉孟英暨顾听泉、赵笛楼会诊。脉弦滑而微数，齿不能开，窥其舌缩苔垢。孟英曰：尖虽卷，色犹红润，且二便不秘，尚有一线生机未绝也。揆其受病原不甚重，只因谬治逾月，误药酿成大证，势虽危险，吾侪当竭力援之，第勿再犯一味悖药，事或有济。酝香颇极信从。孟英复询其服事婢媪曰：病已逾月，腰以下得毋有磨坏之虞乎？皆曰：无之。惟数日前易其所遗，略有血渍，必月事之不愆也。孟英颇疑之，嘱其再易之时留心细察。疏方以犀角四钱、石菖蒲二钱、贝母二两、整块朱砂两许朱砂不宜入煎剂、竹沥碗许，佐以竹叶、竺黄、竹茹、知母、花粉、元参、旋覆、丝瓜络、苇茎、银花、鳖甲，调下紫雪丹。次日诸君复会，渠母徐夫人即云：王君明视隔垣，小女腰下果已磨穿，糜溃如柈，婢媪辈粗忽，竟未之知也。昨药服后，证亦少减。孟英仍主原方。四服后夜始眠，痉才息，舌甫伸，苔乃黑。孟英于前方去鳖甲、朱砂、菖蒲，加生地、栀子。数服后苔转黄，大便黑如胶漆且有痰色，盖从前大解黄色，似乎无甚大热，不知热由补药所酿，滞于肠胃曲折之地，而不能下行，势必熏蒸于上，致有内陷入脏之逆也。黑矢下而神识渐清，余热复从气分而达，痰嗽不爽，右脉滑搏。孟英主用竹叶石膏汤加减。四剂渐安，而外患痛楚，彻夜呻吟，虽敷以珠黄，滋以甘润。未能向愈。孟英令以大蟾蜍治净煮汤，煎育阴充液之药服之。果痛止肌生，眠食渐进，汛事如期而瘳。冬间，适张舟甫之子为室，或疑其病虽愈而过饵凉药，恐难受孕。迨戊申夏已得子矣。【眉批：此非大剂不足以起危重之证。】

【点评】此案病势危重亦因误用温补。王氏于治疗前即与家属明言病情，并强调“第勿再犯一味悖药，事或有济”，以防治疗中再生变故。最终热毒内滞于中，内陷入脏，故方用犀角等大剂清解之品，四剂后苔色转黑，再数服苔转黄、大便得下黑色如胶漆，且有痰色，即是热毒之郁得以解散，能够上达下行，有所出路之佳兆。

吴酝香之仆吴森在越患感，旋杭日鼻衄数升，苔黄大渴，脉滑而洪，孟英投白虎汤二帖而安。遽食肥甘，复发壮热，脘闷昏倦，孟英以枳实栀豉汤而瘥。数日后又昏沉欲寐，发热自汗，舌绛溺涩，仍求孟英诊之。左尺细数而芤，右尺洪大，是女劳复也。研诘之果然。与大剂滋阴清热药，吞豭鼠矢而愈。

王月锄令媳于庙见时忽目偏左视，扬手妄言。诸亲骇然，诘其婢媵，素无此恙，速孟英视之。脉弦滑而微数，苔黄脘闷。盖时虽春暮，天气酷热，兼以劳则火升，挟其素有之痰而使然也。与犀、羚、栀、翘、元参、丹参、薄荷、花粉送礞石滚痰丸。三服而痰下神清。改投清养，遂愈。次年即诞子。

一妇患证年余，药治罔效。初夏延孟英视之。发热甚于未申，足冷须以火烘，痰嗽苔黄，间有谵语，渴饮无汗。亟令撤去火盆，以生附子捣贴涌泉穴，且嘱恣啖梨、蔗，方用人参白虎汤投之。七帖而年余之热尽退，继与养阴药而瘳。

【点评】患者未申时(即13时至17时)发热。未申时为太阳、阳明阳气最旺之时，诸症合参，可知“足冷须以火烘”为真热假寒之象。故王孟英外用附子贴涌泉穴以导热下行，命食梨、蔗清热养阴生津之品，以人参白虎汤清阳明之热。外治、食疗、内服三法兼用，热无所遁，故能七帖而愈年余之疾。

单小园巡检患右胁痛。医与温运药，病益甚，至于音喑不能出声，仰卧不能反侧，坐起则气逆如奔，便溺不行，汤饮不进者已三日矣。孟英诊其脉沉而弦。与旋覆、赭石、薤白、蒌仁、连、夏、茹、贝、枳实、紫菀，加雪羹服之。一剂知，数剂愈。

一妇患带下腰疼，足心如烙，不能移步。孟英投大剂甘露饮而瘳。

赵子善令爱患发热呕吐，口渴便秘，而年甫三龄，不能自言病苦。孟英视其舌微绛而苔色干黄，因与海蛇、鼠矢、竹茹、知母、花粉、杏、贝、栀、斛之药。二剂果下未化宿食，色酱黏腻。设投俗尚温燥消导法，必致阴竭而亡。继往维扬，孟英临别赠言，谓其体质勿宜温补。次年偶病，果为参、术殒命。惜哉！

许某于醉饱后腹中胀闷，大解不行，自恃强壮，仍饮酒食肉。二日后腹痛，犹疑为寒，又饮火酒，兼吸洋烟，并小溲而不通矣。继而大渴引饮，饮而即吐，而起居如常也。四朝，走恳孟英诊之。脉促歇止，满舌黄苔，极其秽腻，而体丰肉颤，证颇可危。因婉言告之曰：不过停食耳，且饮山楂神曲汤可也。午后始觉指冷倦怠，尚能坐轿出城，到家气逆，夜分痰升。比晓，胸腹额上俱胀裂而死。盖知下之不及，故不与药也。

何新之亦儒医也，患感旬日。胡士扬诊谓势欲内陷，举家皇皇。梁表弟沈悦亭茂才亦工岐黄，而心折于孟英，因拉视之。呃忒苔腻，便秘痰多，心下拒按，持其脉右手洪大滑数。与小陷胸加沙参、菖、贝、菀、薤、茹、杏、旋、杷之剂，数帖而安。继以甘凉，二旬后得大解而痊。何乃执柯，为王、沈联姻娅焉。

翁氏妇患目疾，自春徂夏，治不能瘳，渐至腹中痞胀，痛不可当，食不能下，便秘形消。孟英视之，乃肝郁痰滞而误补以致殆也，脉弦数而滑。与金铃子散合雪羹煎，吞当归龙荟丸暨礞石滚痰丸。三投即效，服至二十余日各恙皆蠲，眠食如旧。

【点评】病由目疾而起，盖因肝经实邪而误用补法，肝经郁滞未除，又致中焦壅滞不通。腹部痞满胀闷、疼痛、便秘，为腑气不通，不通则痛；腑气不行，胃气亦不得下降，故见饮食不下，而形体渐消；脉弦数而滑，为肝郁痰热内壅之症。故孟英以金铃子散破气疏肝止痛，并与当归龙荟丸、礞石滚痰丸等涤痰泻热通腑之剂，虽药峻而剂缓，故能攻邪而不伤正气。合雪羹煎犹妙，既可滋阴润燥，又可软坚涤痰。药证合拍，故三服即效，服之二十余日，诸恙悉除。

仲夏瘄疹流行，幼科执用套药，夭札实多。有王子能参军所亲楚人刘某，仅一子，甫五龄，陆某见其瘄点不绽，连进柽柳等药。壮热无汗，面赤静卧，二便不行。参军闻其殆，迎孟英视之。投犀羚白虎汤而转机。陆某力阻石膏不可再饵，仍进温散，以至气喘痰升。复加麻黄八分，欲图定喘，而喘汗濒危麻黄定喘，乃方脉中感受风寒之证，施之麻疹，何其不通，二便复秘。再恳孟英救之。投白虎加西洋参、竹叶而愈。继有房氏子亦为陆某误用温散致剧，痰喘便秘，口渴神昏，溲碧肢瘛。孟英与大剂白虎汤加犀角、元参、竹叶、木通，调紫雪。四帖而始安。【眉批：疹为阳邪，乃肺胃湿热所致。初宜辛凉发散，令其尽出，不宜骤用寒凉，恐冰伏热邪不能发出也。继即宜大清肺胃之药，以解余毒。从未有温散之法，至麻黄尤为禁剂，何儿科之愦愦耶！】

【点评】瘖疹即小儿麻疹，以出疹顺利，热毒得以宣散透发为顺。刘氏子案中陆某所用柽柳即为解表透疹的常用之药，而其后所用麻黄也应为宣散腠理，以助麻疹透发之意。然病本责之于肺胃之热，麻黄虽有透发之效却辛温，更助热毒，配伍不当反会加重病情。王氏所处犀羚白虎汤，以白虎汤清肺胃气分之热，犀角、羚羊角、菊花、钩藤凉血开窍，既可清解热毒，又无冰伏遏邪之弊。

李新畬仲郎瘖未齐而痰嗽气喘疹中应有之证，苔色白滑，小溲不赤。或主犀角地黄汤加紫雪，服而不效热在气而清其肝，故不效。延孟英诊之。右脉洪滑而口渴脉证相符，乃天时酷热，暑邪薄肺，挟其素有之痰而阻其治节，所以气机不行而疹不能达，苔不能化，溺不能赤也。温散大忌，凉血亦非。与竹叶石膏汤合苇茎，加杏、菀、旋、杷、海石投之。气平疹透，苔退舌红，小溲亦赤，数日而愈。【眉批：治疹原以清肺为第一义。】

杭城温元帅例于五月十六日出巡遣疫。有魏氏女者，家住横河桥之北，会过其门，将及天晓，适有带发头陀由门前趋过，瞥见之大为惊骇，注目视之，知为僧也，遂亦释然。而次日即不知饥，眩晕便秘。医谓神虚，投补数帖，反致时欲昏厥不问何证，概投温补，何其愚耶。更医作中风治，势益甚。旬日后，孟英持其脉弦伏而滑，胸腹无胀闷之苦，旬余不更衣，是惊则气乱，挟痰逆升，正仲圣所谓诸厥应下者，应下其痰与气也。以旋、赭、栀、连、雪羹、楝、贝、金箔、竹沥、菔汁为方，并以铁器烧红淬醋，令吸其气。二剂厥止，旬日而瘳。

某媪年六十余，患腰腿串痛，闻响声即两腿筋掣不可耐，日必二三十次，卧榻数载，诸药罔效。孟英察脉沉弦，苔腻便秘，亦广服温补而致病日剧也。与雪羹、羚、楝、胆星、橘络、竹沥、丝瓜络吞礞石滚痰丸及当归龙荟丸。四剂，大泻数十次，臭韧异常，筋掣即已。乃去二丸，加栀、连、羊藿。服六剂，即健饭而可扶掖以行矣。【眉批：此人初病，必系血虚不足以养肝，因妄服温补，以致积痰蕴热，胶固不开。孟英治法亦是救药误为多。愈后必继以滋养血液之药，方收全功。】

【点评】病发腰腿串痛，闻响声则筋掣而剧，可谓怪症。王氏认为此为“广服温补”而致的积痰蕴热阻滞经络筋骨，故以清热化痰通络为治，汤、丸并用。汤药选清热化痰之品，轻清为治；丸药则取其峻攻之力。礞石滚痰丸方出《泰定养生主论》，由硝煅青礞石、酒蒸大黄、酒洗片黄芩、沉香4味药组成，是治疗老痰、怪痰的名方。当归龙荟丸方出《丹溪心法》，由当归、龙胆草、栀子、黄连、黄柏、黄芩、大黄、芦荟、青黛、木香、麝香组成，用以清泻肝胆实火，使火热之邪由下而解。故服后得大泻数十次，痰热祛则筋掣即已。下徐艮生室案亦是以滚痰丸配伍汤剂，可相参看。

姚令舆令郎瘖后两腿筋掣，卧则更痛。幼科作风治不通而愈剧。孟英以犀角、生地、木通、豆卷、葳蕤、桑枝、丹皮、栀子、丝瓜络，投之而效。【眉批：此疹后血为热毒所耗，不足以养肝也。与前证大略相同，特未受温补之累耳。】

徐艮生室年四十余，于酷暑之时患瘖，所亲沈悦亭连与清解，不能杀其势，为邀孟英视之。体厚痰多，脉甚滑数，扬掷谵妄，舌绛面赤，渴饮便涩。乃与大剂白虎加犀角、元参、银花、花粉、贝母、竺黄、竹叶、竹茹、竹沥，送滚痰丸。服后大便下如胶漆，脉证渐和。数日后去丸药，其势复剧，甚至发厥。仍加丸药乃平。如是者三次，险浪始息。悦亭复以白金丸涤其膈下留痰，续用甘凉濡润法充津液而搜余热，渐以告愈。【眉批：此大实证也，非峻攻不愈。】

沈新予令岳母陡患昏厥，速孟英视之。病者楼居，酷热如蒸。因曰：此阴虚肝阳素盛之体，暑邪吸入包络，亟宜移榻清凉之地，随以紫雪丹一钱，新汲水调下可安。而病者自言手足已受缧绁，坚不肯移。家人惊以为祟，闻而束手。孟英督令移之，如法灌药，果即帖然。

徐氏妇重身而患四肢疼痛，不可屈伸，药之罔效。或疑为瘫痪，任殿华令其舍专科而质于孟英。诊曰：暑热入于隧络耳，吾室人曾患此，愈以桑枝、竹叶、扁豆叶、丝瓜络、羚羊、豆卷、知母、黄芩、白薇、栀子者。照方服之，果即得愈。【眉批：吴天士《医验录》有寒中经络之证，与次正相对待。可见病症有寒即有热，不可执一而论也。】

陈氏妇素无病，娩后甚健，乳极多而善饭。六月初形忽遽瘦，犹疑天热使然，渐至减餐。所亲徐丽生嘱延孟英视之。脉细数，舌光绛。曰：急劳也，无以药为。夫乳者，血之所化也。乳之多寡，可征血之盛衰。兹乳溢过中，与草木将枯，精华尽发于外者何异？即今断乳，亦不及矣。其家闻之，尚未深信，即日断乳服药，及秋而逝。

吴酝香孝廉令孙兑官患发热洞泻，大渴溲少，涕泪全无。孟英曰：暑风行于脾胃也。以沙参、生薏苡、生扁豆、银花、石斛、滑石、甘草、竹叶、冬瓜皮，澄地浆煎服，数日而痊。按：此等证幼科无不作惊风治，因而夭折者多矣。

【点评】孟英于暑病理、法、方、药发明颇多，暑病医案尤能体现王氏理法之精髓，故弥足珍贵。此案患儿必为夏季发热，乃暑热盛于阳明，故见大渴、溲少、涕泪全无等暑伤津液之征。证为暑热直入阳明，热极生风，本案虽未述及动风表现，但孟英言“暑风”，则必有项强、抽搐等动风之先兆或证候。阳明、太阴互为表里，同居中焦，虽症有洞泄，但仍以阳明之热为主，而兼见太阴脾湿，其病机当为热多湿少之候，故仍以清阳明之热为主，兼治太阴脾湿。切莫因《素问》有“湿胜则濡泻”一语而径用温中燥湿健脾之法治之。濡泻，即洞泄。银花、竹叶、地浆水清涤暑热，沙参、石斛生津养胃，生薏仁、生扁豆、滑石、冬瓜皮清暑利湿。全方清涤暑热，利湿止泻而不伤阴，渗湿止泻而不燥脾助热，此等治法后学者尤当留意也。

蒋北瓯二尹患疟，医与小柴胡、平胃散而渐甚；继以大剂温补，势濒于危；复用桂枝白虎，狂乱如故。所亲董兰初鹾尹延孟英视之。曰：暑疟也。桂枝白虎用于起病之时则妙矣，今为温散补燥。诸药助邪烁液，脉数无伦，汗渴不已。虽宜白虎，岂可监以桂枝助热耗津，而自掣其肘耶分别了亮？因与大剂白虎加花粉、竹叶、西洋参、元参、石斛。服之即安，至十余帖疟始瘳，而舌尚无苔，渴犹不止。与甘凉濡润，三十余剂始告痊。

孙心言以七十之年患滞下，胡某知为暑热，以清麟丸下之，治颇不谬。继则连投术、朴、夏、葛等药，渐至咽疼口糜，呃忒噤口，诸医进补，其势孔亟。伊婿童秋门迓孟英诊之。右脉滑数上溢，身热面赤，溲涩无眠，体厚痰多，时欲出汗。在痢疾门中固为危候，第以脉证参之，岂是阳虚欲脱，实由升散温燥之剂烁其阴液，肺胃之气窒塞而不能下行也。与大剂肃清之药，一剂知，二剂已。随以生津药溉之，痢亦寻愈。按：此等痢呃，古书未载，而治法悬殊，世人但守成法，不知变通，治而不愈，诿之证危。况属高年，病家亦不之咎也。孰知有此随时而中之妙法耶！

曹泳之二尹将赴代理昌化任，而疟痢并作，寒少热多，滞下五色。逆孟英视之。面垢苔黄，干呕口渴，痛胀溺赤，汗出神疲，脉至洪数不清。与大剂芩、连、滑、朴、知母、花粉、银花、石膏、连翘、竹茹等药。投匕即减，三服而起。

陈邠眉令郎孟秋患感，医与表散温补，病随药剧。至八月初，渠叔祖陈霭山延孟英视之。目瞪神呆，气喘时作，舌绛不语，便泻稀水，肢搐而厥，人皆以为必死矣。察其脉弦而软数，乃阴亏肝盛之质，提表助其升逆，温补滞其枢机，痰饮轇轕，风阳肆横，祷神驱祟，有何益哉！与鳖甲、龙、牡、旋、赭、芩、连、楝、贝、菖、茹、胆星、犀、羚等药，息风镇逆，清热蠲痰，数帖而平。

【点评】患者为阴虚肝旺的体质，又外感燥热之邪，他医误用表散温补。辛温之药更耗阴津，温补之品则阻滞气机，如王氏所言“提表助其升逆，温补滞其枢机”。王氏投以清热化痰、镇逆息风之药，重在疏瀹气机。

龚念匏室，故舍人汪小米之女也。患秋感，服温散药而日重。渠叔母韩宜人请援于孟英。脉见弦数软滑，苔黑肢瘛。疏方用沙参、元参、知母、花粉、犀、羚、茹、贝、栀、菖等药，曰：亟饵之，否将厥矣！时念匏幕于江南，族人皆应试入场，侍疾者多母党。伊叔少洪疑药凉，不敢与服，迨暮果欲厥矣。众皆皇皇，幸彼女兄为故孝廉金访叔之室，颇具卓识，急煎孟英方灌之，遂得生机。次日复诊，脉较和，一路清凉，渐以向愈。

仲秋久雨，吴汾伯于乡试后患恙，自言坐于水号，浸及于膝。人皆以为寒湿之病。孟英切脉甚数，溲赤苔黄，口干燥呛，因谓其尊人酝香曰：病由暑湿，而体极阴亏，已从热化，不可以便泄而稍犯温燥之药。先与轻清肃解，继用甘凉撤热，渐能安谷。半月后，热始退尽，而寝汗不眠。投以大剂滋填潜摄之药，兼吞五味子、磁朱丸，数十帖，乃得康复。此证误治即败，少谬亦必成损，苟非识信于平日，焉能诚服于斯时？闻其寝汗不收，夜不成寐之间，旁言啧啧，孟英恐其摇动主意必致全功尽弃，嘱其邀顾听泉、许芷卿质政，而顾、许咸是孟英议，于是主人之意益坚，而大病乃痊。吁！谈何易耶！

张慈斋室自春间半产后发热有时，迄于季秋，广服滋阴之药，竟不能愈。其大父陈霭山延孟英诊脉。按之豁然。投当归补血汤而热退，继以小建中愈之此众人用滋阴者，而孟英以阳和之品愈之。可见医在认证，不在执方也。

俞博泉令郎患感，即兼腹痛而胀。胡某投以温散，二便不行，昏谵大渴，舌苔黑刺。孟英以犀、翘、楝、薄、栀、连、花粉、元参、大黄。服之便下神清，为去犀角，加丹皮，二帖苔化热退，惟少腹梗胀，不甚知饥。改投栀、连、楝、蒺、延胡、橘核、苁蓉、花粉、制军诸药，连解黑矢，渐以向安。正欲养阴之际，而惑于旁言，另招金某，服大剂温补药，以图元气骤复。不知余烬内燔，营受灼而血上溢，液被烁而肌渐消，犹谓吐血宜补，形瘦为虚，竟竭力补死而后已。

【点评】病者患外感兼见腹部胀痛，乃表里同病之证。误投温散，遂致邪热内陷，证属阳明实热兼入营血之证。发热、便秘、溲短赤为阳明实热伤阴，神昏、谵语、苔黑起刺为热邪兼入营血之象。故孟英以犀角、玄参、花粉凉血清心滋阴，以连翘、栀子、黄连清气分之热毒，以薄荷、川楝疏肝畅达气机，以大黄攻下阳明热结。服后患者便下神清，乃阳明、心经之热得解，故减犀角，加丹皮以凉血。热退，仍有少腹胀，不知饥，为余热未除，腑气不畅，胃气未和之征，故改投栀子、黄连、花粉清热解毒生津，川楝、蒺藜、延胡索、橘核疏肝理气止痛，制大黄行瘀泻下。服药后，邪退症减向愈，本应滋阴善后之际，竟误服温药而致火热内燔营血上溢，庸医仍与温补之剂，可谓一误再误，终至于殁。

周同甫患疟多汗，医恐其脱，与救逆汤而势剧。孟英视之曰：湿疟耳。湿家多汗无恐也，况口渴溺赤，温补勿投。与清解药渐安。继而乃翁秋叔病，初服温补病进，更医知为伏暑，与药数剂，热果渐退。偶延孟英诊之，尺中甚乱，因谓其侄赤霞曰：令叔之证必不能起，吾不能药也。已而果然。

许守存久患痰嗽，孟英主滋水舒肝法，以阴亏而兼郁也，业已向愈。所亲某亦涉猎医书，谓滋阴药不可过服，投以温补。已而咳嗽复作，渐至咽痛。冬初又延诊于孟英。曰：六脉皆数，见于水令，其不能春乎。果验。世人不辨证之阴阳，但论药之凉热，因而偾事者多矣。

朱砥斋司李之夫人屡患半产，每怀妊服保胎药卒无效。今秋受孕后病嗽，孟英视之，尽屏温补，纯与清肺。或诘其故，曰：胎之不固，或由元气之弱者，宜补正；或由病气之侵耳，宜治病。今右寸脉滑大搏指，吾治其病，正所以保其胎。苟不知其所以然，而徒以俗尚保胎之药投之，则肺气愈塞，咳逆愈盛，震动胞系，其胎必堕矣。朱极钦佩，服之良效。次年夏，诞子甚茁壮。【眉批：通达之论，凡病俱宜如此看。】

项肖卿家拥厚赀，人极好善，年甫三十五岁，体甚壮伟，微感冬温，门下医者进以姜、桂之剂，即觉躁扰。更医迎媚，径用大剂温补，两帖后发狂莫制。又招多医会诊，仅以青麟丸数钱服之。所亲梁楚生宜人闻其危，速孟英视之。业已决裂，不可救药，甚矣！服药之不可不慎也。富贵之家，可为炯戒。

邵奕堂室以花甲之年，仲冬患喘嗽，药之罔效，坐而不能卧者旬日矣。乞诊于孟英。邵述病原云：每进参汤则喘稍定，虽服补剂，仍易出汗。虑其欲脱，及察脉弦滑右甚，孟英曰：甚矣！望闻问切之难，不可胸无权衡也。此证当凭脉设治，参汤切勿沾唇。以栝蒌、薤白、旋覆、苏子、花粉、杏仁、蛤壳、茯苓、青黛、海蛇为方，而以竹沥、菔汁和服。投匕即减，十余帖全愈。

【点评】此案病家年已花甲，易于出汗，极易诊为气虚肌腠不固，进参汤后喘息得缓，更似气虚得补则缓之象。而王孟英在权衡之下，独取脉象，以“脉弦滑右甚”辨为真实假虚之痰证。正如医家所言：“望闻问切之难，不可胸无权衡也。”

同时有石媪者，患此极相似，脉见虚弦细滑。孟英于沙参、蛤壳、旋覆、杏仁、苏子、贝母、桂枝、茯苓中重加熟地而瘳。所谓病同体异，难执成方也。

许太常滇生之夫人，患腿痛而素多噫气，若指头一搓，或眉间一抹，其噫即不已。向以为虚，在都时服补剂竟不能愈。冬间旋里，孟英诊脉弦滑，乃痰阻于络，气不得宣也。以丝瓜络、竹茹、旋覆、橘络、羚羊、茯苓、豆卷、金铃、柿蒂、海蛇、荸荠、藕为方，吞当归龙荟丸而安。其媳为阮芸台太傅之女孙，在都因丧子悲哀，患发厥。屡服补剂，以致汛愆，或疑为娠。孟英曰：脉虽弦数以滑，乃痰挟风阳而为厥也。与大剂蠲痰息风、舒郁清营之剂，渐以获愈。

歙人吴永言于十年前读《论语》不撤姜食之文，因日服之，虽盛夏不辍。至三年前患大溢血，虽以凉药治瘳，而时时火升，迄今不愈。季冬就诊于孟英，身不衣绵，头面之汗蓬蓬也。且云服芩、连则烦渴益甚，以苦能化燥也；用生地即闷滞不饥，以甘能缓中也；蔗、梨入口亦然。按其脉，沉取滑数，是从前之积热深伏于内。与白虎汤去草、米，加竹叶、竹茹、花粉、海蛇、荸荠、银花、绿豆恣服，渐吐胶痰而愈。继闻赵秋舲进士令郎子循，每啖蔗则鼻衄必至，或疑蔗为大热之性。孟英曰：蔗甘而凉，然甘味太重，生津之力有余，凉性甚微，荡热之功不足，津虚热不甚炽者最属相宜，风温证中救液之良药，吾名之曰天生复脉汤。若湿热痰火内盛者服之，则喻氏所谓翻受胃变，从而化热矣。凡药皆当量人之体气而施，岂可拘乎一定之寒热耶？子循之体，水虚而火旺者也，蔗性不能敌，反从其气而化热，正如蔗经火炼则成糖，全失清凉之本气矣。枸杞子亦然。【眉批：精透之论，由斯类推，可以知药性之功能矣。】

【点评】王孟英擅用梨、西瓜、甘蔗等瓜果以生津充液，甘寒养阴，于温病证治中常取蔗浆甘凉生津充液之效以为配合。其于《随息居饮食谱》中指出，甘蔗甘凉，能清热和胃，润肠，解酒，杀蛔，化痰，充液，大补脾阴。治瘅疟、暑痢，止热嗽，虚呕，利咽喉，强筋骨，息风，养血。榨浆名天生复脉汤。又在《温热经纬》中明确提出："光绛而胃阴亡者，炙甘草汤去姜、桂，加石斛，以蔗浆易饴糖。"温病中，舌质绛而光亮如镜，舌面干燥无津，乃胃阴衰亡的典型舌象。炙甘草汤中地黄、阿胶、麦冬、白芍、麻仁等均为益阴生津润燥之品，甘草、大枣培土建中，更加保养目津之石斛。尚须重用甘味以益胃。张仲景小建中汤曾取饴糖，饴糖为米粉麦芽煎熬而成，如王孟英所谓："正如蔗经火炼则成糖，全失消凉之本气矣。"蔗浆甘润以益胃阴，又具清凉流动之性，与甘温黏滞之饴糖相比，显然更适宜。

李华甫继室娠三月而崩。孟英按脉弦洪而数，与大剂生地、银花、茅根、柏叶、青蒿、白薇、黄芩、续断、驴皮胶、藕节、胎发灰、海螵蛸而安。奈不能安佚，越数日胎堕复崩。孟英于前方去后六味，加犀角、竹茹、元参为治。或谓胎前宜凉，产后则否，乃招专科暨萧山竹林寺僧治之，咸用温药，且执暴崩宜补。服药数剂，虚象日著，时时汗出昏晕，畏闻人声，懒言息微，不食不眠，间有呃忒，崩仍不止，皆束手待毙矣。复邀孟英视之。曰：此执死书以治活病也。夫血因热而崩，胎因崩而堕，岂胎堕之后热即化为寒乎妙语解颐？参、术、姜、桂、棕灰、五味之类，温补酸涩，既助其热，血益奔流，又窒其气，津亦潜消，致现以上诸证，脉或不知，而苔黄黑燥，岂不见乎？因与犀角、石膏、元参、知母、花粉、竹沥、麦冬、银花、栀子、石斛、旋覆、青蒿、白薇等大剂投之，神气渐清。旬日后，各恙始平，继去犀角，加生地，服两月全愈。

小引

余承世业，幼读医书，而阅历三十年，愈觉斯道之难精。窃谓宋元以来，名家夥矣，无不立言有所偏倚。若薛立斋、张会卿、赵养葵、李士材之派，则其尤甚者也。国朝一切著述，莫不迈越前古医林。自喻氏崛起之后，群贤迭出，于斯为盛。然张路玉精于论温，而劳损之阴阳不别；徐灵胎通乎古今之变，而拘守柴胡以治疟。虽尺有所短，而瑕不掩瑜。彼柯韵伯之辨，而好为穿凿；黄坤载、陈修园之博，而偏于温燥。坐而言则可，起而行则碍。以吴鞠通之明，而混疫于温，致招章虚谷之议，更不知霍乱有寒热之分，则尤陋矣，此孟英《霍乱论》之所由述也。余读其书，神交数载，幸一苇可杭，复蒙寄示《回春》医案二卷。展绎之余，益信其抱有猷有为有守之才，故能铸古熔今，随机应变，可以坐而言，可以起而行，不愧为一代之名家！今春来越，视樗里王姓之证，始得把臂，快慰平生。赏奇析疑，别聆妙悟，反恨相见太迟，致余闻道之晚也。且知尚有《仁术志》一书，乃张、赵诸君辑其近案，犹未梓行。余不敏，敢不步尘续采，以当执鞭之忻慕乎？

王氏医案续编卷四

丁未春，金朗然令堂陡吐狂血，肢冷自汗。孟英切脉弦涩，察血紫黯，乃肝郁凝瘀也。证虽可愈，复发难瘳。予丹参、丹皮、茺蔚、旋覆、苓、栀子、柏叶、郁金、海蛇之方，覆杯果愈。然不能惩忿，逾二年复吐，竟不起。

【点评】患者吐血之势峻猛，"陡吐狂血"，血色紫黯，脉象弦涩，可知为肝郁气滞血瘀而致的血不归经。因此，治以疏肝理气、活血化瘀，丹参、丹皮、茺蔚子、侧柏叶可凉血祛瘀止血；栀子加强清热之力；旋覆花为《金匮要略》旋覆花汤之主药，疏肝通络，下气行瘀；郁金活血行气解郁，清降火气而使血不妄行；海蜇宣气化瘀。诸药合用，效若桴鼓。王氏又指出"证虽可愈，复发难瘳"，明确了疾病的预后。

张孟皋少府令堂，年逾古稀，患气逆殿屎，烦躁不寐。孟英切脉滑实，且便秘面赤，舌绛痰多。以承气汤下之霍然。逾年以他疾终。

王致青鹾尹令正患痰喘，胡某进补肾纳气及二陈、三子诸方，证濒于危。顾升庵参军令延孟英诊之。脉沉而涩，体冷自汗，宛似虚脱之证。惟二便不通，脘闷苔腻，是痰热为补药所遏，一身之气机窒痹而不行也。与蒌、薤、旋、赭、杏、贝、栀、菀、兜铃、海蛇、竹沥等以升降，覆杯即减，再服而安。

【点评】临证中，虚实寒热证的准确辨别尤为重要。辨之有误，治疗则南辕北辙，往往导致病者病情危笃，甚则危及性命。本案患者痰喘，病机应为痰热，误作肾不纳气治之。其二便不通、脘闷、苔腻，为痰热之明证；其身冷、自汗、脉沉涩，颇似虚寒欲脱，实为痰热被遏，气机不行之证。故孟英治以瓜蒌、薤白、旋覆花通阳豁痰，宣畅气机，以杏仁、浙贝、紫菀、兜铃、海蜇、竹沥涤痰清热宣肺。其方总以清热化痰，宣畅气机为治，服之效如桴鼓。王氏临证擅长用瓜蒌、薤白、旋覆花、贝母、海蜇、竹沥等清热涤痰，宣降气机，治疗痰热所致诸证。

王汇涵室年逾六旬，久患痰嗽，食减形消，夜不能眠，寝汗舌绛，广服补剂，病日以增。孟英视之曰：固虚证之当补者，想未分经辨证而囫囵颟顸，翻与证悖，是以无功。投以熟地、苁蓉、坎板、胡桃、百合、石英、茯苓、冬虫夏草等药，一剂知，旬日愈。以其左脉弦细而虚，右尺寸皆数，为阴亏气不潜纳之候。及阅前服方，果杂用芪、术以助气，二陈、故纸、附、桂等以劫阴也。宜乎愈补而愈剧矣。

张篪伯之室患感，连服温散，继邀顾听泉诊之。云有骤变，须延孟英商治。渠之不信，旬日后倏然昏厥，自寅正至辰初不苏。病者之兄吴次欧速孟英视之。脉伏而弦滑，与大剂犀、羚、茹、贝、知母、花粉、元参、银花调局方至宝丹，灌下即安。

赵子循患喉痹，渠叔笛楼用大剂生军下之病在上而用荡涤肠胃之药，殊未合法，而药不能入。孟英以锡类散吹之即开，与白虎法而瘥。

王雪山令媳患心悸眩晕，广服补剂，初若甚效，继乃日剧，时时出汗，肢冷息微，气逆欲脱，灌以参汤，稍有把握，延逾半载，大费不赀。庄芝阶舍人令延孟英诊视。脉沉弦且滑，舌绛而有黄腻之苔，口苦溲热，汛事仍行。病属痰热轇轕，误补则气机壅塞。与大剂清热涤痰药，吞当归龙荟丸痰热体实者，此丸颇有殊功，服之渐以向安。仲夏即受孕，次年二月诞一子。惜其娠后停药，去疾未尽，娩后复患悸晕不眠，气短不饥。或作产后血虚治不效，仍请孟英视之。脉极滑数。曰：病根未刈也。与蠲痰清气法果应。

【点评】此案为王氏灵活运用清热涤痰、宣通气机治法的又一临床案例。心悸、眩晕有虚实之别，不可轻率辨为虚损。然病者广投补剂，医者误将实作虚治，遂致病情日剧。及延请孟英诊治，其脉滑、舌绛而苔黄腻、口苦、小便短赤，是痰热内蕴之症，误用补剂致气机壅塞，故脉沉弦。月事仍行，提示血海充足，邪热尚未入下焦。故孟英以大剂清热涤痰，辅以当归龙荟丸泻热通腑，服之甚效。后停药致祛邪未尽，痰热内扰心神，仍发为心悸、眩晕、不寐等症，其脉滑数，孟英仍认作痰热，依前法治之，始瘳此疾。

许子双令堂梁宜人，仲春之杪偶患微感，医与温散，热已渐退。孟英偶过，诊右寸脉促数不调，因谓子双曰：此风温证，其误表乎？恐有骤变。渠复质之前医，以为妄论，仍用温燥。越二日即见鼾睡，再延孟英诊之。促数尤甚。曰：鼻息鼾矣，必至语言难出，仲圣岂欺我哉？风温误汗，往往皆然，况在高年，殊难救药。果浃旬而逝。【眉批：此证虽经仲景指出，而人多不识，往往杂药乱投，卒至鼾睡而死，医家、病家两俱茫然。孟英此案可为仲景之功臣矣。】

姚某年未三旬，烟瘾甚大，适伊母病温而殁，劳瘁悲哀之际，吸受温邪，胁痛筋掣，气逆痰多，热壮神昏，茎缩自汗，医皆束手。所亲徐丽生嘱其速孟英诊之。脉见芤数，舌绛无津，有阴虚阳越、热炽液枯之险。况初发即尔，其根蒂之不坚可知。与犀、羚、元参、知母壮水息风，苁蓉、楝实、鼠矢、石英潜阳镇逆，沙参、麦冬、石斛、葳蕤益气充津，花粉、栀子、银花、丝瓜络蠲痰清热。一剂知，四剂

安，随以大剂养阴而愈。【眉批：吸食鸦片之人津液素亏，感受温邪较平人倍重，非此标本并治之剂必不救矣。】

周光远无疾而逝，其母夫人年逾七旬，遭此惨痛，渐生咳嗽，气逆痰咸，夜多漩溺，口苦不饥。孟英曰：根蒂虚而兼怫郁也。与沙参、甘草、麦冬、熟地、龟板、石斛、贝母、蛤壳、小麦、大枣而安。迨夏间，吸暑而患腹痛滞下，小溲热涩，其嗽复作，脉仍虚弦，略加软数。但于前方增滑石去暑，吞香连丸治痢而瘳。因平昔畏药，既愈即停。至仲秋嗽又作，惟口不苦而能食。因于前方去沙参，加高丽参、五味、石英、牛膝，熬膏频服而痊。十月下旬，天气骤冷，陡患吐泻腹痛，肢冷音嘶，急邀孟英视之。脉微为寒邪直中，亟与大剂理中，加吴萸、橘皮、杜仲、故纸、石脂、余粮而瘥。【眉批：此因不兼外邪，故加五味、牛膝等药，径固其本。若少兼外邪者，断不可用。】

其夫人亦因悲郁而患崩漏，面黄腹胀，寝食皆废。孟英用龟板、海螵蛸、女贞、旱莲、贝母、柏叶、青蒿、白薇、小麦、茯苓、藕肉、莲子心而康。

【点评】此案虽短，舌脉亦不载，但其辨证、立法、遣药、组方却颇值得玩味。崩漏之疾，多为肝肾虚损、冲任亏虚，不能固守血海。而本案崩漏由悲郁而发，肝郁乘脾，脾失健运，故见面黄、腹胀；心脾气虚不足，则见寝食俱废。方中龟甲为血肉有情之品，滋补肝肾之阴，并能固涩以止崩漏，其力峻；女贞、旱莲为二至丸组成，可平补肝肾之阴，而略有收敛固涩之用，其力缓，但药效作用时间较长。前述三药，均可补阴固涩，兼能清热，可谓滋、涩、清并用。海螵蛸、侧柏叶均能收敛固涩而止血，可谓止血之专剂；白薇、青蒿则可退虚热、安中土；莲子心、贝母清心除烦解郁；小麦、茯苓、藕肉味甘平淡，功能补益心脾之气。清热、安中、益气三法合用，深得仲景理法精髓。全方药味极平淡，然其立法明晰，组方严谨，用药巧妙，补、涩、清诸法俱备，肝肾心脾同调，绝非一味滋填固涩之剂。

次年夏，其母夫人患温邪痰嗽，脘闷汗多。孟英投石膏、竹茹、知母、花粉、旋覆、贝母、蒌仁、紫菀等药，三十剂而愈，闻者无不叹异。

胡季权令正，许子双之女弟也。初于乙巳患乳房结核，外科杂投温补此乳岩之渐也，岂有用补之理，核渐增而疼胀日甚，驯致形消汛愆，夜热减餐，骨痿于床。孟英诊曰：郁损情怀，徒补奚益岂惟无益，愈增其病矣？初以蠲痰开郁之剂吞当归龙荟丸因误补之后，故用此丸，否则可以不必。痛胀递减，热退能餐，月事乃行。改投虎潜加减法，服半年余而起。凡前后计用川贝母七八斤，他药称是。今春因哭母悲哀，陡然发厥，与甘麦大枣加龙、牡、龟、鳖、磁、朱、金箔、龙眼而安。

王小谷体厚善饮，偶患气逆，多医咸从虚治，渐至一身尽肿，酷肖《回春录》所载康付转之证。因恳治于孟英。脉甚细数，舌绛无津，间有谵语。乃真阴欲匮，外候虽较轻于康，然不能收绩矣。再四求疏方，与西洋参、元参、二地、二冬、知母、花粉、茹、贝、竹沥、葱须等药。三剂而囊肿全消，举家忻幸。孟英以脉象依然，坚辞不肯承手，寻果不起。【眉批：脉至细数，则阴竭阳亢。不拘何病，均忌此脉，而虚劳为尤甚。】

朱敦书令爱患感，医投温散，服二剂遍身麻瘄。汛事适来，医进小柴胡汤，遂狂妄莫制，乞援于孟英。脉至洪滑弦数，目赤苔黄，大渴不寐。是瘄因温邪而发，所以起病至今，时时大汗，何必再攻其表？汛行为热迫于营，胡反以姜、枣温之，参、柴升之？宜其燎原而不可遏也。与大剂犀角、元参、生地、石膏、知母、花粉、银花、竹叶、贝母、白薇，以清卫凉营。服后即眠，久而未醒。或疑为昏沉也，屡为呼唤俗情可哂。病者惊寤，即令家人启箧易服，穿鞋梳发，告别父母，云欲往花神庙归位此即一呼唤之效也，人莫能拦。举家痛哭，急迓孟英复视。脉象依然，嘱其家静守勿哭，仍以前方加重，和以竹沥、童溲，灌下即安。继用养阴清热而愈。【眉批：温散惟宜于伤寒，何可乱投？且既已见疹，则肺胃之热已现于外矣，与柴胡汤有何干涉？此医直是不通。】

【点评】此病者患温病，医误投温散，致邪热内陷于营分，营分之热窜扰血络，故身发疹瘖；又值月事，复以小柴胡汤升散之，致热入血室而见发狂。其脉洪滑弦数、目赤苔黄、大渴不寐，又为气分火热内盛之症。故本病非大清气、营分之热毒不可。孟英予大剂犀角、玄参、生地，凉血清营，解毒滋阴；石膏、知母、花粉清气生津止渴；银花、竹叶、白薇为轻清宣透之品，可使营分之热转从气分而解；贝母清化痰热。服后即安，此时宜令病者安舒静卧，切勿频频呼唤，扰其元神。然病家屡为呼唤，使其惊寤，狂妄复现。复诊之，脉象如前，“仍以前方加重”，并加竹沥涤痰开窍醒神，童便导热下行，服后即安。温病前期热盛，后期必继用养阴清热之法调理善后方能保全。

瞿颖山仲媳，许培之之妹也，患舌糜。沈悦亭知其素禀阴亏，虚火之上炎也，与清凉滋降之法及朱黄等敷药而不愈。乃兄延孟英往视。舌心糜腐黄厚，边尖俱已无皮，汤饮入口，痛不可当，此服药所不能愈者。令将锡类散糁之，果即霍然。或疑喉药治舌，何以敏捷如斯。孟英曰：此散擅生肌蚀腐之长，不但喉舌之相近者可以借用，苟能隅反，未可言罄，贵用者之善悟耳。且糜腐厚腻，不仅阴虚，要须识此，自知其故妙语可思。

高禄卿室，吴濂仲之妹也。孟夏分娩发热，初疑蒸乳，数日不退。产科治之，知挟温邪，进以清解，而大便溏泄此邪去之征，识力不坚，遂为所眩，遂改温燥，其泄不减。另招张某视之。因谓专科误用蒌仁所致，与参、芪、姜、术、鹿角、肉果等药，泄泻愈甚。连服之，热壮神昏，汗出不止，势濒于危。酝香孝廉徐夫人，病者之从母也。心慈似佛，有子十人，皆已出，闻其殆，夤夜命四郎季眉请援于孟英。按脉洪数七至，口渴苔黄，洞泻如火，小溲不行，因谓季眉曰：病犹可治，第药太惊人，未必敢服。季眉坚欲求方，且云在此监服。乃疏白头翁汤，加石膏、犀角、银花、知母、花粉、竹叶、栀、楝、桑叶与之。次日复诊，脉证较减，仍用前方。而病家群哗，以为产后最忌寒凉，况洞泄数日乎。仍招张某商之，张谓：幸我屡投温补在前，否则昨药下咽，顷刻亡阳盲语。复定芪、术之方，业已煎矣。所亲张芷舟孝廉闻之，飞告于酝香处。汾伯昆季即驰至病家，幸未入口，夺盏倾之，索孟英方，煎而督灌，且嘱群季轮流守视，免致再投别药。孟英感其情谊，快舒所长，大剂凉解，服至七帖，泻全止，热尽退。乃去白头翁汤，加生地、元参、茹、贝。服半月始解黑色燥矢而眠食渐安。第腑脏之邪，虽已清涤，而从前温补，将热邪塑滞于膜络之间者，复发数痈于胸乳之间。孟英令其恪守前法，复入蒲公英、丝瓜络、橘叶、菊叶等药。服至百剂，始告全愈，而天癸亦至。孟英曰：世俗泥于产后宜温之谬说，况兼泄泻，即使温补而死，病家不怨，医者无憾也。或具只眼，其谁信之？此证苟非汾伯昆仲笃信于平时，而力排众论于危难之间，余虽见到不疑，亦恶能有济耶？余尝曰：病不易识，尤不易患；医不易荐，尤不易任；药不易用，尤不易服。诚宇宙间第一难事也！而世人浅视之，可不悲哉！【眉批：方遵古法，并不惊人。特读立斋、景岳书者，见之未免吃惊耳。不意浙省名手狃于温补如此，真不能不归咎于景岳、立斋诸公矣。】

【点评】此案情节曲折，除学术价值外，亦有对医患沟患的启迪。患者产后发热，最初以清解为治，颇为对证，服药后出现大便溏泄，本为热邪由下而行之佳兆，惜医者识见不明，误以为虚寒，自此改用温补之剂。产后泄泻、神昏、汗出不止，均易辨为虚寒重症。同时，产后禁用寒凉亦为医者、患者所共识。于此，王氏虽辨证明确，却于疏方前先明言：“病犹可治，第药太惊人，未必敢服。”待季眉“坚欲求方”并承诺“在此监服”，方处汤药，可谓医家的处事艺术。

赵秋舲进士去秋患左半不遂。伊弟笛楼暨高弟许芷卿茂才主清热蠲痰治之，未能遽效，邀孟英诊之。脉甚迟缓，苔极黄腻，便秘多言。令于药中和入竹沥一碗，且以龙荟、滚痰二丸相间而投用药固甚合法，何于脉之迟缓处未见照顾。二丸各用斤许，证始向愈如此而止，殊少善后之法。今春出房，眠食已复，而素嗜厚味，不戒肥甘。孟夏其病陡发，孟英诊之，脉形滑驶如蛇，断其不起。秋初果殁。

吴沄门年逾花甲，素患脘痛，以为虚寒，辄服温补，久而益剧。孟英诊曰：肝火宜清。彼不之信，延至仲夏，形已消瘦，倏然浮肿，胁背刺痛，气逆不眠，心辣如焚，善嗔畏热，大便时泻，饮食下咽即吐，诸医束手，乃恳治于孟英。脉弦软而数。与竹茹、黄连、枇杷叶、知母、栀、楝、旋、赭等药而吐止。饮食虽进，各恙未已，投大剂沙参、生地、龟板、鳖甲、女贞、旱莲、桑叶、丹皮、银花、茅根、茹、贝、知、柏、枇杷叶、菊花等药，出入为方。二三十剂后，周身发疥疮而肿渐消，右耳出黏稠脓水而泻止。此诸经之伏热得以宣泄也。仍以此药令其久服。迨秋始愈，冬间能出门矣。【眉批：所见诸证俱属痰热，与弦数之脉相合，但软则根柢不坚。初方乃急则治标之法，次方乃顾及根本，亦不易之次第也。】

比邱尼心能休厚蹒跚，偶患眩悸，医以为虚，久服温补，渐至发肿不饥。仲夏延孟英视之。脉甚弦滑，舌色光绛，主清痰热，尽撤补药。彼不之信，仍服八味等方，至季夏再屈孟英诊之。脉数七至，眠食尽废，不可救药矣。果及秋而荼毗。

金叶仙大令病，其媳刲股以进，因无效也，悲哀欲绝，遂发热。胡某治以伤寒药而神迷自汗，惊惕畏冷。改换补药，乃气逆不进水谷矣。孟英视之，七情有伤，痰因火迫，堵塞空灵之所也。与沙参、元参、丹参、丹皮、茯苓、麦冬、连翘、竹茹、竹叶、莲心、小麦，加以川贝母一两投之，数剂而瘥。

李竹虚令郎初秋患感，医闻便溏而止之，乃至目赤谵妄，舌绛苔黄，溲涩善呕，粒米不能下咽。孟英先与犀角、石膏、竹叶、竹茹、枇杷叶、茅根、知母、花粉、栀子以清之。呕止神清，热亦渐缓。继以承气汤加减，三下黑矢，黄苔始退，即能啜粥，以其右关尺迟缓有力。故知有燥矢也。续投甘凉，调理而痊。

【点评】初秋患外感致便溏，属阳明协热下利居多，而他医不明其理，见泻止泻，遂使邪热不得外解。目赤苔黄、小便赤涩、呕逆不食为阳明经之热郁遏不解，舌绛、谵妄为邪热发展入营。故孟英先与犀角凉血解毒以清心营之热，石膏、竹叶辛寒以清散阳明气分无形之热，知母、栀子以苦寒降泄三焦火热，竹茹、杷叶、茅根清胃降逆止呕，用之尤妙。病者服后果呕逆止，热渐退，神志清。然无形之热易退，有形积滞尚未清除。其苔黄，右关、尺部迟缓有力，系肠中燥屎内结之征。肠中燥屎非下不能除，故以承气汤加减出入，使燥屎得下，黄苔始退。阳明腑气得以下行，故胃气始和。温热之病未深入下焦，其善后治法必以甘凉濡润之品可得周全。

朱养之令弟媳初患目赤，服药后，渐至满面红肿，壮热神昏，医者束手。孟英切脉洪实滑数，舌绛大渴，腹微胀。以酒洗大黄、犀角、元参、滑石、甘草、知母、花粉、银花、黄芩、连翘、薄荷、菊花、丹皮，两下之，径愈。

都城售透土长寿丹，极言其功之大，能治诸疾，而价甚廉，人皆称之。孟英谓：勿论其所用何药，执一方以疗百病，无此治法。每以禀赋不齐，证因有别，劝人切勿轻尝。况以绿豆汤为引，必有热毒之品在内，不可不慎也。继而张孟皋少府饵之患疽，广粤亭司马服之咽烂，孟英投多剂甘寒而愈。王雪山久患下部畏冷，吞未百丸，齿痛目赤，诸恙蜂起。孟英察脉弦滑，与多剂石膏药，兼以当归龙荟丸频服。新疾既瘳，腿亦渐温，令其常饮柿饼汤，以杜将来之恙。伊弟患腹胀而喜服温补，久而不效，孟英曰：湿热也，宜清化。彼不信，因服透土丹，初颇应，已而血大溢，始得悔悟。志此数则，以为世之好服奇药者戒。

广孔愚司马之大公子仲秋间患疟，寒少热多，面目甚黄，苔腻大渴，腹胀溺赤，仍能纳谷，且素嗜肥甘，不能撙节，孟英按其脉滑实而数，与承气加知、芩、半、贝、翘、连、滑石、石膏、大腹、花粉之类。二十余剂而始愈，是膏粱挟暑湿热之治也。

王瘦石禀属阴亏，卒闻惊吓之声而气逆肢冷，自汗息微，速孟英视之。身面皆青绿之色，脉沉弦而细，乃素伤忧虑而风阳陡动也。与牡蛎四两，鳖甲二两，蛤壳一两，石英五钱，龙齿、小麦、辰砂、麦冬、茯神、贝母、竹茹为方。一剂知，二剂已。续以滋养而瘳。【眉批：凡阴虚之体，血不足以养肝，则肝阳易僭，用大剂镇逆养阴开郁治法，丝丝入扣，宜乎应手辄效也。】

【点评】患者素体阴亏，诊脉又见沉弦而细，可知阴血亏虚，心失所养，神气不藏，血不养肝，肝阳易僭，因此“卒闻惊吓之声”则致肝风内动、心神不守。故方疏沉潜安神、镇心定惊、养阴开郁之品，待标急已解，再“续以滋养”，以顾阴亏之本。

陈书伯庶常令弟保和，年未冠，患失音咽痛。孟英与犀、羚、石膏、元参、豆根、牛蒡、射干等大剂清肃之药，音开而咽糜，吹以锡类散，糜愈而疹点满布，左目及耳后皆肿。方中加以鲜菊叶二两，疹愈，痰嗽不已，仍主前法，服三十余帖而痊。此证脉滑且数，口大渴，初终未曾误药，故能愈。

其庶母同时患喉糜，而头偏左痛肝风，心悸欲呕，壮热烦躁，脉弦细数。孟英曰：此兼阴亏风动也。初以犀、羚、元参、菊花、丹参、栀子、桑叶、马勃投之，外吹锡类散，咽愈热退。续用二至、二冬、生地、石英、苁蓉、龟板、茯苓，滋阴潜阳而瘳善后之法，非此则细数之脉何以能复。

【点评】以上两案病者为亲属，均见咽喉糜烂，恐属温疫之类。然病患两人，年龄不同，其体质亦有差别。前案病者年未及二十，病咽痛失音，而后见疹点密布，目耳皆肿，应为外感温热时毒所致之烂喉痧，与今之猩红热临床表现极为相近。孟英先与犀角、羚羊角、玄参凉血解毒养阴；山豆根、牛蒡、射干清热解毒，利咽散结；又局部外用锡类散以清解热毒，利咽化腐。迨咽喉糜烂渐消而疹点密布，邪热有外露之象，加鲜菊叶透散热毒。此证脉滑数，口大渴，更为热毒极盛之征，用药不可稍有犹疑，必以大剂清凉以治之。后案病者为其庶母，同时患咽喉糜烂，然其更有壮热烦躁，示其热势尤盛，况加之头痛、心悸，恐平素阴亏，肝阳偏亢，又为邪热引动，故见内风时起。犀、羚、玄仍为主药不变，又加桑叶、菊花疏散透达肝经之热，丹参清心除烦，栀子、马勃泻火利咽解毒。平素既有阴亏阳亢之势，复又经热毒肆虐体内，虽咽愈热退，必以滋阴潜阳为治，故用二至、二冬、生地以滋阴清热，龟甲、石英、苁蓉以滋阴潜镇，茯苓健脾宁心。此案善后之法，当是从温热病邪入下焦复脉诸法化出，读者尤须留意。

又其二令妹亦患喉疹，汛事适行，四肢酸痛，略难举动，气塞于咽，孟英诊脉弦滑。以犀、羚、旋、赭、茹、贝、兜铃、牛蒡、射干、豆根、花粉、银花、海蛇、竹沥、丝瓜络等出入为方，兼吹锡类散而瘥此则专事清热蠲痰而已，须合三案而细参其同异处，方有会心。【眉批：变证虽多，不外肺胃二经积热，得其主脑，尚非难愈之证。】

吴尔纯八月下旬患滞下，腹痛异常，伊外祖许仲廉延孟英往诊。形瘦，脉数而弦，口渴，音微，溺涩。乃阴分极虚，肝阳炽盛，伏暑为痢。治法不但与寒痢迥异，即与他人之伏暑成痢者，亦当分别用药也。与白头翁汤加知母、花粉、银花、丹皮、金铃、延胡、沙参、芩、连服之亦治通伏暑成痢之方，次日复视，痢减音开，而右腹疼胀拒按，为加冬瓜子、乌药、鼠矢，三剂而消，滞下亦愈。惟薄暮火升，面赤自汗，重加介类潜阳而痊此方顾及阴虚。

杨某患感旬日，初则便溏，医与温散，泻止热不退，昼夜静卧，饮食不进。孟英诊脉迟缓，浮取甚微，目眵，舌色光红，口不渴，溲亦行，胸腹无所苦，语懒音低，寻即睡去。是暑湿内伏，而有燥矢在胃，机关为之不利也。先与清营通胃药二剂，热退舌淡，而脉证依然。加以酒洗大黄、省头草，即下坚黑燥矢甚多，而睡减啜粥。继以凉润，旬日而痊。【眉批：此湿胜于热之暑证也，以其湿胜，故不甚见热证，最足眩人，断为暑湿，足见卓识。】

陈春湖令郎子庄体素弱，季秋患腹痛自汗，肢冷息微，咸谓元虚欲脱。孟英诊之，脉虽沉伏难寻痛脉多沉，而苔色黄腻，口干溺赤，当从证也。与连、朴、楝、栀、元胡、蚕沙、省头草等药而康。次年患感，复误死于补。又夏酝泉延孟英视钱妪腹痛欲绝证，因见弦滑之脉，与当归龙荟丸而安。

【点评】患者自汗、肢冷、息微、脉沉伏难寻，加上平素体虚，均似虚证。而王孟英以舌诊以及问诊得知口干溺赤，舍脉从舌，辨为实热证。是案王孟英言脉“沉伏难寻”，而非“微弱”，实际上在脉象上已于细微处察得差别。王孟英曾言：“若客邪深入，气机痹塞，脉遂不能流通，而按之不见者，名曰伏脉。此为实证，与绝脉判若天渊……此为邪闭之绝，彼为元竭之绝，不可同时而语也。”指出了伏脉与微脉的差别。此处所谓“舍脉从症”者，乃因脉象指下难寻，深伏之脉与微脉甚难鉴别，易于混淆，故“舍”之。

朱湘槎令媳患小溲涩痛，医与渗利，反发热头疼，不饥口渴，夜不成眠。孟英诊之，脉细数，乃阴虚肝郁，化热生风，津液已烁，岂容再利？与白薇、栀子、金铃、知母、花粉、紫菀、麦冬、石斛、菊花，服之即愈愈后仍当以滋阴善后。

其侄新泉之室怀娠患痢，医投温燥止涩，腹痛甚，而遍身发黄，饮食不思。孟英视之，暑湿也。与芩、连、银花、茅根、桑叶、栀、楝、竹叶、茵陈、冬瓜皮而愈。

【点评】此案病者患痢，医误投温涩止之，致其湿热更盛，故孟英辨为暑湿内蕴。湿热胶结腹中，故见痢下不爽、腹痛甚；暑湿内蕴，外蒸皮肤，故见遍身发黄；暑湿困阻中焦，胃气失和，故见不思饮食。其证总属暑湿困阻阳明、太阴。故予芩、连、栀子清热燥湿，解毒止利；银花、竹叶、桑叶、茅根清涤暑热兼以凉血；茵陈、冬瓜皮清热利湿退黄；川楝子苦寒，除湿热，止腹痛。此方可使阳明、太阴之暑湿得除，痢下腹痛自止，而饮食得以恢复。

吴酝香大令仲媳汛愆而崩之后，脘痛发厥，自汗肢冷。孟英脉之，细而弦滑，口苦便涩。乃素体多痰，风阳内鼓，虽当崩后，病不在血。与旋、赭、羚、茹、枳、贝、薤、蒌、蛤壳为方，痛乃渐下，厥亦止。再加金铃、延胡、苁蓉、鼠矢，服之而愈。迨季冬因卒惊发狂，笑骂不避亲疏。孟英察脉弦滑而数，与犀、羚、元参、丹皮、丹参、栀子、菖蒲、竹叶、鳖甲、竹沥吞当归龙荟丸，息风阳以涤痰热，果数剂而安。然平时喜服补药，或有眩晕，不知为风痰内动，益疑为元气大虚。孟英尝谏阻之，而彼不能从。至次年季春，因伤感而狂证陡发，毁器登高更甚于昔。孟英视之，苔黑大渴，与前方加真珠、牛黄。服之苔色转黄，弦滑之脉略减，而狂莫可制，改以石膏、朱砂、铁落、菖蒲、青黛、知母、胆星、鳖甲、金铃、旋覆、元参、竹沥为大剂，送礞石滚痰丸，四服而平。继而脚气大发，腹痛便秘，上冲于心，肢冷汗出，昏晕欲厥。与连、楝、栀、茹、小麦、百合、旋、贝、元胡、乌药、雪羹、石英、鼠矢、黄柏、藕等药而安。【眉批：凡药中用朱砂者，宜另研冲服，不可同入煎剂。】

徐氏妇怀妊患痢，医投温补，胸腹痛极，昏厥咽糜，水饮碍下。孟英诊之，脉洪数，舌绛燥，亟吹锡类散，灌以犀角、元参、海蛇、茹、贝、栀、菀、知、斛、豆根、射干、银花、楝实诸药。胎下已朽，咽腹之疾随愈。续用甘凉清热存津调之。

许培之令祖母年逾七旬，久患淋漏，屡发风斑。孟英持其脉弦而滑，舌绛口干。每以犀角、生地、二至、芩、蒿、白薇、元参、龟板、海螵之类息其暴，甘露饮增损调其常。人皆疑药过凉，孟英曰：量体裁衣，禀属阳旺，气血有余，察其脉色，治当如是。病者乃云：十余年前，偶患崩而广服温补，遂成此恙，始知先天阳气虽充，亦由药酿为病。秋杪患寒热如疟，善怒不眠，苦渴易饥，不能纳食。孟英察脉弦数倍常，与清肺蠲痰、柔肝充液之法，渐以向安。今冬有荐吴古年诊治者，询知病原，作高年脱营论，而以血脱益气裁方。初服三四剂，饮食骤增，举家忻幸，已而血漏甚多，眠食欲废，复延孟英视之。仍主前议，果得渐康。

王天成牙行一妇年五十余，初患左目赤，渐至发热，医投温散，便泄而厥，进以补剂，少腹宿瘕攻痛，势极危殆。丐孟英诊之，脉甚弦软，舌绛而渴。与苁蓉、橘核、当归、元胡、龟板、石英、螵蛸、茯苓、栀、楝、英、连，数服而安。逾年以他病卒。

何新之令爱适汤氏孟冬分娩，次日便泻一次，即发热痉厥，谵语昏狂，举家皇皇。乃翁邀孟英审之。脉弦滑，恶露仍行。曰：此胎前伏暑乘新产血虚痰滞而发也。与大剂犀、羚、元参、竹叶、知母、花粉、栀、楝、银花投之。遍身得赤疹，而痉止神清，乃翁随以清肃调之而愈。【眉批：有是病则有是药，不拘拘于产后之元虚，此明医之所以异于庸医也。】

【点评】王氏对伏邪致病有着独到见解，认为邪气从外侵袭人体，潜藏于体内，伏藏之邪可乘外界阳气升发之机，或因外邪引动而外发。此案之伏暑，即为体内伏藏之暑邪，乘新产后血虚痰滞而由内发。发则由血分而至气分，见发热、痉厥、谵语昏狂、脉弦滑诸症。同为胎前伏暑，此案可与《王氏医案》卷二张郑封室产后发热案参看。

胡秋谷令爱年甫笄，往岁患眩晕。孟英切其脉滑，作痰治，服一二剂未愈。更医谓虚，进以补药颇效，渠信为实。然今冬复病，径服补药，半月后眠食皆废，闻声惊惕，寒颤自汗，肢冷如冰，以为久虚欲脱，乞援于孟英。脉极细数阴已伤矣，目赤便秘，胸下痞塞如柈。力辨其非虚证，盖痰饮为患，乍补每若相安，具只眼者，始不为病所欺也。投以旋、赭、茹、贝、蛤壳、花粉、桑、栀、蒌、薤、连、枳等药，数服即安，而晕不能止。乃去赭、薤、蒌、枳，加元参、菊花、二至、三甲之类，服匝月始能起榻。【眉批：痰火为患，十人常居八九，而医书所载皆治寒痰之法，十投而十不效。今得孟英大阐治热痰之法，真可谓独标精义矣。】

汪氏妇自孟秋患痢之后，大解溏泻未愈，已而怀娠，恐其堕也，投补不辍。延至仲冬，两目赤障满遮，气逆碍眠，脘疼拒按，痰嗽不食，苦渴无溺，屈孟英诊之。脉甚滑数。曰：此温补所酿之疾也。夫秋间滞下，原属暑湿热为病，既失清解，逗留而为溏泻。受孕以来，业经四月，虑其堕而补益峻，将肺胃下行之令皆挽以逆升，是以胸次堵塞而疼，喘嗽不能卧。又恐其上喘下泄而脱也，补之愈力，治节尽废，溲闭不饥，浊气壅至清窍，两目之所以蒙障而瞽也。与沙参、蛤壳、枇杷叶、冬瓜子、海石、旋覆、苏子、杏仁、黄连、枳实、海蛇、黄芩、栀子，重加贝母。服二剂，即知饥下榻，目能睹物矣。【眉批：论极透快，说尽庸医之弊。】

黄履吉患痛吐，孟英已为治愈。冬仲复发，他医药之，已七日不进谷矣。二便秘涩，形肉遽消，再托孟英诊之。与旋、赭、茹、苓、萸、连、柿蒂、楝实、延胡等药，一剂知，三剂愈。

许仲筠患腹痛不饥，医与参、术、姜、附诸药，疼胀日加，水饮不沾，沉沉如寐。孟英诊脉弦细，苔色黄腻。投以枳、朴、萸、连、栀、楝、香附、蒺藜、延胡等药。二剂便行，脉起苔退，知饥而愈。

毕方来室患痰嗽碍眠，医与补摄，而至涕泪全无，耳闭不饥，二便涩滞，干嗽无痰，气逆自汗。孟英切脉，右寸沉滑，左手细数而弦。乃高年阴亏，温邪在肺，未经清化，率为补药所锢，宜开其痹而通其胃。与蒌、薤、紫菀、兜铃、杏、贝、冬瓜子、甘、桔、旋、茹之剂而安亦少善后之法。逾二年以他疾终。

赖炳也令堂，年近古稀，患左半不遂，医与再造丸暨补剂，服二旬，病如故。孟英按脉弦缓而滑，颧赤苔黄，音微舌謇，便涩无痰，曰：此痰中也，伏而未化。与犀，羚、茹、贝、菖、夏、花粉、知母、白薇、豆卷、桑枝、丝瓜络等药。服三剂而苔化，音渐清朗。六七剂腿知痛，痰渐吐，便亦通，既而腿痛难忍，其热如烙，孟英令涂葱蜜以吸其热，痛果渐止。半月后，眠食渐安。二旬外，手能握。月余可扶腋以行矣。

【点评】病者患中风半身不遂，虽年事已高但亦须结合其证候予以辨证，不可一概认定为虚证。颧赤、苔黄、小便赤涩为内热之象；虽无咯痰但其脉弦缓而滑，当为痰热内伏未化之象，故其左半身不遂、舌蹇、声音低微，为痰热阻络所致。故孟英治以清热涤痰透络之法。方中犀、羚清心凉肝，清营分热以醒神；花粉、知母、白薇，清热泻火滋阴以透达气分之热；贝母、菖蒲、半夏涤痰开窍；豆卷、桑枝、丝瓜络宣透活络开音。此方可使郁伏络脉之痰热得以涤除，故清窍开，络脉通，服后其音渐清，手足活动亦渐恢复。此方看似平淡轻灵，实与病机极相吻合，故对中风这一难症而言，短期内即获此佳效，殊为难得。

胡季权令郎珍官右颧偶发紫斑一块，时当季冬，孟英与犀角、石膏凉解之药，二三帖后始发热，斑渐透。犀角服二十帖始撤。素有目疾，余热复从目发，令以石膏药久服，居然渐愈，且能食肌充，略无他患，闻者莫不异之。

赵春山司马向患痰嗽，自秋仲以来，及发寒热，吴古年从伏暑化疟治，颇为应手，而一旬半月之后，病必复至，延至季冬，董兰痴鹾雄尹瞩其质于孟英。按脉滑数，舌绛苔黄，渴饮溲赤，动则喘逆，夜不成眠，痰多畏冷，自问不能起矣。孟英曰：无恐也，不过膏粱酿痰，温补助热，是为病根。迨夏吸暑邪，互相轇轕，秋半而发，势颇类疟。古年虽识其证，惜手段小耳。因与羚羊、豆豉、连翘、薄荷、知母、花粉、竹茹、贝母、旋覆、海蛇、元参、栀子、省头草、梨汁等药。服五剂，热退不畏冷。去前四味，加沙参、麦冬、葳蕤、枇杷叶。渐能安寐，各恙递减。再加生地，服匝月而体健胜昔，登高不喘。司马云：余昔曾服参、茸大补之药而阳痿，今服君方而沉疴顿起，乃知药贵对证，不贵补也。

王氏医案续编卷五

戊申元旦，陈秋槎参军大便骤下黑血数升，继即大吐鲜红之血血为热迫而妄行而汗出神昏，肢冷搐搦心无血养故神昏，肝无血养故痉厥，躁乱妄言。速孟英至，举家跪泣救命。察其脉左手如无虚在阴分，右弦软，按之数热在气分。以六十八岁之年，佥虑其脱，参汤煎就，将欲灌之。孟英急止勿服，曰：高年阴分久亏，肝血大去，而风阳陡动，殆由忿怒，兼服热药所致耶？其夫人云：日来颇有郁怒，热药则未服也。惟冬间久服姜枣汤，且饮都中药烧酒一瓶耳。孟英曰：是矣。以西洋参、犀角、生地、银花、绿豆、栀子、元参、茯苓、羚羊、茅根为剂，冲入热童溲灌之。外以烧铁淬醋，令吸其气，龙、牡研粉扑汗，生附子捣贴涌泉穴，引纳浮阳。两服血止，左脉渐起。又加以龟板、鳖甲介以潜阳法。服三帖，神气始清，各恙渐息，稍能啜粥。乃去犀、羚，加麦冬、天冬、女贞、旱莲投之。眠食日安，半月后始解黑燥矢，两旬外便溺之色皆正，与滋补药调痊。仍充抚辕巡捕，矍铄如常。秋间赴任绍兴，己酉秋以他疾终。

【点评】此案的辨证有两个易误之处：一是骤然下血，吐血量多，气随血脱，肢冷脉微，对于老年人来说，多易考虑亡阳之患，而误用温补、回阳之剂；二是症发突然，便血色黑，吐血色鲜红，又兼躁乱妄言，易辨为热极生风，而予镇肝凉血息风之品。王孟英诊为虚在阴分、热在气分，以滋阴清热为治，始终以顾护阴液为重，终得挽回。

姚令舆室素患喘嗽而病春温新旧合邪，医知其本元久亏，投以温补，痉厥神昏肺原包心而生，故肺热必及于心，皆束手矣。耳聋谵语，面青舌绛，痰喘不眠，延孟英诊之。脉犹弦滑。曰：证虽危险，生机未绝，遽尔轻弃，毋乃太忍。与犀角、羚羊、元参、沙参、知母、花粉、石膏，以清热息风，救阴生液；佐苁蓉、石英、鳖甲、金铃、旋覆、贝母、竹沥，以潜阳镇逆，通络蠲痰。三剂而平。继去犀、羚、石膏，加生地黄，服旬日而愈。仲秋令舆病，竟误服温补，数日而殒，岂非命耶？

运粮千总马香谷患溺秘欲死。所亲赵春山司马延孟英视之。脉坚体厚，口渴苔黄。投知、柏、栀、楝、犀、菀、蒌、茹之药，送当归龙荟丸而瘳。竟不复发。

谢某患嗽，卧难偏左。孟英切其脉，右寸软滑，曰：此肺虚而痰贮于络。以苇茎、丝瓜络、生蛤粉、贝母、冬瓜子、茯苓、葳蕤、枇杷叶、燕窝、梨肉投之。果愈。

许叔超令大母患疟，延孟英治之。脉弦滑而数，脘闷便秘，合目汗出，口渴不饥。或虑高年欲脱，孟英曰：此温邪挟素盛之痰所化，补药断不可投。与知、芩、蒌、杏、翘、贝、旋、茹、连、斛、雪羹为方。服果渐效。

蒲艾田年逾花甲，陡患鼻衄，诸法不能止，速孟英救之。面色黑黯而有红光，脉弦洪而芤，询知冬间广服助阳药，是热亢阴虚之证。与大剂犀角、元参、茅根、女贞、旱莲、石斛、茯苓、泽泻、天冬、知母，投匕而安。续予滋阴药，填补而康。

【点评】病者年逾六旬，卒患鼻衄，诸法罔效。孟英见其面色黑黯又泛红光，色黑为肾水亏，泛红光乃阳热浮；脉弦洪知其热盛，脉芤则为阴液亡。经询乃知为服助阳药所致阴亏阳亢之证，故其鼻衄，非滋阴潜阳之法莫治。故予大剂犀角、玄参、茅根、知母凉血泻火解毒以止衄；女贞、旱莲草、天冬、石斛滋其胃、肾之阴；茯苓、泽泻利脾肾湿浊，引热下行。迨邪阳退，续以滋阴填补药摄纳浮阳，以防其复发。

许少卿室，故医陈启东先生之从女也。夏初患感，何新之十进清解，病不略减，因邀诊于孟英。脉至弦洪豁大，左手为尤，大渴大汗，能食妄言，面赤足冷，彻夜不瞑。孟英曰：证虽属温，而真阴素亏，久伤思虑，心阳外越，内风鸱张，幸遇明手，未投温散，尚可无恐。与龙、牡、犀、珠、龟板、鳖甲、贝母、竹沥、竹叶、辰砂、小麦、元参、丹参、生地、麦冬为大剂投之。外以烧铁淬醋，令吸其气；蛎粉扑止其汗；捣生附子贴于涌泉穴。甫服一剂，所亲荐胡某往视，大斥王议为非，而主透疹之法真盲人。病家惑之，即煎胡药进焉。病者神气昏瞀，忽见世父启东扼其喉，使药不能下嗌，且嘱云：宜服王先生药。少卿闻之大骇，专服王药，渐以向愈。而阴不易复，频灌甘柔滋镇，月余始能起榻。季夏汛行，惟情志不怡，易生惊恐。与麦、参、熟地、石英、茯神、龙眼、甘麦大枣、三甲等药善其后定不易之法。秋杪归宁，微吸客邪，寒热如疟。孟英投以清解，已得向安。胡某闻之，复于所亲处云：此证实由夏间治法不善，以致邪气留恋，再服清凉，必死无疑。汤某复从而和之总是病者该死，故一时有此二妖孽。许氏即招汤某诊治。谓其阳气伤残，沉寒久伏既已沉寒，焉能作寒热，以理中汤加威灵仙、桂枝、半夏、厚朴、姜、枣等药勿论其认证之误与不误，即理中汤亦岂有此等加减法耶。病者颇疑药太燥烈。汤复膏吞拭舌，说得天花乱坠，病家惑之。初服胃气倍加，继而痰嗽不饥，黄苔满布，肌消汛断，内热汗多，心悸不眠，卧榻不起。病者坚却其药，然已进二十剂矣。再邀何新之商之，亦难措手，仍嘱其求诊于孟英。按脉弦细软数，篡患悬痈，纵有神丹，不可救药矣！【眉批：服清解药致邪气留恋，岂服滋补药邪气反不留恋耶？此等人而亦自命为医，岂非怪物！】

周鹤亭令郎年甫五龄。痘后月余，清凉药尚未辍，忽发壮热，幼科治之势益张，肢瘛面赤，呕吐苔黄，渴而溺清，时或昏厥。证交六日，其外祖何新之邀孟英诊之。脉甚弦洪滑数，心下拒按，便秘汗多。投小陷胸，加石膏、知母、花粉、竹叶、枇杷叶、贝母、雪羹。二剂各恙皆减，溲赤便行。继与清养而安。【眉批：凉药未辍而忽见如此之证，即不按脉，亦可知为新感温邪矣。】

【点评】此案患者热、渴、汗、洪等阳明四大证为热势盛于阳明之征，其脉又兼滑，说明痰热俱盛，故见心下拒按；又兼弦脉，说明痰热引动肝风，故见肢体瘛疭、时有昏厥等。故本证仍以痰热俱盛为本，以小陷胸汤合白虎等为治。半夏辛开散结化痰，黄连、知母苦寒泄热，石膏、竹叶清热，杷叶、瓜蒌、花粉、贝母、雪羹肃肺化痰润燥。王孟英将辛开苦降一法与辛寒清气、清热涤痰合用于一方，二剂而诸证皆减，继与清养而安。

费伯元分司患烦躁不眠，医见其苔白也，投以温药，因而狂妄瘛疭，多方不应。余荐孟英视之。左脉弦细而数，右软滑，乃阴虚之体，心火炽，肝风动，而痰盛于中也。先以犀、羚、桑、菊息其风，元参、丹皮、莲心、童溲清其火，茹、贝、雪羹化其痰，两剂而安。随与三甲、二至、磁朱潜其阳，甘麦大枣缓其急，地黄、麦冬养其阴，渐次康复。

何措阶令正素患肝厥，仲夏患感。沈樾亭按温证法治之，内风不至陡动，而大便泄泻泄泻乃湿温应有之证，不足为异，脉细而弦，渴饮痰多，不饥不寐，因邀孟英商之。投白头翁汤，加三甲、石斛、茯苓、竹茹而安。随以峻补善后而痊。

许氏妇患间疟，寒少热多，不饥大渴，善呕无汗，脉滑而弦。孟英投白虎汤，加花粉、柴胡而愈。

吴酝香大令四令媳时患腹胀减餐，牙宣腿痛，久治不效，肌肉渐消。孟英诊脉，弦细而数，肝气虽滞，而阴虚营热，岂辛通温运之可投耶？以乌梅、黄连、楝、芍、栀子、木瓜、首乌、鳖甲、茹、贝，服之果愈。继与甘润滋填，肌充胃旺，汛准脉和。积岁沉疴，宛然若失。

【点评】此为借鉴温病理法指导杂病治疗的案例之一。病者腹胀纳减，乃胃热气壅之征；胃热循经灼络，故见牙宣；阳明主肌肉，其热久不除，故见腿痛、肌肉渐削，恐变为痿证。其脉弦固为肝气滞，然其细数，则为阳明热盛而伤阴津之象也。其证有类温热病营热阴伤之证，且不可因脉弦腹胀而投辛通温运之药，投必助热伤阴，以速其痿。孟英以黄连、栀子、竹茹、贝母清热泻火化痰；乌梅、白芍、木瓜酸寒之品敛肝养阴，乃借鉴暑热病后期酸苦泄热、酸敛生津之法；川楝子疏肝破气；首乌、鳖甲乃咸寒滋肾之品，与梅、芍、木瓜酸寒相配，为温热病后期滋填真阴之法。服之见效后，继改为甘润与咸寒之法配伍，使胃气得充，胃津得复，脉象调和，诸证自除。

顾云萝令正久患脚气，屡治屡发，驯致周身筋掣，上及于巅，龈痛指麻，腰酸目眩，口干食少，夜不成眠。孟英察其脉芤而弦数。真阴大亏，腿虽痛，从无赤肿之形，脚气药岂徒无益而已。与二地、二冬、二至、知、柏、桑、菊、栀、楝、蒿、薇、龟板、鳖甲、藕等药。服之各恙渐减。盖因平素带下太甚，阴液漏泄而筋骨失其濡养也。故治病须澄源以洁流。秋间以海螵蛸粉、鱼螵、黄柏、阿胶为丸，服之全愈。

石北涯令正久患龈疼，渐至身面浮肿，或以为虚，或以为湿，病日以剧，气逆不饥。孟英察脉，左洪数，右弦滑，阴分虽虚，先当清其肺胃之痰热者。投白虎加沙参、花粉、冬瓜皮、枇杷叶、栀子、竹茹、芦根。服之肿即消，继佐滋阴，龈疼亦止。

金畹香令媳半产后营分不摄，淋漓数月，治之弗瘳。孟英于季夏诊视，两尺皆浮，左寸关弦。与三甲、二至、二地、蒿、薇、柏叶、螵蛸、黄柏为方，服之渐愈。仲秋诊其脉，即断受孕。渠谓怀娠必无病矣，而不知病久初痊，正须培养，虽即受孕，涵蓄无权。果至仲冬而胎堕矣。【眉批：肝主疏泄，肾主闭藏。两尺浮而不沉，是肾失其闭藏之职矣；左寸关弦，是肝木太过，独行其疏泄之权矣。填补肾阴，即以涵养肝木。加黄柏之苦以坚之，螵蛸之涩以固之，用药如法，故收效倍捷。】

德清蔡初泉陡发寒热，咽痛大渴，脘闷舌绛。孟英诊脉甚数，径投大剂犀、羚、元参、丹皮、桑、栀、银花、花粉、翘、蒡之药。服后遍身发赤疹，而热退知饥矣。

歙人吴茂林，患右颊肿痛，颏下结核，牙关仅能呷稀糜，外科称名不一，治若罔知。孟英投以天麻、僵蚕、羚羊、石膏、省头草、升麻、当归、秦艽、花粉、黄芩等药祛肝风、清痰热之法渐愈。

【点评】颏下结核多由肝肺两脏痰毒热毒凝聚所成。王孟英方处以天麻、僵蚕、羚羊角平肝息风，祛风通络，化痰散结，清热解毒；以黄芩、石膏清热泻火除湿；花粉清热泻火，生津止渴，消胀排脓；当归辛行温通，活血化瘀；秦艽入肝胆经而通络止痛；升麻清热解毒，升举阳气，以利于结核消散。省头草即佩兰，味辛，性平，气清香，能芳香辟秽，醒脾开胃。众药相伍，祛肝风清痰热而愈。

吴诵青室年近五旬，天癸已绝，偶患腹胀。局医黄某知其体素羸也，投以肾气汤而寒热渐作，改从建中法，旬日后病剧而崩，愈补愈甚，乞援于孟英。脉洪而数，渴饮苔黄，是吸受暑邪，得温补而血下漏也。与犀角、元参、茅根、柏叶、栀、楝、知、斛、花粉、白薇等药，数剂始安。续加生地、二至、二冬，滋养而愈。次年患病，仍为误药而殒。

阮范书明府令正患腹痛欲厥，医见其体甚弱也，与镇逆通补之法，而势日甚。孟英察脉弦数左溢，是因忿怒而肝阳勃升也。便秘不饥，口苦而渴。与雪羹、栀、楝、旋、绛、元胡、丹皮、茹、贝，下左金丸而愈。逾年以他疾殁于任所。

海盐周子因工于画，体素弱，偶患间疟。黄某用首乌、鳖甲、姜、枣等药，病日甚；加以参、桂，狂躁妄言。始延孟英视之。面赤舌绛，溲涩便溏，渴饮汗多，脉形细数，是暑证也。与元参、银花、知母、芩、茹、贝、竹叶、荷杆、莲心、西瓜衣为剂，寻愈。

吴薇客太史令堂患痰嗽喘逆，便秘不眠，微热不饥，口干畏热，年逾六旬，多药勿痊。孟英切其脉右寸关弦滑而浮，左关尺细软无神，是阴虚于下，痰实于上，微兼客热也。攻补皆难偏任。与茹、贝、旋、斛、浮石、芦根、冬瓜子、枇杷叶、杏仁、花粉为剂，而以熟地泡汤煎服，则浊药轻投，清上滋下，是一举两全之策也。投匕果应，再服而大便行，渐次调养获瘳。戍春患感证，比孟英自江西归，已不能治矣。

【点评】诸症一派痰热实象。脉诊可见右寸关弦滑，是肺胃实热之征；而左关尺细软无神，可知脾肾已亏，有阴虚之本。且患者已逾六旬，年事已高，体质之虚在所难免。右寸见浮象，兼之身有微热，可知又有外邪。此案阴虚于下，痰实于上，又微兼客热之证，虚证、实证、表邪三者兼见，攻、补、发散均难偏任，故方以清热化痰为主，且皆选用清轻之药，绝无温燥之品，以清肺胃实热痰积；同时以熟地泡药煎服，取浊药轻投之法，既能滋养肾阴之虚，又防滋腻碍胃之弊，清上与滋下兼顾又不致掣肘。

谢谱香素属阴亏，情志抑郁，因远行持重而患咳逆，左胁刺痛，寸步难移，杳不知饥，卧难着枕，延孟英诊之。脉象弦细软数，苔腻痰黏，便难溲少，乃肾气不纳，肝气不舒，肺气不清，胃气不降。投以沙参、枇杷叶、茹、贝、旋、栀、龟板、鳖甲、丝瓜络、冬瓜子、青铅、白前、金铃、藕肉，而以熟地汤煎服。数剂而平，继渐滋填向愈。

叶承恩室怀妊患感，昏谵不眠，善呕便秘，汗出不解，脉涩口干。乃营阴素亏，邪热内炽。以元参、石膏、知、芩、茹、贝、银花、枇杷叶、薇、栀、楝、斛，投数帖而愈。

江梦花如君患两目肿痛，不能略张，医投风药，昏痉欲厥，浼孟英诊之。脉至洪滑，大渴便秘。与白虎汤，二剂霍然。

潘馥堂令爱患感，沈悦亭治之渐愈，惟咽阻无形，水谷碍下。孟英以竹叶石膏汤加紫菀、白前、旋覆、枇杷叶，以清肺热而降肺气，果即帖然。

吴西瀍患疟，寒微热甚，旬余不愈。孟英诊之，脉滑而长，疏大剂白虎汤与之。渠兄濂仲云：沈、顾二君皆主是方，屡服无效。孟英索方阅之，汤虽白虎，而石膏既少且煨，兼不去米，因谓其兄曰：汤虽同，君药已重用，而去米加花粉、竹茹等，其力不同科矣。濂仲大悟，服之寻愈。此可以见服药不可徒有汤头之名也。

曹稼梅令爱患眩晕脘痛，筋掣吐酸，渴饮不饥，咽中如有炙脔。朱某与温胃药，病日剧。孟英诊脉弦滑，投茹、贝、萸、连、旋、赭、栀、楝、枳、郁、雪羹之药和肝开郁清痰。十余剂始愈。

夏氏妇怀娠患感，医投温散，渐至气冲不寐，时欲痉厥，脘闷呻吟，渴难受饮。所亲张养之延孟英诊之。脉滑数而溢。与小陷胸，加旋、薤、石膏、知、栀、茹、杏、腹皮、苏子、竹沥、海蛇大剂，投旬日而愈。设用轻浅之方，焉克有济耶？

【点评】此案为前医误投温散治疗外感，使得热势更加弛张，气机不得枢转，故病人见气不下降而冲逆不寐，脘闷不舒而呻吟，虽渴然难以受饮，此皆气机不通之征。其脉滑数，可见除邪热之外，尚有痰浊留滞，痰热交阻致气机不畅。王孟英以石膏、知母清气分之大热，苦泄之小陷胸汤合旋覆花、薤白、大腹皮旋运胸腹部气机，俾使胸腹气机畅达，辅以杏仁、竹茹、竹沥、海蜇等药化痰理肺。投十余日病人得以痊愈。

沈悦亭令正齿衄，五日不止，去血已多，诸方不应。孟英脉之，弦滑上溢。投犀角、泽兰、元参、旋覆、生地、花粉、茯苓、牛膝、桃仁、泽泻而安。既而询其经事，本月果已愆期，盖即逆行之候也。继用滋阴清热，乃渐康复。

王雪山于上年误饵透土丹之时，孟英诊治向愈，即嘱其常饮柿饼汤，以杜关格于将来。迨今四月间形体日瘦，张某进以导湿疏风补气之药。孟英偶见之，力劝其温补莫投，且以凡物遇火则干瘪，得滋则肥润为譬。雪山深韪之，奈为张某辈朝夕虚言所眩，仍服补剂。延至秋间，始延孟英视之。胁痛畏风，周身络胀，时欲敲扑，食少便难，日晡微有寒热，脉来弦涩而数，右寸关弦软以滑，是升降之令久窒，痰邪袭于隧络，关格之势将成将断语与脉证合参，便知审病之法。再四求治，与沙参、茹、贝、薇、蒿、旋、斛、栀、楝、兰草、枇杷叶、丝瓜络、冬瓜子、芦根、茅根等，出入为方。服之寒热既蠲，胁痛亦减。雪山大喜，复请诊之。脉颇转和，第肝阴久为谋虑所伤，最怕情志不怡，必生枝节，小愈奚足为恃？嘱其另邀明眼图之。渠即招沈辛甫、顾听泉、吴卯君、任心柏诸君商之，方案皆与孟英相合。雪山转恳孟英设法，且云：读君之案，洞彻病情，侥幸成全，足感再生之德，即使无效，我亦瞑目而亡。孟英感其言，殚竭心力，以图久延，无如嗔怒萦思，诸多枨触，频有转关，屡生枝节，大便必极槌背尻而始解，上则吐痰恶谷，果成关格之候。肩至伊子旋杭，惑于谗言，翻以竹茹、竹沥为药性太凉，而以不用温补为谤，求乩方，径以麻黄、细辛、鹿角等药投之，遂至舌色干紫，津涸而亡。不知者未免以成败论，所谓道高谤多。然柿饼汤投于年余未病之前，其卓见已不可及，而见危受命，勉力图维，肠热心孤，更可钦也。特采其案，以为世之有识者鉴焉。【眉批：此证即叶氏所谓下竭上结之候也。叶氏虽有方案，亦未知果能取效否，不知古名家遇此当作何治法，方书中迄无论及者。孟英此案，已是开人不敢开之口，至其悉当病情与否，则殊未敢轻论也。】

徐梦香年近六旬，患手颤不能握管，孟英以通补息风药吞指迷茯苓丸而安。仲秋类中，遗溺痰升，昏瞀妄言，汗多面赤，急延孟英视之。脉浮弦洪滑，盖吸受热邪，而连日适服参汤也。与羚羊角、石菖蒲、连翘、栀子、桑叶、菊花、楝、斛、知母、花粉、竹沥、银花、蒿、薇等药。一剂知，二剂神清。乃去羚、菖，加茹、贝、滑石投之。下利赤白如脓垢者数日，始知饥纳谷，渐以调理而愈。匝月即能作画，季秋仍慕游江右。

【点评】病者年近六旬，素有伏痰风动之兆，果类中于仲秋。其证遗尿痰涌、昏瞀妄言，为类中风动痰涌，闭塞络脉清窍所致；汗多、面赤、脉浮弦洪滑，则为肝风内动，痰热内扰之象。故孟英不得不以清热凉肝、化痰开窍为治。方中羚羊角、桑叶、菊花、川楝子清热凉肝；翘、栀、知、银花、蒿、薇等清热透络；石菖蒲、竹沥涤痰开窍息风；花粉、石斛养阴生津。服后神清，即减羚、菖等开窍之品，加竹茹、贝母、滑石以清热化痰，导湿热下行。再服后，肠胃渐安以得痊。

张月波令弟陡患腹痛，适饱啖羊肉面条之后，医皆以为食滞。连进消导，痛甚而渴，得饮大吐，二便不行。又疑寒结，叠投燥热，其病益加，呻吟欲绝，已四日矣。孟英视之，脉弦数，苔干微黄，按腹不坚。以海蛇一斤、凫茈一斤，煎汤频灌，果不吐。令将余汤煎栀、连、楝、斛、茹、芩、枇杷叶、知母、延胡、柿蒂、旋覆为剂，吞龙荟丸。投匕而溲行痛减，次日更衣而愈。

黄鼎如令堂年七十七岁，季秋患间疟，每发加剧，寒甚微而热必昏痉，舌不能伸。三发之后，人皆危之。孟英视之，颧赤目垂，鼻冷额须微汗，苔色黄腻，舌根纯红，口渴痰多，不思粥饮，脉至弦数，重按少神。证属伏暑挟痰，而阴虚阳越。先与苁蓉、鳖甲、楝、斛、茹、贝、燕窝、藕，两剂而颧红颏汗皆蠲。继佐参、沥、薤、麦、枇杷叶、旋覆，去竹茹、苁蓉，投三帖而昏痉不作。又去薤、楝，加生地、花粉，服五日而疟休，饮食渐加，居然告愈。方疟势披猖之际，鼎如、上水两昆仲颇以为优，延诸名家议治。有主人参白虎汤者，有用犀角地黄汤者，有欲大剂温补者，有执小柴胡加减者。赖孟英力排众议，病家始有把握。与孟英意见相合者，何君新之也，怂恿参赞，与有功焉。

许芷卿患外寒，须覆重衾，内热，饮不解渴，仍能安谷，便溺皆行。或以为虚寒，或以为疡患，投以温散，即显咽疼。孟英脉之，沉弦而缓，作痰热内伏。投以犀、羚、元参、丹皮、白薇、黑栀、茹、贝、旋、蒡之剂，两帖而寒渴咽疼皆减。乃去犀、羚、牛蒡，加二至、知母、花粉、银花，解酱矢而瘳。

韩组林年近古稀，孟冬患肢厥头肿，谵语遗溺。包某作虚风类，进以温补，势益剧。孟英脉之，脉弦数，右滑溢，乃痰热内阻，风温外侵。与羚、贝、茹、栀、翘、薇、桑、菊、丹皮、花粉、旋覆，以芦菔汤煎服而瘳。

【点评】此案为冬季外感风热病邪与痰热交阻，致阳气不能达于外。病人虽有肢厥、遗尿等症，但并非脱证，故前医予温补之剂，病情加剧。王孟英则依据脉象弦数，右脉滑，准确判断病机，施以桑叶、菊花、连翘以辛凉疏散，羚羊角、栀子、白薇、丹皮、花粉、芦根以泄热生津，贝母、竹茹、旋覆花、莱菔以肃肺化痰，从而外解风热，内清痰热，总体以畅达气机为要。

钱闻远仲郎患感，汤某进桂、朴、姜、柴等药而痰血频咯，神瞀耳聋，谵语便溏，不饥大渴，苔黑溲少，彻夜无眠。范应枢、顾听泉叠进轻清，黑苔渐退，舌绛无津，外证依然，不能措手。孟英诊之，脉皆细数，乃真阴素亏，营液受烁，不必以便溏不食，而畏滋腻也。授以西洋参、生地、二至、二冬、龟板、燕窝、茹、贝、银花、藕汁、梨汁、葳蕤、百合等药。二剂咯血渐止，痰出甚多，渐进稀糜，夜能稍寐。五剂热退泻止，渴始减，脉渐和。旬日后，解燥矢而痊。

朱湘槎令郎留耕忽于饱食后大吐而厥，冷汗息微，急延孟英视之。厥甫回而腹痛异常，口极苦渴，二便不行，脉来弦缓，乃痰滞而热伏厥阴，肝气无从疏泄也。投雪羹、栀、楝、元胡、苁蓉、萸、连、橘核、旋覆、竹茹、菔汁之药。一剂痛减，再服便行而愈。

韩妪年近花甲，患三疟于仲冬。朱某主温散，并以姜枣汤恣饮，旬日后粒米不沾，疟至大吐。黄某以热补进，势益甚。又浃旬，孟英视之，胸中痞结如柈，苔黄苦渴，溲如热汤，脉弦滑右甚，带下如注，投小陷胸合温胆，加薤白。服后大吐胶痰，十余日胸痞始消，改授甘凉，疟亦渐罢。递参滋阴，遂以霍然。

魏西林令侄女娩后恶露延至两月，继闻乃翁条珊主政及两弟卒于京，悲哀不释，而为干嗽吐血，头痛偏左，不饥不食，不眠不便，渴饮而溲，必间日一行，久治不效。孟英切脉，虚弦豁大。与甘麦大枣加熟地、首乌、鳖甲、二至、菊花、旋覆、芍药、贝母、麻仁、青盐等药。服后脉渐敛，血亦止。七八剂头疼始息，旬日后便行安谷。逾年接柩悲恸，血复溢，误投温补而亡。

韩石甫大令令正患感发疹。沈悦亭治以清解，热渐退而神气不爽，舌黑难伸，太息便秘，胸次拒按，脉弦缓而滑。投凉膈散，加知母、花粉、枳实、竹茹。一帖而苔即退黄，再服而黑矢下，神气清，即以向愈。

陈赤堂令正患感，面赤不眠，烦躁谵语，口甘渴腻，溲涩而疼，顾听泉多剂清解未应。孟英切其脉，左弦洪而数，右滑而溢，胸次痞结，大解未行，肝阳上浮，肺气不降，痰热阻痹，邪乃逗留。与小陷胸，合温胆、雪羹，加旋、薤投之。胸结渐开，乃去半、薤，而送当归龙荟丸。谵语止，且能眠。参以通幽汤下其黑矢，三次后始进养阴和胃而痊。

【点评】此案病人患外感，致面赤烦躁，谵语不寐，胸脘痞结，大便闭结，为无形之风温与有形之痰热相结，而非"热入营血"所致谵语等症，故前医单用清解无效。胸脘痞结，口干渴腻，右脉滑数，为邪气留恋，痰热闭阻上犯之征，左脉弦洪而数为肝火上炎之征。痰热挟肝火内炽于里，气机不得舒展，失于升降，大便不通，小便短赤而疼。王孟英曾云："温胆加薤白、蒌仁通胸中之阳，又合小陷胸，为治饮痞之圣法。"本案治法正是以旋运胸脘气机为要，其中小陷胸汤、旋覆花、薤白苦泄胸脘痰热，疏通气机；再加温胆汤走泄中焦痰热，为王孟英治疗此类病证常用治法。再合雪羹中海蜇咸寒，软坚涤痰；荸荠甘寒生津，清热化痰消积。雪羹为王孟英治疗痰热类病证的常用方剂，本方既可软坚化痰，又能清热生津，防治温燥化痰药物伤阴。陷胸汤、温胆汤、雪羹三方为王孟英临证治疗痰热阻闭胸脘气机的经典方剂组合，极具王孟英的辨治特色。待胸脘结聚渐开，则减辛开之半夏、薤白，而转以当归龙荟丸清泄肝经痰火通便，病人谵语止，能安眠，再配合通幽汤养血润肠以通大便，下黑矢，又以养阴和胃善后。

本案治疗痰热结于胸脘先以辛开苦泄为先导，旋运气机为要，去除盘踞胸脘之痰热结聚；待胶着之痰热松动，再与当归龙荟丸直折肝经火热(若先用当归龙荟丸，易致凉遏气机，痰浊难化)；再与柔润通下之剂下黑矢；继以柔润养阴善后(若早用柔润通下之品，则往往使病深不解，又恐有引邪下行之虞)。可见治疗此类病证须按一定次序，步步为营，与病机吻合，丝丝入扣。

翁嘉顺令正娩后阴户坠下一物，形色如肺，多方疗之不收，第三日始求治于孟英气虚不固。令以泽兰叶二两煎浓汤熏而温洗，随以海螵蛸、五倍子等分，研细粉糁之，果即收上。继而恶露不行，白带时下，乳汁全无，两腿作痛前方只治其标，未治其本，故复发此患，又求方以通之。孟英曰：此血虚也，乳与恶露虽无，其腹必不胀，前证亦属大虚，合而论之，毋庸诊视。因与黄芪、当归、甘草、生地、杜仲、大枣、糯米、脂麻、藕，浓煎羊肉汤煮药。服后乳汁渐充，久服乃健。

屠某患梦遗，久治不愈，耳出脓水，目泪难开，肩胁胸背酸疼，微有寒热，食减神疲。孟英察脉左弦数，右虚软。以三才封髓加龙、牡、黄芪、桑、丹、栀、菊，旬日而瘳。

李华甫令正患头震，孟英脉之弦滑，乃肝经郁怒火升也。投当归龙荟丸而痊。然不能惩忿，其病屡发之后，更兼溺秘腹胀，喘汗欲绝，亟邀孟英视之。脉甚弦涩，口苦苔黄，舌色紫黯，汛虽不愆，内有瘀滞也。以雪羹加金铃、旋覆、栀子、滑石、桃仁、茺蔚、车前子、木通，仍吞龙荟丸，外以田蠃、大蒜、车前草捣贴脐下。服后果先下黑血，溲即随通，继而更衣，粪色亦黑，遂愈。

王氏医案续编卷六

己酉春，胡孟绅山长患疑，坐卧不安，如畏人捕，自知为痰，饵白金丸吐之，汗出头面，神躁妄闻撩动其猖狂之势。孟英切其脉，弦滑洪数，不为指挠。投石膏、竹茹、枳实、黄连、旋覆、花粉、胆星、石菖蒲，加雪羹、竹沥、童溲，吞礞石滚痰丸。下其痰火，连得大解，夜分较安，惟不能断酒。为加绿豆、银花、枳椇子，吞当归龙荟丸。旬余脉证渐平，神气亦静，尚多疑惧。改授犀角、元参、丹皮、竹叶、竹茹、贝母、百合、丹参、莲心、猪胆汁炒枣仁、盐水炒黄连，吞枕中丹，以清包络肝胆之有余而调神志。又旬日，各恙皆蠲，即能拈韵，继与十味温胆法善其后。

乃弟季权同时患黑斑，苔秽脉浑，气粗面垢，孟英即以凉膈散投之。大解得行，脘亦不闷，斑皆透绽，脉显滑数而洪，遂与大剂凉润清肃之药。直俟其旬日外，大解不泻，药始缓授。复又沉卧不醒，人皆疑之。孟英曰：痰热尚炽也。仍投大剂数帖，果频吐胶痰，累日而眠食渐安。是役也，当两病披猖之际，举家皇皇，他医或以前证为神不守舍，议投温补，后证则以为必败，闻者无不危之。赖季权之夫人，独具卓识，任贤不贰，孟英始无掣肘之虑，而咸得收功也。

屠敬思体气素弱，去冬因子殇于痘，医与舒郁填阴，病日以剧，佥云不治，乃延孟英诊之。两关甚数，寸上洪滑，嗽逆痰多，卧不着枕，溺赤便难，极其畏冷，是冬温未罢，误补热郁之候。世间之死于劳损者，何尝尽是虚证，每为补药偾事。授以廓清肺胃之药，周身发疥，各恙渐安。蕴伏既清，始投滋养善后，不仅病愈，次年春更得一子。

许芷卿亦精于医，偶患外感，即服清散之药，而证不减。或疑其非春温也，邀孟英质之。诊脉迟涩，二便皆行，筋掣不眠，畏寒能食，喉舌皆赤血热之征。与大剂清营药，数服而瘥。迨夏两腿患疥，外科治之，久而不愈。孟英谓：其平昔善饮，蕴热深沉，疡科药亟宜概屏。令以雪羹汤送当归龙荟丸，果得渐瘳。

秋间其太夫人患感，连服温散，转为肢厥便秘，面赤冷汗，脉来一息一歇。举家惶惶，虑即脱变肢厥而便秘面赤，可决其非脱证矣。孟英视其苔黄腻不渴，按其胸闷而不舒，且闻其嗅诸食物，无不极臭，断为暑湿内伏，挟痰阻肺。肺主一身之气，气壅不行，法宜开降，是虚脱之反面也。设投补药，则内闭而外脱，昧者犹以为投补迟疑而不及救，孰知真实类虚，不必以老年怀成见世之愈补愈虚，以至于脱者，大半由此，总须以对证为良药。果一剂而脉至不歇，转为弦滑。再服汗止肢和，便行进粥，数帖而痊。方用紫菀、白前、竹茹、枳实、旋、贝、杏、蒌、兜铃、枇杷叶也。

【点评】王孟英诸案中多见舍症从脉者，而此案为舍脉求症一例。芷卿太夫人患感，他医误用温散，而致肢厥便秘，面赤冷汗，脉来一息一歇，举家惶惶，病家医家皆虑其将脱。王孟英望诊见其面赤，苔黄腻；问诊知患者不渴，且嗅诸食物无不极臭；切诊按其胸闷而不舒。四诊合参，断为暑湿内伏，挟痰阻肺，绝非虚证，处清肺化痰方而愈。

沈辛甫善轩岐之学，其令正体素弱而勤于操作，年逾四秩，汛事过多，兼以便溏，冷汗气逆，参、芪屡进，病日以危。孟英诊曰：心脾之脉尚有根，犹可望也。与龙骨、牡蛎、龟板、鳖甲、海螵蛸、石英、石脂、余粮、熟地、茯苓为方。一剂转机，渐以向愈。【眉批：亦下虚而误补其上者。应补之证，补不如法，尚且致害，况不应补而补者乎？】

陈舜廷患疟久不愈，其体素亏，医皆束手。孟英视之，舌绛无津，微寒溲赤，原属春温化疟，体与病皆不是小柴胡之例，过投温散，热炽阴伤。与竹叶石膏汤，撤热存津而愈。

谢再华室素患肝厥，孟英于癸卯岁授药一剂，六载安然。今夏偶患齿衄，继渐臭腐，头疼汛阻，彻夜无眠。盖秦某作格阳证治，进以肾气汤数服而致剧也。孟英与大剂神犀汤加知、柏，旬日而瘳。

胡韵梅年已逾冠，因夜坐感寒，患头疼恶冷，呕吐肢冷。孟英视之，曰：舌绛脉数，斑疹之候，断非受寒也。幸胡平昔钦信，遂与清透药服之。次日点形圆绽，细询果未出痘，但火势甚炽，恐其惑于俗论，嘱请专科王蔚文会诊。所见略同，一路清凉，自起发至落痂，毫不杂一味温升攻托之药，而满身密布，形色粗紫，浆浓痂黑，便秘不饥，渴无一息之停。苟不如是用药，其能免乎？此建中《琐言》之所以有功于世也。【眉批：此大实之证，故治宜如此。予见一小儿出痘，自始至终参、芪不辍于口，稍停其药，即恹然不振，正与此案相对待。可见用寒用热皆宜随证变通，未可执一而论也。】

【点评】王孟英对叶天士舌诊经验研习颇深，特别注重舌诊在温热病诊断中的应用。于《温热经纬》中批注《温热论》时言："至必验之于舌，乃治温热之要旨。"是案患者病起于"夜坐感寒"，又症见头疼恶寒、呕吐肢冷。起因、症状皆似寒，而王孟英独以"舌绛脉数"断为斑疹之候，即以舌象为辨证关键。

朱养心后人名大镛者，新婚后神呆目瞪，言语失伦。或疑其体弱神怯，与镇补安神诸药，驯致善饥善怒，骂詈如狂。其族兄已生邀孟英诊之。右脉洪滑。与犀角、石膏、菖蒲、胆星、竹沥、知母，吞礞石滚痰丸而愈。

其大父患四肢冷颤，常服温补，延久不痊。孟英切其脉弦而缓，曰：非虚也。与通络方，吞指迷茯苓丸而瘥。

许安卿患咽痛，疡科黄秀元连与升散之药，延及龈肿，牙关不开，舌不出齿，自汗脉涩，绝谷濒危。其族兄辛泉逆孟英往勘。即洗去满颈敷药，而以菊叶捣涂，吹以锡类散，煎犀、羚、元参、射干、马勃、栀、贝、山豆根等药灌之，数日而痊。【眉批：宜降而反升之，宜其病之增剧也。】

庄芝阶舍人三令媳患搐搦，间日而作。孟英诊脉弦数，泛泛欲呕，口苦不饥，凛寒头痛，汛事愆期，溲热如火，乃厥阴暑疟也。投以大剂犀、羚、元参、栀、菊、木通、知、楝、花粉、银花之药，数日而愈。

仲夏淫雨匝月，泛滥为灾；季夏酷暑如焚，人多热病。有沈小园者，患病于越。医者但知湿甚，而不知化热，投以平胃散数帖，壮热昏狂，证极危殆。返杭日，渠居停吴仲庄，浼孟英视之。脉滑实而数，大渴溲赤，稀水旁流。与石膏、大黄数下之而愈。仲庄欲施药济人，托孟英定一善法。孟英曰：余不敢师心自用，考古惟叶天士甘露消毒丹、神犀丹二方，为湿温、暑疫最妥之药，一治气分，一治营分，规模已具，即有兼证，尚可通融，司天在泉，不必拘泥。今岁奇荒，明年恐有奇疫，但甘露二字人必疑为大寒之药，消毒二字世人或误作外证之方，因易其名曰普济解疫丹。吴君与诸好善之家，依方合送，救活不知若干人也。

【点评】此案孟英运用石膏、大黄为主的方剂治愈暑温病，又通过“运气理论”推测来年将有大疫，并主张以叶天士甘露消毒丹、神犀丹两方加减治疗。甘露消毒丹被王氏称为“湿温时疫之主方”，神犀丹则为凉血解毒，治疗暑疫热入营血的良方。经人验证却有良效，故应重视这两个方在防治疫病中的重要作用。

姚禄皆在金凌适遇大水，继而回杭，途次酷热患感。顾某诊为湿邪，与桂枝、葛根药三帖，病乃剧。赵笛楼知其误治，连用清解，因见蓝斑，不肯承手。迓孟英视之，脉细数而体瘦，平昔阴亏，热邪借风药而披猖，营液得温燥而干涸，斑色既绀，危险万分。勉投大剂石膏、知母、白薇、栀子、青蒿、丹皮、竹叶、竹沥、童溲之药，调以神犀丹。三服大解下如胶漆，斑色渐退，而昏狂遗溺，大渴不已。仍与前方，调以紫雪，数剂热退神清，而言出无伦，犹如梦呓，或虑其成癫，孟英曰：痰留包络也。与犀角、菖蒲、元参、鳖甲、花粉、竹茹、黄连、生地、木通、甘草为方，调以真珠、牛黄，始得渐安。改授存阴，调理而愈。

陈蕴泉陡患昏谵，夤夜乞诊于孟英。脉甚滑数，苔色腻黄，乃平素多痰，兼吸暑热。与清解药一剂，化而为疟，脉亦较平。或谓其体弱，不宜凉药，须用人参。渠家惶惑，孟英坚持以为不可。盖暑脉颇类乎虚，而痰阻于肺，呼吸不调，又与气虚短促者相似。平昔虽虚，有病必先去病，况热能伤气，清暑热即所以顾元气也。何新之亦赞是议。遂连投白虎加减而愈。次年春，因丧妾悲悼，复感温邪，失于肃清，病日以甚。迨孟英自豫章归诊，已不救药矣。【眉批：暑证人多不识此二层，昔人虽曾论及，而无此明晰。】

高若舟庶母患脱肛，孟英脉之弦而滑，溲涩苔黄。虽属高年，非虚证也。清其湿热而痊。

谢再华请孟英治乍浦人滞下证，昼夜百余行，不饥不渴而欲呕，腰痛上及于心胸，切其脉颇平和，是寒湿也，与时行暑湿痢大相径庭。投姜、桂、萸、朴之剂，数服霍然。

赵子善患疟，畏冷不饥。孟英诊之，脉滑数，苔黄溲赤，脘闷善呕。投竹叶石膏汤加减，以清伏暑而痊。

王一峰次郎患疟，多服姜、枣温散之药，因致壮热耳聋，谵语殿屎，不寐昏狂，见人欲咬。顾听泉从伏暑治，亦不效。延至初冬，吴爱棠嘱其求诊于孟英。按脉皆滑，即以顾疏犀角等药内加菖蒲、胆星、竹沥、珍珠、牛黄为剂，吞白金丸大驱风痰，极为合法。一服即减，旬日霍然。

继其令堂发热善呕，频吐黏沫，头疼如劈，口苦耳聋，神识昏瞀，脉弦而数。乃伏暑挟内风之鸱张。与犀角、元参、竹茹、花粉、知、翘、苓、斛、栀、菊、雪羹等药，七日而瘳。

王子能参军令正久患吐血，医不能愈，延孟英视之。脉弦滑而搏指，右手较甚，渴喜冷饮，米谷碍于下咽，小溲如沸，夜不成眠。久服滋阴，毫无寸效。孟英以苇茎汤合雪羹，加石膏、知母、花粉、枇杷叶、竹茹、旋覆、滑石、梨汁，大剂投三十剂而痊。继而参军旋省，患久积忧劳，真阴欲匮，竟难救药，寻果仙游。

余朗斋令堂秋间患伏暑，孟英已为治愈。失于调理，复患气冲自汗，肢冷少餐，攻补不投，仍邀孟英治之。与填补冲任，清涤伏痰法，合甘麦大枣以补血而愈。

高瑞生令弟疟久不痊，形消不食，医谓虚也，投补药而更增自汗。孟英诊之，脉弦滑，脘下聚气。投小陷胸，加竹茹、旋、枳，以开痰结，渐能纳谷。继以清养，病去肌充。

【点评】余朗斋令堂案为疟后失于调理，见自汗者；高瑞生令弟案为疟久不愈，误投补药自汗者。虽两案病者皆由疟病而见自汗，但其病机不尽相同。前案病者为老年女性，气冲、肢冷乃下元冲任不足之象，自汗为气虚肌表失于固摄，纳少恐为伏痰留恋。故予填补冲任、清涤伏痰为主治疗，并且合以甘麦大枣汤补益心脾之气，以防其复发。后案病者为年少者，疟病留连气分不解，故见形消而不食，当为疟邪久留所致，而非虚证，故补药反助其势。结合脉弦滑、不欲食、脘胀闷来看，当为疟邪与痰热相结与胃脘。故孟英予小陷胸汤加竹茹、旋覆花、枳实以清热化痰，行气散结。痰气得开，则渐能纳谷，邪去正气自然得安，故诸症自除。

张篪伯纪纲李贵患感数日，忽然昏厥，比沿途追求孟英往视，业已薄暮。主人谓：自朝至此，一息奄奄，恐不及灌药矣，实不便屈诊。孟英曰：余既来，且视之。见其面色灰黯，戴眼口开，按其脉尚不绝。与菖蒲、胆星、竹茹、旋覆等为剂，和入童溺，调以牛黄至宝丹灌之。覆杯而起。

吴酝香大令宰金溪自春仲感冒而起，迨夏徂秋，痰多气逆，肌肉消瘦。延至初冬，诸证蜂起，耳鸣腰痛，卧即火升，梦必干戈，凛寒善怒。多医咸主补虚，迄无小效。卧理南阳，已将半载。群公子计无所施，飞函至家，嘱大公子汾伯副车叩求孟英来署，已冬仲之杪日矣。诊脉弦细，而左寸与右尺甚数，右寸关急搏不调，且病者颈垂不仰，气促难言，舌黯无苔，面黧不渴。孟英曰：病虽起于劳伤挟感，而延已经年，然溯其所自，平昔善饮，三十年来期在必醉，非仅外来之客邪失于清解，殆由内伏之积热久锢深沉，温补杂投，互相煽动，营津受烁，肉削痰多，升降愆常，火浮足冷，病机错杂，求愈殊难。既承千里相招，姑且按经设法。以石膏、知母、花粉、黄芩等清肺涤痰，青蒿、鳖甲、栀子、金铃等柔肝泄热，元参、女贞、天冬、黄柏等壮水制火，竹茹、旋覆、杷叶、橘红等宣中降气，出入为方。间佐龙荟丸直泻胆经之酒毒，紫雪丹搜逐隧络之留邪。服三剂而舌布黄苔，蕴热渐泄。服六剂而嗽减知饥，渴喜热饮，伏痰渐化。季冬八日。即能出堂讯案。十剂后凛寒始罢，足亦渐温，肺气已得下降。望日出署行香，继而兵火之梦渐清，夜亦能眠，迎春东郊，审结积案，亦不觉其劳矣。方中参以西洋参、生地、麦冬充其液，银花、绿豆、雪羹化其积。至庚戌岁朝，各处贺年，午后护日，极其裕如，且肌肉渐丰，面黑亦退，药之对病，如是之神！调养至开篆时，起居如旧，各恙皆痊，而孟英将赴宜黄杨明府之招，酝香为录其逐日方案，跋而帙之，兹特采其大略如此。【眉批：酝香之证，予于五月间曾为一视，知其感受温邪，投以清解。三服后颇觉轻减，又以赴饮而病复如故，然步履尚无恙也。后乃惑于温补之说，熟地、鹿胶等腻滞之药恣服不辍，比孟英至而其势已棘，虽逐渐清解，大势向愈，然病久元虚，邪去而正亦随之，此所以终于不起也。】

定州杨素园明府宰宜黄吏治有声，精于医学。其夫人多病，自治不痊。毗陵吴子和嘱其函恳酝香，屈孟英诊视。而孟英因母老，急欲旋里，坚辞不往，即据来信所述病状，拟方立案云：细阅病原，证延二十余年，始因啖杏，生冷伤乎胃阳，肝木乘虚，遂患肋疼挛掣。身躯素厚，湿盛为痰，温药相投，是其效也。驯致积温成热，反助风阳，消烁胃津，渐形瘦削。而痰饮者，本水谷之悍气，缘肝升太过，胃降无权，另辟窠囊，据为山险。初则气滞以停饮，继则饮蟠而气阻，气既阻痹，血亦愆其行度，积以为瘀。前此神术丸、控涎丹之涤饮，丹参饮、桃核承气之逐血，皆为杰构，已无遁情。迨延久元虚，即其气滞而实者，亦将转为散漫而无把握矣。是以气升火浮，颧红面肿，气降火息，黄瘦日增，苟情志不怡，病必陡发，以肝为刚脏，在志为怒，血不濡养，性愈侜张。胃土属阳，宜通宜降，通则不痛。六腑以通为用，更衣得畅，体觉宽舒，是其征也。体已虚，病似实，虚则虚于胃之液，实则实于肝之阳。中虚原欲纳食，而肝逆蛔扰欲呕，吐出之水已见黑色，似属胃底之浊阴，风鼓波澜，翻空向上，势难再攻。承示脉至两关中取似形鼓指，重按杳然，讵为细故。际此春令，正鸢飞鱼跃之时，仰屋图维，参彻土绸缪之议，是否有当，仰就斤绳。

沙参八钱　鲜竹茹四钱　川椒红二分　乌梅肉炭六分　茯苓三钱　旋覆三钱　金铃肉二钱　柿蒂十个　仙半夏一钱　淡肉苁蓉一钱五分　吴萸汤炒黄连四分　冬虫夏草一钱五分

另用炙龟板、藕各四两，漂淡陈海蛇二两，凫茈一两，赭石四钱，先煮清汤，代水煎药正月十四日。

上拟方案，来差星夜赍回，于十六日到宜。素园读案狂喜，以为洞见脏腑，必欲孟英一诊，以冀霍然。遂夤夜备舆，专丁持函，求孟英暂缓归期。酝香笃于寅谊，再四劝驾，并嘱四令郎季眉偕行。孟英迫于情不可却，二十二日抵宜署。初诊案云：证逾二十年，右肋聚气，有升无降，饮阻不宣，呕逆减餐，亦将半载。二便非攻不畅，容色改换不常，吐苦吞酸，苔黄舌绛，渴喜冷饮，畏食甘甜，甘能缓中，冷堪沃热，病机于此逗露，根深难即蠲除，标实本虚，求痊匪易。据述脉亦屡迁，似无定象，夫既流善幻，显属于痰，兹按脉左缓滑，右软迟，两尺有根，不甚弦涩，是汛愆因乎气阻，尚非阴血之枯。春令肝木乘权，胃土久受戕克，病已入络，法贵缓通，通则不痛，腑以通为补，法虽时变，不能舍通字以图功。布鼓雷门，诸希教正。

沙参八钱　鲜竹茹四钱　青黛五分　旋覆三钱　酒炒黄连六分　白前一两　生白蒺三钱　紫菀一钱　海石五钱　川楝肉三钱　川贝一两　黑栀三钱

另以生蛤粉、生冬瓜子、芦根、芦菔各一两，丝瓜络五钱，漂蛇二两，柿蒂十个，先煮汤，代水煎药，葱须二分后下。

再诊：左脉如昨兼弦，右寸亦转缓滑，中脘气渐下降，二便欲解不行。盖升降愆常，枢机窒涩，由乎风阳浮动，治节横斜。肺既不主肃清，一身之气皆滞也。轻可去实，先廓上游。

前方去海石，加瓜蒌三钱、枳实一钱。

三诊：脉来较静，小溲渐行，虽未更衣，已能安谷，浊得下降，导以清通。

前方去贝、楝，加归尾钱半、桃仁十粒，送服导水丸十粒。

四诊：腿凉便滞，气少下趋；颧面时红，火炎上僭；两肋较热，络聚痰瘀。叠授清宣，更衣色黑，噫气渐罢，酸水不呕，纳谷颇增，脉稍和缓。法仍缓导，冀刈根株。

前方去枳实、归尾，减导水丸五粒。

五诊：各恙皆减，眠食渐安，火犹易升，头疼面赤，颊酸结核，胁热未蠲，脉渐柔和，且参清养。

前方去白前、青黛、紫菀、黄连，加银花、贝母、黄菊、丹参、陈细茶、橄榄。

六诊：积痰下降，颈核渐平，舌紫口干，卯辰热僭，阴虚木旺，气道尚未肃清。养血靖风，自可使其向愈。

前方去陈茶、葱须，加石斛。

留赠善后方便色转正用此：

沙参八钱　冬虫夏草二钱　女贞三钱　丹参三钱　鲜竹茹四钱　川斛五钱　盐水泡橘红八分　黄菊三钱　旋覆三钱　黑栀三钱　川贝四钱金铃肉钱半

另以炙鳖甲、漂蛇各一两，苇茎二两，丝瓜络五钱，煮汤代水煎药。

又诸恙尽瘳，用此滋养：前方去橘红、菊花、金铃、栀子、旋覆，加石英、沙蒺、茯苓各三钱，苁蓉、当归各钱半，汤引去苇茎，加炙坎版一两，藕二两。【眉批：予室人患痰饮胁痛二十年矣。初则畏寒喜热，颇宜健脾利气之品。至甲辰冬服神术丸一料，夙患顿捐，渐不畏寒。己酉冬，因气恼而复病，误服游山散钱许，势遂披猖，得孟英诊视，始渐就安痊。但痰饮未能尽除，每日须按摩数百下，嗳气数十口，方觉稍快，否则胸痞异常，二便恒秘，而便出仍不干燥，偶有时二便通调，则为之体适者终日，正《内经》所谓得后与气则快然而衰也。明明痰饮之证，特以阴血久亏，既不任香燥，而气机素滞，又不利滋填，遂至莫可为计，安得孟英常加诊视而尽刈其根株耶?】

【点评】此为杨素园夫人一案。杨照藜，字素园，定州人，曾任宜黄县知事。据其自言“自束发受书，笃嗜轩岐之学”，其自幼喜爱医学，儒而仕，且兼医，书房名“吟香书屋”。在此案之前，杨素园曾偶于坊间得到王孟英所著《霍乱论》，读后叹曰：“其理明，其词达，指陈病机，判然若黑白之不可混淆，以为饲鹤山人之流亚，私心窃向往之。”十分钦佩向往。然而因“二千里山遥水阻，必无相见之期”，心存遗憾。己酉年(1851)因其妇人多病，孟英为治，二人相识并引为知己。杨素园为王孟英《古今医案按选》评点，并合《回春录》《仁术志》为一编，易名为《王氏医案正续编》，详加评校，又作《温热经纬》书序，足见二人交情甚笃。

余侄森伯患发热面赤，渴而微汗，孟英视之曰：春温也。乘其初犯，邪尚在肺，是以右寸之脉洪大，宜令其下行，由腑而出，则即可霍然。投知母、花粉、冬瓜子、桑叶、杷叶、黄芩、苇茎、栀子等药，果大便连泻极热之水二次，而脉静身凉，知饥啜粥，遂痊。设他人治之，初感总用汗药，势必酿成大证。

王氏医案续编卷七

谢谱香素体阴虚，忽患环跳穴痛，始而下及左腿，继而移于右腿，甚至两足转筋，上冲于腹间，或痛自乳起，下注于髀，日夜呼号，肢冷自汗，略难反侧，医见其血不华色，辄投补剂。迨仲春孟英自江西归，诊脉弦软微滑，畏热知饥，溲短便坚，舌红不渴，乃阴虚而痰气滞于厥阴也。以苁蓉、鼠矢、竹茹、丝瓜络、橘核、茴香汤炒当归、吴萸汤炒黄连、川椒汤炒乌梅、延胡汤炒楝实、海蛇、凫茈为剂。一服即减，数啜而安，继与虎潜加秦艽而起。

陈建周令郎患春温，初起即神气躁乱，惊惧不眠，两脉甚数。孟英谓温邪直入营分也。与神犀丹佐紫雪，两剂而瘥。夏间吴守旃暨高若舟令郎、胡秋纫四令爱患温，初起即肢瘛妄言，神情瞀乱，孟英皆用此法，寻即霍然。世人每执汗解之法为初感之治，孰知病无定体，药贵得宜，无如具眼人稀，以致夭枉载道，归诸天数，岂尽然欤？

鲍继仲于季春望日忽然发冷而喘汗欲厥，速孟英视之，脉沉弦而软滑带数，是素患痰饮，必误服温补所致也。家人始述去冬服胡某肾气汤，颇若相安，至今久不吐痰矣。孟英曰："病在肺，肺气展布，痰始能行，虽属久病，与少阴水泛迥殊，辨证不明，何可妄治？初服颇若相安者，方中附桂刚猛，直往无前，痰亦不得不为之辟易。又得地黄等厚浊下趋之品，回护其跋扈跳梁之性。然暴戾之气，久而必露，柔腻之质，反阻枢机，治节不伸，二便涩少，痰无出路，愈伏愈多，一朝卒发，遂壅塞于清阳升降之路，是以危险如斯。须知与少阴虚喘，判分霄壤，切勿畏虚妄补。”投以薤、蒌、枳、杏、旋、赭、橘、半、菀、茹、芦根、蛤粉、雪羹之剂而平。继与肃清肺气而涤留痰，匝月始愈。

【点评】此案为痰阻清阳喘厥与少阴虚喘之辨，患者初被误诊为少阴虚证，用肾气汤而暂安，因痰邪为药性所抑，日久则枢机不利，伏痰结滞亦日重，故发为喘汗欲厥重症。王氏疏方以《金匮要略》瓜蒌薤白半夏汤为主方，以薤白温通疏达气机，伍以半夏、瓜蒌行气解郁，化痰散结，再配伍枳、杏、旋、赭、橘等，重在疏瀹气机，枢机得畅则痰饮自消。

王皱石广文令弟患春温，始则谵语发狂，连服清解大剂，遂昏沉不语，肢冷如冰，目闭不开，遗溺不饮，医皆束手。孟英诊其脉弦大而缓滑，黄腻之苔满布，秽气直喷，投承气汤加银花、石斛、黄芩、竹茹、元参、石菖蒲，下胶黑矢甚多而神稍清，略进汤饮。次日去硝、黄，加海蛇、芦菔、黄连、石膏，服二剂而战解肢和，苔退进粥，不劳余力而愈。继有张镜江邀治叶某，又钱希敏之妹丈李某，孟英咸一下而瘳。惟吴守旃之室暨郑又侨皆下至十余次始痊。今年时疫盛行，医多失手，孟英随机应变，治法无穷，救活独多，不胜缕载。【眉批：此正吴氏所谓凉药无涤秽之功而反冰伏其邪也。】【眉批：吴又可之法，切于疫而不甚切于温，观此可见。】

【点评】此案初起即见伏热蕴结阳明。阳明之热循络上扰于心，故见谵语、发狂等，实乃胃火扰心。然连服大剂清解，阳明以通为用，里实未解，寒凉反致邪热痰浊遏伏于里，气机阻闭，故病人见昏沉不语，肢冷如冰等热极似寒等假象。病人舌苔黄腻满布，脉象弦大缓滑，秽气喷人，且大剂清解不效而反致成厥之证，虽未点明腹部硬满拒按等大实证，孟英断为阳明有形邪结。

叶天士云：“再论三焦不得从外解，必致成里结，里结于何，阳明胃与肠也，不可以气血之分，就不可下也。”以通腑泻下、泄热豁痰为法，务在解除痰热里结阳明，而使腑气通畅。故用泻下峻猛之大承气汤加银花、黄芩、竹茹、玄参、石菖蒲，服后果下胶黑之矢而神识稍清。此时虽腑气闭阻已通，当仍有气分痰热不易解除，故乃去硝、黄之攻逐有形燥结之品，又加黄连、石膏、海蜇、莱菔，合为清热泻火、化痰顺气之剂，俾使痰热开，气机畅，邪气有外出之势，热达腠开，邪从战汗外解，余证得消。

褚芹香女校书患汛愆寒热，医以为损，辄投温补，驯致腹胀不饥，带淋便秘，溲涩而痛。孟英诊脉弦劲而数，乃热伏厥阴，误治而肺亦壅塞也。与清肃开上之剂，吞当归龙荟丸两服，寒热不作而知饥，旬日诸恙悉安。

闻氏妇孟夏患间疟而妊身八月，数发后热炽昏沉，腰疼欲堕，张养之嘱援于孟英。脉来洪滑且数，苔色黄腻垢浊，与黄芩、知母、竹茹、竹叶、银花、桑叶、丝瓜络、石斛、石膏、石菖蒲，一剂而痊。【眉批：案中所载多温疟、暑疟，故治多凉解。疟证多端，寒热俱有，不可执一而论。此证亦温疟也。】

朱佳木令尊患间疟，年逾七旬，人颇忧之。孟英切脉弦滑，脘闷苔黄，曰：“无恐也。”投清热涤痰药，数剂霍然。

李明府令正年逾花甲，素患痰嗽，近兼晡热不饥，头疼不食，医治罔效。姚小荷荐孟英视之。脉滑数，乃痰火内伏，温热外侵。投石膏药二服而热退知饥，又数剂并宿恙而愈矣。

宋氏妇患感，反覆已经向痊，忽然腹胀上至心下，气喘便泻溺闭，汤饮不能下咽，自汗不能倚息。家人皇皇，且极贫不能延诊，走乞孟英拟方挽救。因以桂枝、石膏、旋、赭、杏、朴、芩、半、黄连、通草为剂，果覆杯而病若失。张养之目击，叹为神治。

翁嘉顺之妇弟吴某劳伤之后发热身黄，自以为脱力也。孟英察脉软数，是湿温重证。故初起即黄，亟与清解，大便渐溏，小溲甚赤，湿热已得下行，其热即减。因家住茅家埠，吝惜舆金，遽尔辍药，七八日后复热，谵语昏聋，抽痉遗溺，再恳孟英视之。湿热之邪扰营矣。投元参、犀角、菖蒲、连翘、竹茹、竹叶、银花、石膏泄卫清营之法，佐牛黄丸、紫雪丹而瘳。臀皮已塌，亟令贴羊皮金，不致成疮而愈。

【点评】此案病者服药后出现大便溏、小便赤，非病势加重，乃湿热从二便去之征，湿热既下行，其热有得减之势。然病家擅自停药，导致湿热渐欲入营，故见复发热、昏聩谵语、抽搐遗尿，有内闭外脱之势，病情颇为危急，故孟英急予凉营开窍，化痰开窍为治。方中犀角、玄参凉血，石膏、竹叶、银花、连翘清气分之热，菖蒲、竹茹开窍化痰。并合安宫牛黄丸、紫雪丹以增其清心开窍之功。

朱悙书令正患感，吴某与表药二帖，发出赤疹，神气渐昏。叶某知其素患耳聋目障，为阴虚之体，改用犀角地黄汤，二剂而遗溺痉厥。始延孟英视之。曰：虽形瘦阴亏，邪易扰营，幸非湿盛之躯，尚可设法。但心下拒按，呃逆便秘，是痰热尚阻气分，误服升提，每成结胸。地黄滋滞，实为禁药，今人临证不能详审，往往用非所当用。本年败证甚多，余每见神未全昏，便不甚秘，惟胸前痞结，不可救药而死者，皆升提之误进，或滋滞之早投也。石北涯在旁闻之，叹曰：无怪乎君素以犀角地黄汤奏奇绩，而他人效尤屡偾事，岂非能与人规矩，不能与人巧耶？于是以犀角、元参、茹、贝、旋、蒌、杷、菀、白前、菖蒲为方，调紫雪。两服呃逆止，神渐清，而咽疼口渴。乃去紫雪、前、菖，加射干、山豆根、知母、花粉，吹以锡类散。二日咽喉即愈，胸次渐舒，疹回热退。去犀角、紫菀、射干、豆根，加银花、栀子、竹叶、海蛇、凫茈，渐安眠食，惟大解久不行。孟英曰：腹无痛苦，虚体只宜润养。佐以苁蓉、麻仁、当归、生地等药，多服而下，遂愈。

李德昌之母仲夏患感，医诊为湿，辄与燥剂，大便反泻；遂疑高年气陷，改用补土，驯致气逆神昏，汗多舌缩。已办后事，始乞诊于孟英。脉洪数无伦，右尺更甚，与大剂犀角、石膏、黄芩、黄连、黄柏、知母、花粉、栀子、石斛、竹叶、莲心、元参、生地之药，另以冷雪水调紫雪。灌一昼夜，舌即出齿，而喉舌赤腐，咽水甚痛。乃去三黄，加银花、射干、豆根，并吹锡类散。三日后，脉证渐和，稀糜渐受，改授甘凉缓剂。旬日得坚黑矢而愈。

余朗斋形瘦体弱，患间日疟，寒少热多，二便涩滞，脘膈闷极，苔腻不渴。孟英切脉缓滑而上溢，曰：素禀虽阴亏，而痰湿阻痹，既不可以提表助其升逆，亦未宜以凉润碍其枢机。投以滑、朴、茹、旋、通草、枇杷叶、苇茎、郁金、兰叶之方，苔色渐退。即去朴、郁，加连、枳、半夏，胸闷渐开，疟亦减，便乃畅。再去滑、半、连、枳，加沙参、石斛、橘皮、黄芩，浃旬而愈。【眉批：运枢机、通经络为孟英用药秘诀。无论用补用清，皆不离此意，细观各案自知。】

董哲卿贰尹令正胎前患嗽，娩后不痊，渐至寝汗减餐，头疼口燥，奄奄而卧，略难起坐。孟英诊脉虚弦软数，视舌光赤无苔，曰：此头疼口燥，乃阳升无液使然，岂可从外感治？是冲气上逆之嗽，初非伤风之证也。与苁蓉、石英、龟板、茯苓、冬虫夏草、牡蛎、穞豆衣、甘草、小麦、红枣、藕，数帖嗽减餐加，头疼不作，加以熟地，服之遂愈。

庆云圃观察令郎恩荫堂司马陡患偏坠，医与茴香、芦巴、乌药、荔核等剂，遂痛不可忍，浼赵棠村鹾尹邀孟英视之。按其脉肤甚热，曰：非疝也。睾丸肿痛必偏于右，此湿热时邪也，设以疝治之必成痈。按法治之，果覆杯而痛减，三服而便行热退。因食羊肉，肿痛复作，再与清解，谆嘱慎口腹而瘳。

吴宪章年逾花甲患感，医知其为湿温也，投药不应，而仍能起榻理事。石北涯拉孟英视之，冀其勿致加剧。及诊脉左寸数疾，余皆软大，谷食略减，便溏溲少，苔色腻黄，舌尖独黑。孟英不肯予方，人咸诧之。因曰：证原不重，吾以脉象舌色察之，是平昔曲运心机，离火内亢，坎水不制，势必自焚，况兼湿温之感乎？果数日而殒。

【点评】患者花甲之年患感，症似不重，尚能起榻理事。而王孟英以舌、脉断为不治，不肯予方。前《王氏医案续编》卷一顾石甫宰娄县案，患者病症亦非危重，而王孟英以“脉来瞥瞥如羹上肥，而左寸如钩”的心之真脏脉断为不治。此二案可参看。

黄纯光年七十八岁，患湿温，至旬余，脉形歇代，呃忒连朝，诸医望而畏之。孟英诊曰：脉虽歇而弦搏有根，是得乎天者厚，虽属高年，犹为实象。参以病深声哕，原非小故，而二便窒涩，苔腻而灰，似腑气未宣，痰湿热阻其气化流行之道也。清宣展布，尚可图焉。何新之韪其议，因以旋、茹、栀、楝、杷、杏、萸、连、菀、蒌、雪羹为剂，片通草一两煎汤煮药，投匕即减。数服而大吐胶痰，连次更衣，遂安粥食。惟动则嗽逆，渐露下虚之象，予西洋参、龟板、牡蛎、苁蓉、石斛、牛膝、冬虫夏草、石英、茯苓、当归等药，而各恙递安。继加砂仁、熟地而起。

钱闻远自春间偶患痰嗽，医投苏葛而失音，更医大剂滋补，渐致饮水则呛，久延愈剧，邀孟英诊曰：左寸动数，尺细关弦，右则涩，乃心阳过扰而暗耗营阴，肺金受烁，清肃不行，水失化源，根无荫庇，左升太过，右降无权，气之经度既乖，血之络隧亦痹，饮水则呛，是其据也。金遇火而伏，其可虑乎？继而瘀血果吐，纳食稍舒，老医严少眉以为可治，竭力图维，仍殒于伏。

汤西塍年逾花甲，感证初起，周身肤赤，满舌苔黄，头痛腰疼，便溏溲痛，伊亲家何新之诊为险候，嘱延孟英诊之。脉见弦细而软，乃阴虚劳倦，湿温毒重之证，清解之中，须寓存阴，以犀角、羚、苓、茹、银、翘、桑、苇、通草、兰叶为方，煎以冬瓜汤。服之偏身赤疹，而左眼胞忽肿，右臂酸疼不举，耳聋神不清爽。亟以元参、丹皮、菊花、栀子、桑枝、丝瓜络、石斛、竹叶煎调神犀丹为剂。偶邀疡科视外患，亦知病因湿热，连进木通等药，脉更细弱，神益昏惫，饮食不进，溲涩愈疼，新之以为难挽矣。孟英曰：急救阴液，尚可转机。授复脉汤去姜、桂、麻仁，易西洋参，加知母、花粉、竹叶、蔗浆灌之。一剂神苏脉起，再服苔退知饥，三啜身凉溺畅，六帖后肤蜕安眠，目开舌润。或疑甘柔滑腻之药何以能清湿热，孟英曰：阴虚内热之人，蕴湿易于化火，火能烁液，濡布无权，频溉甘凉，津回气达，徒知利湿，阴气先亡，须脉证详参，法难执一也。又服数剂后，忽然肢肿，偏发风块，瘙痒异常。或又疑证之有变也。孟英曰：此阴液充而余邪自寻出路耳。与轻清药，数帖果瘥。

赵菊斋仲媳素患阴虚内热，时或咯血，去年孟英已为治愈。既而汛事偶愆，孟英诊曰：“病去而孕矣。”今春娩后患泻，适孟英赴豫章之诊，专科进以温热之方而咳嗽乃作，更医改授养营之剂，则滑泄必加。签药乩方，备尝莫效。比孟英归，投以甘麦大枣，配梅连之法，证渐轻减。继为其姻党尼之，多方蛮补，遂致腹痛减餐，日下数十行，皆莹白坚圆如白蒲桃之形，上萦血丝。菊斋悔闷，仍乞援于孟英。予仲景当归生姜羊肉汤，每剂吞雅胆仁二十一粒，以龙眼肉为衣。果两服而便转为溏，痛即递减。再与温养奇经之龟板、鹿霜、归、苓、杞、菟、甘、芍、乌鲗、苁蓉、蒲桃、藕等药，调理而痊。

海盐任斐庭馆于关琴楚家，季夏患感，黄某闻其身热而时有微寒也，进以姜、萸、柴、枣等药，数帖热愈壮而二便不行。更医连用渗利之剂，初服溲略通，既而益秘，居停以为忧，始延孟英视焉。证交十四日，骨瘦如豺，脉弦细而涩，舌色光紫，满布白糜，夜不成眠，渴不多饮，粒米不进，少腹拒按，势将喘逆，虽属下证而形脉如斯，法难直授。先令取大田蠃一枚、鲜车前草一握、大蒜六瓣，共捣烂，加麝香少许罨脐下水分穴外治法甚妥，方以元参、紫菀、栀子、知母、花粉、海蛇、凫茈、苁蓉、牛膝、天冬为剂，加鲜地黄汁服之。其夜小溲即行，气平略寐。又两剂，大解始下，退热而渐进稀糜。乃去雪羹、栀、菀、苁蓉、膝、地黄汁，加西洋参、麦冬、石斛、干生地、竹茹、银花等药。又服十余帖，凡三解黑矢而舌色复于红润，眠食渐安而起矣。

庄芝阶舍人令爱孀居在室，陡患气冲欲厥，脘痛莫当，自服沉香、吴萸等药，病益剧而呕吐发热，略有微寒。孟英按脉弦滑且数，苔色滑腻微黄，而渴喜冷饮，便秘溲热，眠食皆废，是伏痰内盛，肝逆上升，而兼吸受暑热也。予吴萸水炒黄连、枳实、竹茹、瓜蒌、石膏、旋覆、赭石、知母、半夏、雪羹。服二剂吐止痛减，五剂热退而解犹不畅。旬日始得豁然，乃去石膏、知母、旋、赭，调之而愈。

【点评】王氏此案处方用药实际包含数个成方在内：黄连、半夏、瓜蒌为小陷胸汤，针对伏痰内盛，化痰宽胸散结；竹茹、石膏、半夏又有竹叶石膏汤之义，清未解之余热；吴茱萸水炒黄连则为左金丸之义，平肝和胃止呕；旋覆花、代赭石、半夏为旋覆代赭汤主药，降肝逆，化痰结。药味不多，而组方井井可法。

陈书伯太史令弟妇娩后三日，发热汗多，苔黄眩悸。孟英切脉弦细虚数，乃营阴素亏，酷热外烁，风阳浮动，痉厥之萌也。予元参、白薇、青蒿、生地、小麦、穞豆衣、石斛、鳖甲、竹叶。两剂热退知饥，悸汗不止。去蒿薇，加龙、牡、莲心、龟板、石英而安。继又暑风外袭，壮热如焚，渴饮不饥，睹物尽赤，改授白虎加西洋参、竹叶、莲杆，一啜而瘳，仍与镇摄滋潜善其后而愈。

顾氏妇半产后因吃饭脘痛，人以为停食也，进以消导，痛甚发热，卧则右肋筋掣难忍。孟英曰：此非发散攻消可疗。予旋覆、丝瓜络、冬瓜子、莲杆、苇茎、竹茹、贝母、枇杷叶、兰叶、通草为方，一剂知。二剂已。

高氏妇因戒鸦片而服外洋丸药，诸无所苦，惟便秘不通，医治两月，迄不能下，且仍安谷，而面赤龈胀欲挑，每以银针嵌入齿缝，而拔出之时银色已如煤黑。孟英诊脉滑数，予犀角、石膏、硝、黄、升麻、蜣螂为剂，和以鲜银花汁一杯解毒妙品。服后夜间登圊三四行而病去及半，再予清解化毒而痊。

太仓陆竹琴令正陡患心悸，肢冷如冰，其子皇皇浼吴江程勉耘恳援于孟英。察其脉浮弦而数，视其舌尖赤无苔，乃阴虚阳越，煎厥根萌。予元参、二至、三甲、龙齿、石英、生地、牛膝、茯神、莲子心而愈。

【点评】孟英合参脉证及舌象，明辨此案病者为煎厥先兆。病者陡发心悸，为心阳浮越；肢冷如冰，为阳气浮越于上，不能布达四肢；脉浮弦而数，为肝阳上越；舌尖赤无苔，则为阴亏阳亢之征，总属阴虚阳越。若阳越，气血并走于上，则发煎厥，必致昏仆。“煎厥”一词出自《素问·生气通天论》，其因内热销铄阴津，渐致阴精亏耗，阴阳失衡，亢阳浮越而成，病发急骤。孟英从煎厥病机出发，治以滋阴潜阳安神为法。方中玄参、生地、牛膝、女贞子滋补肝肾之阴，配三甲（牡蛎、龟甲、鳖甲）、石英，重镇滋阴潜阳；伍龙齿、茯神，安神定悸；又佐旱莲草、莲子心，清心凉血。本方药味精当，切中病机，故用之甚效。

赵子循室娩后服生化汤二帖，更因惊吓，三朝发热，连投四物、六合等汤，病日以甚，半月后始延孟英诊之。脉象左弦急，右洪滑数，苔黄大渴，谵语嗽痰，恶露仍行，唇齿干燥。是因阴虚之体，血去过多，木火上浮，酷暑外烁，津液大耗，兼有伏痰之候也。亟与营卫两清，冀免他变。而母家极畏石膏，坚不与服。越三日，势益剧。计无所施，子循之叔笛楼与其表兄许芷卿，径以白虎加减投之，证有转机。冀日再迓孟英会同笛楼暨其舅氏许吉斋山长协商妥治，咸是王议，且以西瓜汁助其药力，热始日渐下行，二便如火。又数日，渐安粥食，神气亦清，起坐梳头，夜能静寐。然热蕴太久，下焦患痈，脓虽即溃，阴液漏伤，脉复空数浮大，便泄善嗔，口干多梦，皆木少水涵，烁津侮胃之见证也。孟英与笛楼商以白头翁汤加龙骨、三甲、甘草、木瓜以育阴潜阳，余粮石脂丸中加梅连以息风镇胃，果得疮口脓干，餐加泻止，脉柔热净，苔退神怡。正须善后，甫授滋填，不期酷热兼旬，甘霖忽降，窗开彻夜，复感风邪，身热微寒，鼻流清涕，而阴液久夺，外患未痂，培养碍投，又难发汗，肝风内应，瘛瘲旋形，九仞之功，遂成画饼。门外汉未免以成败论，然此案自堪传也。【眉批：仍是阴血大虚，故变证如此，非尽由于风邪也。】

【点评】产后多虚多瘀是医者、病者之所共识，而生化汤更是产后“通用”之方。然而不辨证候而概用之，难免产生药误。王氏医案中服生化汤致误者殊不少见。其后所用四物汤为血虚所设，六合汤则为血瘀所设(六合汤出自《易简方》，由当归、生地、川芎、芍药、莪术、官桂6味药组成，主治经血凝滞、腹内气血作痛诸症)。患者素体阴虚，内有火热却未得及时清解，屡经迁延，终成痰火重症，因此方疏白头翁汤加味以大力清解。此案先失于药误，后失于调养，殊可叹矣！

陈某患嗽，嗽则先吐稀痰，次则黄浓甜浊之痰，继之以深红带紫之血，仍能安谷，别无所苦，多药不愈。孟英切其脉缓大而右关较甚，乃劳倦伤阳，而兼湿热蕴积也。予沙参、生薏苡、木瓜、茯苓、竹茹、桑叶、枇杷叶、生扁豆、苇茎、花粉为剂，吞松石猪肚丸而愈。

王瘦石夫人患滞下，腹痛微呕，不饥口苦，溲短耳鸣。孟英诊曰：脉见细弱之形，肌无华泽之色，汛不行而早断，舌紫黯以无津，是素质阴亏，情怀悒郁，二阳默炽，五液潜消，虽吸暑邪，莫投套药。予白头翁汤加雪羹、银花、栀子、楝实先清暑邪，数剂而减。继去雪羹，加生地、苁蓉、柿饼、藕汁而安。改授甘麦大枣加西洋参、生地、苁蓉、竹茹、归、芍、蒲桃干，而以藕汤煎服，调养体质以痊。

王氏医案续编卷八

《仁术志》者，海丰张君柳吟所题孟英之医案也，吾师赵菊斋先生暨庄舍人芝阶为之序，余以未与其事，深以为歉。秋间偶过孟英，适有陈姓者牵羊来谢，孟英颇疑之。其人曰：三月间，次媳患时感而气逆不能眠，医皆畏却，特延君诊。甫按脉，云甚滑疾，是为娠象，用药必须顾及。此时次媳于去秋娩后，月事尚未一行，君为此言，阖家未尝不窃笑也。迨疾渐平，哺儿之乳亦不觉少，虽自问亦断断非孕。至六月间，腹渐胀，方谓有病。不料昨日倏产一孙，举家敬服高明，故来致谢耳！孟英因谓余云：昨诊魏子恒之室，亦妊也。诸医作虚损治，脉虽虚微软数，而滑象仍形。病家深不以吾言为然者，缘病人之女兄二人皆死于虚劳也。然其伯仲之证吾皆诊焉，今已十余年矣，犹忆伯字于关氏，未嫁而卒，证非不治，亦为药误。病中阅吾方案，极为折服，且曰先生来暮，侬不能起矣，前此延致诸名家，徒曰虚证宜补而不治其所以虚，方则群聚补药，必以地黄为之冠，虽有参芪亦列于后，即使用药不乖，而阳生阴长，气为血帅之旨，尚未分晓，况其他乎？吾闻而愕然，何以闺中女子亦解谈医？细询始知为乾隆间名医吴颖昭先生之女孙也，尤为惋惜。仲适于陈少帘少府，的系损证。若季者，因其家怀先入之见，遂致医人迎合误事，岂不可叹？迨秋仲果闻魏氏分娩，母子皆亡，方叹孟英之卓见为不可及也。爰采秋冬诸案之治法不同于寻常者，而续成一卷云。

便血至三十余年，且已形瘦腰疼，嗽痰气逆，似宜温补之法矣。

而嘉定沈酝书患此濒危，求孟英以决归程之及否，比按脉弦数，视舌苔黄，询溺短赤，曰：痔血也，殆误于温补矣。肯服吾药，旬日可瘳。酝书欣感，力排众论，经服其方，果不旬而愈。方用苇茎合白头翁汤，加枇杷叶、旋覆花、侧柏叶、藕，是肃肺祛痰、清肝凉血互用也。【眉批：徐灵胎批叶案云：便血无至十余年者，惟痔血则有之。今便血三十余年，不问可知为痔血矣。惟徐氏未尝出方，孟英此案足为程式。】

产后诸证，首必通瘀，然有不可以常理测者。表弟周鹤庭室新产晕汗，目不能开，心若悬旌，毫无恶露。乃父何君新之按其脉有虚弦豁大之形，亟拉孟英图之，予以三甲、石英、丹参、琥珀、甘草、小麦、穞豆衣等药滋阴镇逆，仍兼行血之品，斯灵动而不滞。覆杯即安，数服而愈。或诘其何以知非瘀血为患，曰：此阴虚之体，既产而营液大脱，风阳上冒，虽无恶露，胸腹皆舒，岂可误作瘀冲而妄投破血之药耶？

许季眉别驾室归自维扬，仲秋患店，自作寒湿治，势益剧。其从子芷卿以为挟风暑也，连进清解，病不减，邀孟英诊之。脉弦滑而洪，体丰多汗，苔黄便血，呕渴妄言，彻夜不瞑，欲卧于地，乃伏痰内盛，暑扰阳明也。投大剂石膏、知母、犀角、元参、石斛、银花、黄芩、花粉、兰叶、竹沥，三帖证始平。芷卿随以多剂肃清而愈。

【点评】病者患店，《说文解字·疒部》云：“店，有热疟。”清代段玉裁注：“店，有热无寒之疟也。”由此可见，病者所患疟疾当为热多寒少之瘅疟。自作寒湿治必以温药为主，故其病势加剧。疟病多为暑湿内蕴，秋凉外束所致。误用温药，俾使暑热内盛，日久多与伏痰相合，非清解疏散能愈。阳明热盛，故身必灼热，“欲卧于地”，多汗，苔黄，口渴，脉洪；暑热入营血，则见便血，妄言，不寐；体丰，喜呕，脉弦滑则为痰伏中焦之征。故方以石膏、知母、银花、黄芩大清阳明气分之暑热，配伍犀角、玄参凉血清营养阴，石斛、花粉清暑生津，佩兰清暑化湿，竹沥涤痰开窍。暑热弛张之势得缓，后以清肃而愈。

庄芝阶舍人年七十矣，患间疟，寒则战栗，热则妄言。孟英视之，脉弦数而促，苔黑口干，是素有热痰，暑邪内伏，予知母、花粉、元参、石斛、黄芩、竹茹、连翘、海蛇、芦菔、莲子心等药，数啜而瘳。至仲冬，因泛湖宴客，感冒风邪，痰嗽头疼，不饥寒栗，自服羌、苏、荆芥药二剂，势益甚而口渴无溺。孟英切其脉与季秋无异，但兼浮耳，证属风温，既服温散，所谓热得风而更炽也，舌绛无津，亟宜清化，以桑叶、枇杷叶、栀子、知母、冬瓜子、元参、菊花、花粉、贝母、梨汁为剂。投匕即减，旬日而痊。

孙位申室平昔阴虚肝滞，痛胀少餐，暮热形消，咽疼喉痒，不孕育者九年矣。往岁汛愆，人皆谓将不起，而孟英切其脉尚不细，肤犹淖泽，许筹带病延年之策，果月事仍行而诸恙皆缓，且能作劳，惟饭食日不过合米。今秋延孟英往诊云：经自三月至今未转，一切旧恙弥见其增，君术虽仁，恐难再延其算矣。及举脉弦滑左甚，递曰：岂仅可延其算哉？且有熊罴入梦矣。其家闻之骇异。迨季冬，果得一子，颇快而健。

翁嘉顺于去年秋间偶从梯半跌仆，初无所伤，旬日外陡发寒热，膝旁肿痛。外科汪某治之，溃后不能收功。另招许某疗之，识为伤络，应手渐效，翁极信服。然培补年余，虽纳食不减而肌肉渐削，面色黧黑，步履蹇滞，且一旬半月之间，必患处疼肿，大发寒热。卧榻数日，始能强起，大费不赀，愈发愈剧。至冬间，咽糜龈腐，睛赤音嘶，乃恳孟英以决吉凶。按脉滑数，舌绛便艰，口臭溲少，蕴隆虫虫。良由疡医仅知温托一法，既溃之后，更以温补收功善后，竟未察其体气病情，以致平时所有之湿热痰火一齐关住，病犹自寻出路，寒热频作，而医者不识，妄指为虚，补及逾年，人财两瘠，真谚所云将钱买憔悴也。予元参、黄柏、知母、甘草、银花、花粉、绿豆、栀子、海蛇、凫茈为大剂投之，外吹以锡类散，且令日啖梨、蔗、麒麟菜、柿饼等物。至五十日，诸恙悉蠲，体腴善步。【眉批：孟英诸案，大抵救温补之失，故寒凉为多。然斟酌尽善，不以苦寒伤生气，则非他人所能学步也。】

胎前产后，疑似极多，号曰专科，尚难措手。陈肖岩孝廉媳，屠仲如之女也，汛愆一度，次月仍行，方疑其病也，孟英诊曰：尺虽小弱，来去缓和，是娠也。继而果然。仲如令弟子绿之室，经事稍迟，孟英偶诊，亦以孕断，寻验。甫三月，患胎漏，适孟英丁内艰，遂不克保而堕，堕后恶露虽行，而寒热头疼，时或自汗，且觉冷自心中出，医谓类疟，与温化之药，病日甚。交八日，孟英始出门，即延诊之。脉来沉实而数，舌色紫黯，乃瘀血为患耳。予桃仁、泽兰、山楂、茺蔚、旋覆、红花、丹参、通草、琥珀、蛤壳、丝瓜络之剂。服后腹大痛，下瘀血如肺者一枚，次日诸恙较减，乳汁大流。再以前方去通草，加麦投之。服后腹仍痛，复下瘀块累累，而诸恙若失。或问：先生尝言产后腹无痛苦者不可妄行其血，此证恶露已行，腹无疼胀，何以断为瘀阻而再行其血耶？孟英曰：正产如瓜熟蒂落，诸经荫胎之血贯串流通，苟有瘀停，必形痛胀。堕胎如痈疡未熟，强挤其脓，尚有未化之根株，不能一齐尽出，所以胎虽堕而诸经荫胎之血萃而未涣，浅者虽出，深者尚留，况是血旺之躯，加以温升之药，挽其顺流之路，窒其欲出之机，未到腹中，胀疼奚作？吾以循经通络，宣气行瘀之法，导使下行，故出路始通，而后腹痛瘀来。然必有脉可征，非谓凡属堕胎皆有是证也通血之剂，亦清灵无弊。

锁容亭令姐自太仓归宁，即患时疟，顾某一手清解，业已安谷下榻矣。忽然气逆肢寒，神疲欲寐，耳聋舌蹇，杳不知饥，大便仍行，别无痛苦。顾知其素患脱血，元气久虚，改用参附等药，势愈剧，以为欲脱矣。所亲吴久山嘱拉孟英图之。切脉弦缓，视苔黄腻，乃胎之初孕，阻气凝痰，窒碍枢机，治当宣豁，以石菖蒲、枳实、旋覆、半夏、黄连、茯苓、橘皮、葱白、海蜇、竹沥为方，投匕即效，三啜霍然。继而久山令妹为锁绳先之室，患疟而驯致脘痞呕呃，鼻冷自汗，不食不眠，脉来歇止，医者危之。孟英视之，亦痰为患耳，即以此方去葱、蛇、竹沥，加薤白、蒌仁、竹茹，投之果验。

高石泉仲媳骨小肉脆，质本素虚，冬间偶涉烦劳，不饥不寐，心无把握，夜汗耳鸣。冯某连进滋阴法，病日甚。孟英察其左寸甚动，两关弦滑，苔色腻黄，乃心肝之火内燔，胃腑之气不降，阴亏固其本病，滋填未可为非，然必升降先调，而后补之有益精要语，业医者宜谨识。授盐水炒黄连、石菖蒲、元参、丹参、栀子、石斛、小麦、知母、麦冬、竹叶、莲子心等药，服之即应。续予女贞、旱莲、牡蛎、龟板、地黄，善后而瘥。

古方书云：喘无善证，喘而且汗，尤属可危。潘肯堂室仲冬陡患气喘，医治日剧，何新之诊其脉无常候，嘱请孟英质焉。孟英曰：两气口之脉皆肺经所主，今肺为痰壅，气不流行，虚促虽形，未必即为虚谛。况年甫三旬，平时善饭，病起于暴，苔腻痰浓，纵有足冷面红，不饥不寐，自汗等证，无非痰阻枢机，有升无降耳。遂与石膏、黄芩、知母、花粉、旋覆、赭石、蒌仁、通草、海蛇、竹沥、菔汁、梨汁等药，一剂知，三剂平，乃去二石，加元参、杏仁，服旬日而安。俟其痰嗽全蠲，始用沙参、地黄、麦冬等以滋阴善后。

【点评】患者症见足冷、面红、不饥、不寐、自汗，脉亦见虚象，脉症相参，易误诊为虚证。王孟英指出脉象"虚促虽形，未必即为虚谛"，脉虚乃因痰涎壅肺，气不流行所致。另外患者正当壮年，病起突然，结合苔腻、痰浓综合参之，认为此证决非虚候，而是痰阻枢机，有升无降，径用清热化痰法而愈。

室女多抑郁，干嗽为火郁，夫人而知之者。王杞庭之姊年逾摽梅，陡患干嗽，无一息之停，目不交睫，服药无功，求孟英诊焉。两脉上溢，左兼弦细，口渴无苔，乃真阴久虚，风阳上僭，冲嗽不已，厥脱堪虞。授牡蛎、龟板、鳖甲、石英、苁蓉、茯苓、熟地、归身、牛膝、冬虫夏草、胡桃肉之方。药甫煎，果欲厥，亟灌之即寐，次日黄昏，犹发寒痉，仍灌前药。至第三夜，仅有寝汗而已，四剂后，诸恙不作，眠食就安。设此等潜阳镇逆之方，迟投一二日，变恐不可知矣，况作郁治而再用开泄之品耶？故辨证为医家第一要务也。

《寓意草》谓伤风亦有戴阳证，此为高年而言，然有似是而非者。黄鼎如令堂年登大耋，季冬感冒，痰嗽气逆，额汗颧红，胸痞不饥，神情躁扰。孟英诊脉，左弦疾而促，右滑数而溢。苔色满布，系冬温挟痰阻肺，治节不伸，肝阳鼓舞直升。罗谦甫有治痰火类孤阳之案，颇相似也。以小陷胸汤加薤白、旋覆、赭石、花粉、海蛇、凫茈、竹沥为大剂投之，痰活便通，数日而瘥。继有陈舜廷之父，年逾花甲，患痰嗽气逆，惟饮姜汤则胸次舒畅。医者以为真属虚寒矣，连投温补之剂，驯致咽痛不食，苔色灰刺，便秘无溺，求孟英诊之。脉至双弦，按之索然，略无胃气，曰：渴喜姜汤者，不过为痰阻清阳之证据耳，岂可妄指为寒，叠投刚烈？胃阴已竭，药不能为矣。

东垣云：中年以后，已行降令，清阳易陷，升举为宜。吾师赵菊斋先生年逾花甲，偶因奔走之劳，肛翻患痔，小溲不行，医者拟用补中益气及肾气丸等法。孟英按其脉软滑而数，苔色腻滞。此平昔善饮，湿热内蕴，奔走过劳，邪乃下注，想由强忍其肛坠之势，以致膀胱气阻，溲涩不通，既非真火无权，亦讵清阳下陷。师闻而叹曰：论证如见肺肝，虽我自言，无此明切也。方以车前、通草、乌药、延胡、栀子、橘核、金铃子、泽泻、海金砂调膀胱之气化而渗水。服之溲即渐行。改用防风、地榆、丹皮、银花、荆芥、槐蕊、石斛、黄连、当归，清血分之热而导湿后治痔漏，肛痔亦平。设不辨证而服升提温补之方，则气愈窒塞，浊亦上行。况在高年，告危极易也。

【点评】患者年逾花甲，因奔走之劳肛翻患痔，在辨证中有易误之处。一因年高，二因起于劳倦，三因痔疮脱出，四因小便不行，故初医认为是气虚下陷，肾气不足，拟用补中益气丸、肾气丸等痔证常用之方。王孟英却以脉、舌为要点辨为湿热内蕴，指出病乃因于湿热下注，膀胱气阻，而非脾肾气虚。方处渗湿行气，通络止痛。膀胱气化得调，故服后小便渐行。继易为血分之品，清血分之热，祛湿热之邪，又兼顾阴津，患者服后渐愈。

许芷卿痁起季秋，孟英尝清其伏暑而将愈。其从母亦知医，强投以小柴胡一剂，势复剧。孟英予温胆汤去甘草，加生石膏、黄芩、知母、花粉、芦菔而安。继因作劳太早而复发，适孟英丁忧，赵君笛楼仍用清解而瘥。迨季冬，移居劳顿，疟复间作，且面浮跗肿，喘嗽易嗔，人皆以为大虚之候。孟英切脉左弦劲而数，右滑大不调，苔黄且腻，口渴溺多，乃肺胃之痰热有余，肝胆之风阳上僭，畏虚率补，必不能瘳。用西洋参、知母、花粉、竹茹、蛤壳、石斛、枇杷叶、青蒿、秦艽、白薇、银花、海蛇为方。连投四剂，大吐胶痰而各恙悉除。

《薛氏医案》每以补中益气汤与地黄丸并用为治，虽卢不远之贤，亦或效尤，其实非用药之法也。如果清阳下陷而当升举者，则地黄丸之阴凝滞腻非所宜也。设属真阴不足当用滋填者，则升柴之耗散不可投也。自相矛盾，纪律毫无。然上下分治，原有矩矱。屠敬思素属阴亏，久患痰嗽，动即气逆，夜不能眠，频服滋潜，纳食渐减，稍沾厚味，呕腐吞酸。孟英视脉左弦而微数，右则软滑兼弦，水常泛滥，土失堤防，肝木过升，肺金少降，良由久投滋腻，湿浊内蟠，无益于下焦，反碍乎中运，左强右弱，升降不调。以苁蓉、黄柏、当归、芍药、熟地、丹皮、茯苓、楝实、砂仁研为末，藕粉为丸，早服温肾水以清肝；以党参、白术、枳实、菖蒲、半夏、茯苓、橘皮、黄连、蒺藜生晒研末，竹沥为丸，午服培中土而消痰；暮吞威喜丸，肃上源以化浊，三焦分治，各恙皆安。悉用丸剂者，避汤药之助痰湿耳。【眉批：方俱灵妙，可以为法。】

本朝乾纲丕振雀顶尚红，冠饰朱缨，口燔烟草，皆为阳盛之象，是以火证偏多。夫药者补偏之物，医为救弊之人，岂可不识此大气运，而硁硁然泥夫司天在泉以论治，何异痴人说梦耶？安徽人程某在余姑丈许辛泉典中司会计，仲冬患感，医者闻其病前一日曾啖生芦菔一枚，而大便又溏，苔色又白，今年又为湿土在泉，遂指为中虚寒湿之病，参术桂附，多剂率投，驯致舌黑神昏，尚疑为大虚之候。禾中沈柳衣见之，知其药误，另招张镜江诊之。曰：冬温也。连与犀角地黄汤而无起色，二十日外，始乞孟英视焉。舌缩底绛，苔黑如漆，口干茎萎，脉细数而弦，右则按之如无，阴液尽烁，温毒深蟠，甘露琼浆，不能复其已竭之津矣。俄而果败。继有潘圣征于仲冬患感，至十四日退热之后，杳不知饥，群医杂治，迨季冬下旬，转为滞下五色，腿肿裂血，溲涩口干，始延孟英诊之。左脉弦细而数，右弦滑而空，苔色黄腻根焦，时或自汗，乃气液两竭，热毒逗留之象，必从前过服温补之药，否则热退在十四日之期，何至延今五十余朝，而见证若是之棘手哉？其弟鸿轩云：此番之病，补药不过二三剂，惟仲秋患疟时，医谓其苔白体丰，云是寒湿，当饵附桂数十剂，且日饮烧酒耳。孟英曰：此即酿病之具矣。治病且难，何况有如许之药毒内伏，更将何法以生之耶？坚不立方，其家必欲求药，以期扶持度岁。孟英曰：是则可也。以白头翁汤加银花、绿豆、归身、白芍、陈米、燕根、兰叶、藕为剂，而以补中益气大料蒸露代水煎药，服后焦苔渐退，粪色亦正，举家喜出望外，复丐孟英图之。奈脉无转色，遂力辞之。又沈听松毽尹太夫人，季秋患疟，孟英尝往诊之，曰：伏暑所化，且体属阳强而多痰火，切勿畏虚，辄从温补。奈病者期于速愈，广征医疗，或以为证属三阴，或谓是子母疟，或指为老年胎疟，众楚交咻，病不能愈。延至季冬，亦转为痢，且肤肿臀疮，口糜舌疱，诸医束手，复请诊于孟英。脉与潘同，不可救药。

谢谱香体属久虚，初冬患嗽痰减食，适孟英丁艰，邀施某视之，云是肾气不纳，命火无权。叠进肾气汤月余，遂致呕恶便溏，不饥无溺，乃束手以为必败矣。季冬仍延孟英诊之。脉甚弦软，苔腻舌红，乃中虚而健运失职，误投滋腻，更滞枢机，附桂之刚，徒增肝横。予党参、白术、茯苓、泽泻、橘皮、半夏、竹茹、栀子、薏苡、蒺藜、兰叶、柿蒂之剂，培中泄木，行水蠲痰，旬日而愈。【眉批：古人补肾不如补脾、补脾不如补肾之说均有至理，而用违其宜，亦均足致败。此医所以首贵认证也。】

【点评】病者素有体虚，患嗽而痰多食减，由此推知恐其虚为中虚失于健运。然他医以肾气丸治之，方中熟地颇为滋腻，不利中焦运化，遂致呕恶便溏，不饥无溺。迨孟英诊之，其脉弦软，苔腻舌红，提示其病机应为中虚不运，痰热内停。故以党参、白术、茯苓、泽泻、薏苡仁健脾益气，渗湿止泻；半夏、橘皮、竹茹、栀子燥湿化痰；蒺藜平肝；佩兰叶芳香化湿；柿蒂降逆下气。全方相合，健脾益气，化痰疏肝，利湿止泻，使中焦得以健运，痰湿得化，诸证悉愈。

藁砧远出，妇病如狂，似属七情而亦有不尽然者。有陈氏妇患此月余，巫医屡易，所费既钜，厥疾日增。孟英切其脉弦而数，能食便行，气每上冲，腹时痛胀，询其月事，云病起汛后，继多白带。孟英曰：病因如是，而昼则明了，夜多妄言，酷似热入血室之候，径从瘀血治可也。予桃仁、红花、犀角、菖蒲、胆星、旋覆、赭石、丹参、琥珀、葱白之剂，两服而瘀血果行，神情爽慧。继去桃仁、红花，加当归、元参，服数剂而瘳。

范廉居夫妇与其令爱一时患恙，旬日后咸剧，金粟香荐孟英视之。廉居则大解已行，热退未净，气逆不饥，呃忒自汗，脉形虚大，舌紫无苔，为上焦热恋，下部阴亏之象。予西洋参、旋覆、竹茹、枇杷叶、石斛、柿蒂、牡蛎、龟板、刀豆、牛膝之剂。两服即舌润知饥，呃汗皆罢。去刀豆、旋覆、柿蒂，加熟地、胡桃肉、当归投之而愈。其室则苔腻口酸，耳鸣不寐，不饥神惫，脘痛头摇，脉至虚弦，按之涩弱。以当归、白芍、枸杞、木瓜、楝实、半夏、石斛、茯神、竹茹、兰叶、白豆蔻为养营调气，和胃柔肝之法，数啜而瘳。渠女则壮热殿屎，二便皆秘，苔黄大渴，胀闷难堪，脉来弦滑数实，系腑证也，投桃核承气加海蛇、芦菔，二剂而痊。廉居尊人颖禾曰：甚矣，服药之不可不慎也。三人之证，医者皆谓可危，而治之日剧，君悉以一二剂起之，抑何神欤？因忆四十二岁时患痁，胡魁先用首乌太早，遂致客邪留恋，缠绵百日，大为所困，嗣后不敢服药，今四十年矣。昨闻韩组林年虽七十，饮噉兼人，而平时喜服药，医以为老，辄用附、桂、参、茸等药，以期可享遐龄。讵料初八日晚餐尚健饭，三更睡醒，倏寒栗发颤，俄而四肢瘛疭，越日云亡，得非即世人所谓之子午证耶？孟英曰：此老系阳旺之体，肥甘过度，痰火日增，年至古稀，真阴日耗，而久服此等助火烁阴之药，以致风从火出，立拔根荄，与儿科所云急惊风证，殆无异焉。

古云肥白之人多气虚，又云痰饮须以温药和之。儒医顾听泉体丰色白，平昔多痰，晨起必喘逆，饱食稍安，颇有气虚之象。季冬感冒，自服疏解未效，迓孟英诊焉。左关弦，寸滑如珠，尺细而干，舌尖甚绛，乃真阴素亏，水不涵木，风阳内炽，搏液成痰，谋虑操持，心阳太扰，肺金受烁，治节不伸，苔虽白而已干，热虽微而睛赤，忌投温燥，宜予轻清。用元参、石斛、栀子、竹茹、旋覆、蛤壳、贝母、枇杷叶、竹叶、兰叶、莲心为剂，三啜而安。自谓气虚，遽服党参、枸杞、当归等药，下咽之后，即觉火升气逆，渐至言语支离，溲频自汗，夤夜复迎孟英拯治。脉已虚促不调，即投牡蛎、龟板、鳖甲、女贞、旱莲、元参、甘草、小麦、竹叶、莲心，以和心肝之阳而镇龙雷之奋，一剂而平。继又作劳复感，仍授轻清之法。两剂后，又因怫怒萦思，肝阳复僭，颧红目赤，左耳时聋，夜不成眠，神情烦躁。越日陡然大汗，湿透衣衾，再速孟英图之。脉极弦数而细，仍为阴虚阳越，不可误认阳虚而妄施附桂者。先令熏以炭醋，扑以蛎粉，随灌以大剂二至、二冬、三甲、元参、丹参、人参、黄连、童溲而瘳，继予多剂育阴清肝，始得全愈。又其媳新产之后，头痛甚剧，孟英按其脉右甚滑大，予清阳明法得大解而瘥。

跋

或疑孟英医案二种，虽证治多条，而善用清凉，短于温补，以之立法，毋乃偏乎？余曰：火烈，民望而畏之，故鲜死焉；水懦弱，民狎而玩之，故多死焉。药则反是，凉解则人望而畏之，设以凉解生之而不感；温补则人狎而玩之，设以温补杀之而不怨。徇人欲而求合于世者，咸操此术焉。而孟英者，读书明道，知药为治病之具也，见是病，用是药，宜热宜凉，初无成见。然七情内动即是火邪，六气外侵皆从热化，自然热证浮于寒证，凉解多于温补，正是补偏救弊，随时而中之法，胡可谓之偏耶？再以余数十年来目击亲族之病而验之，大抵不死于温，则死于补，即不遽死而渐成锢疾，亦迁延以死，言之痛心，指不胜屈。姑就余一家而言，胞叔偶于秋间发热，舌色黄腻，医以其七旬有余也，投温补而寻毙。余从母患痰火，医以其右尺之沉微无力也，而投温补，旋变癫狂，延数年毙。余长男周岁发热，医谓慢惊，投参、术而殒。次男亦然，乃变痫证，久之亦殒。吁！可不惨哉！可不畏哉！迨季男患滞下，幼科治之渐剧，佥议参、附挽回，余谓殷鉴不远，与其死于火，宁死于水，经投犀角等药多剂得生。考古有救溺死之方，即此可悟，又何疑欤？

庚戌秋七月族兄燮瘦石谨跋

【王氏医案三编】

重刊王氏医案三编序

尝闻有是病，即有是药。但些小之病，脏气固有抵抗病菌之能力，虽不药亦能自愈。若偶遇疑难危症，认为寒者必投热，认为热者必投寒，认为虚者必投补，认为实者必投泻，虽广延诸医于一堂，其主见必各是其是，际此吉凶反掌之时，反令人茫无适从，甚至日易多医，不问寒凉补泻，遇药即投，直至气绝人亡，病家亦竟委之于寿命，听之于大数。呜呼！兴言及此，不胜扼腕。讵知皆由后人学识未精，审证不确之误耳！苟能推寻奥妙，研究精微，博览前人医案，参察脉理，一思百虑，感而遂通，鲜有不能取效者。俞桂庭先生云：医理深微，非上智不能讨究。以百人习医，无十人成就；成就之中，无一人精通。得一明医，谈何容易！然事在人为，贵乎自立。如王甥孟英之锐志于医也，足不出户者十年，手不释卷者永夜。迩年在婺屡起沉疴，余每闻而喜跃。所有历年治验，曾令其须存底稿。史缙臣先生亦云：无论内外大小，一年之中，岂无一二奇证，若怀之于胸臆，则近于秘道不传，何不将所治奇病现何证、服何药、如何疗、如何愈以为医案，使后人有迹可循，而无识认不真之憾。俞氏又云：缙臣先生亦有此话，可谓先得我心。世之为医者，遵史氏之格言，效吾甥之苦志，出而问世，必可加人一等也。孟英之留存案，可谓承舅氏之遗训，遵史氏之格言，久而行之，渐积成卷。迨癸卯冬，周君光远选刊自道光甲申迄癸卯医案二卷，曰《回春录》。张君柳吟等复集甲辰至庚戌医案七卷，题曰《仁术志》。咸丰丁亥春，杨大令素园重为删定，详加评点，附霍乱于后，合梓于江西，改题曰《王氏医案正续编》，总刊于江浙，久已脍炙人口。后如徐君亚枝等续采自辛亥至咸丰甲寅之验案，亦名《王氏医案三编》，然仍编年之例，以期递增无已也。又如乙卯至丁巳医案，由先生自编，即《归砚录》之卷四是也。其余验案，散见于《古今医案按选》及《洄溪医案》《名医类案》者亦不少。惟《医案三编》及《归砚录》，刻于《潜斋十种》之末，原版已遭兵燹，且后无翻印行世，故流传甚稀。民国元年，李氏校刊《潜斋八种》，亦未采此二种。余于丁巳秋，偶在旧书肆得《潜斋十种》，备重值购归，恐再散佚，为此即谋石印，并增王案正续编，冠于三编前，俾相接续，而成全璧。余尝读先生案，益佩先生敏而好学，尝寝馈于医学，更能参究性理诸书，以格物穷理，故审病辨证，能探虚实，察浅深，权缓急，每多创辟之处，然仍根据古书。其裁方用药，无论用补用泻，皆不离运枢机、通经络，能以轻药愈重证，为自古名家所未达者。更有自始至终，一法到底，不更方而愈者。良由读书多，而能融会贯通，悟超象外。故杨氏有云：王氏医案，议论精透，前无古人。周氏谓其治病若天授。皆不易之定评也。

中华民国七年二月四明后学曹炳章赤电氏序于古越之养性庐

半痴山人医案三编序

山人王君孟英，名士雄，尝经宜黄令杨君素园刻其医案续编，余既序之矣。今同人复刊《医案三编》，以谂于余。余谓：山人，盖隐君子也，托于医以资事育耳，不可仅以医目之。山人有夙慧，书一览即领解。十岁知三党、五服之别，通算术。十四失怙，衣食于奔走，不喜时艺，暇则泛览史籍、古文词。或劝以博功名，叹曰：功名何必势位哉！颜其室曰潜斋。父尝诫山人曰：为人必期有用于世。山人志之不忘。因思有用莫如济世，济世莫如良医，遂研究轩岐之学。未冠即能瘳剧疾，不悬壶，不受扁，遇濒危之证，人望而却走者，必竭思以拯焉。人皆痴之，山人曰：我于世无所溺，而独溺于不避嫌怨，以期愈疾，是尚有半点痴心耳，因自号半痴。凡人有所求，力能者必应之。其心交赵君菊斋知之深，谓山人有数善焉，其贫而业医也，有所得必献之母，不私之于妻，其弟性拙，辟一业造就之，俾成材得赡其室家，此古人子妇无私，兄弟同财之义。其待友也，久要不忘平生之言，能治生而无余赀，曰：祖父家风如是，幼孤贫而不填沟壑，幸矣。其守道轻利有如此。然则吾之所以重山人者，非惊其绝技之工，而钦其内行之笃也。君子先德行而后材艺，其成而下者，有成而上者为之主也。昔朱君震亨以医名一世而游于白云先生之门，《元史》且进而附于道学传。吾愿山人敦行不怠，将见学益懋而业益充，不以方技自域以媲美于丹溪，则固吾之所深望哉！

咸丰四年秋日秀水庄仲方书

时年七十有五

题王氏医案三编

王君半痴，读书好学，雅尚气节而隐于医者也。与余交有年，论事知本末，而洞中窍要。壬子秋，余病痢，几殆，君活之，今又三年矣。承以所刻初、二、三编医案十三篇见示，读之皆道其平生阅历之艰苦，与病情之百出其变，以相尝试，而君顾能以一心之灵明，疏瀹脏腑，使药无不及病，病无不受治于药，何医之神哉！从古圣贤著书垂世，大抵出于不得已之苦心，而非仅以博一时之誉，求千载之名也。自《素问》《难经》及汉、唐、宋、元、明以来，其可传不朽之医书、医案藏之秘府，流传世间者，不过数百十家，知其久而湮没无闻者多矣。君之所著，其殆有不得已之苦心，而足以不朽于世也。与忆君制服中，有贵人延之治病，老耄多忌讳，欲君易服而进，君怫然去之，其守节不阿如此。余不知医而能知君之为人，与其所用心，故乐为述之者。君即以此为是书之弁言，则有玷君书矣。恶乎可！

咸丰甲寅闰月仁和朱瑞菘生甫书

例言

——《王氏医案》周氏初刻二卷，曰《回春录》，久已脍炙人口，张氏续选之稿，曰《仁术志》，杨氏改题曰《王氏医案续编并初编》，详加评点，合刻于抚州。故兹选以《三编》名其篇，仍仿编年之例，以期递增无已也。评骘阙如，俟诸博雅。

——杨氏云：《王氏医案》议论精透，前无古人，余将初续二编合刊后，求读者甚众，若能以此一书，转移江西温补陋习，则功德不可限量矣。盖不察病因，动辄温朴，实是举世陋习，惟江西为尤甚。而山人之于医也，初从《景岳全书》入手，其用药也能不偏尚温补，想天心仁爱，默畀以转移之任耶！周氏谓其治病若天授，固是定评。

——杨氏云：运枢机、通经络为王氏用药之秘诀，无论用补用清，皆不离此意。愚谓此山人独得之长，故能以轻药愈重证，为自古名家所未达者。兹编二卷中治何氏妇一案，度尽金针，有裨后学匪浅。

——山人幼而好学，尝寝馈于性理诸书，及观其言行，殊无一毫迂腐气，故其于医也，辨证裁方，亦无窒滞气。更难者，山人体禀虚寒，起居惟谨，而不轻服药，乃临证不执己赋之偏，而能泛应曲当，圣人云毋固毋我。半痴有焉。

——案中治法，不但温凉补泻，随病而施，可为后学津梁也。须观其论证，必通盘筹算，量而后入，故能愈人所不能愈之病。至于随机应变，移步换形，用药如用兵，固当如是。更有自始至终，一法到底，不必更方而愈者，尤见定识定力之不可及也。

——案中议论固多创辟之处，然皆根据古书，既非杜撰谰语，亦不剿袭浮言，良由读书多，而性情朗澈，故能融会贯通，悟超象外。临证则洞如观火，用药斯左右逢原矣。然凌虚仙子总须实地修行，苟非苦志力学之功深，亦焉能臻于此极乎？读是书者，当知此义。

——山人用药，固皆信手拈来，头头是道，然间有煞费苦心者。闻曩治康副转之证，业已向愈，而囊腿之肿，多药不消。山人废寝忘餐，穷日夜之力以思之，而得葱须一味加入原方与服，果水出有葱气，而霍然病已。《回春录》虽载其案，未叙及此，爰赘之，以为好学深思之证。

——山人疏方必先立案，虽运笔如飞，不劳思索，而人情物理体贴入微，往往有阅其案病即已，不必更服其药者。如某夫人辟谷慕仙，屏人独处，或以为颠，施治则拒，家人无策，延山人往，书一案，令读之，果渐纳谷而瘳，其神妙类如此。闻德清蔡初泉尝馆病者，家能琅琅诵其案，而山人弃若唾余，概不存稿，如此类者，容再访辑。

王氏医案三编卷一

辛亥春，孟英治其令正，诞子三朝，忽浑身麻冷，寻即壮热大渴，汗出不解，耳鸣眼泪，舌绛无津，苔色燥黄，腹痛拒按，不饥脘闷，恶露仍行，小溲极热，脉则弦滑右甚。是胎前吸受风温，兼挟痰食内滞，虽新产血去阴伤，见证较剧，然病不在营，亟宜撤热以安营，不可破血以伤营，亦不可养阴而助病。遂以元参、白薇、栀子、知母、竹茹、旋覆、菖蒲、枳实、栝蒌为方，服之热虽退而脉不减，仍用此方。越二日复麻冷而后热，惟舌稍润，苔较薄耳。再饮之，热亦即退，并吐胶痰数碗，略进稀糜。间一日又发寒热，或疑为疟，或疑分娩不易，用力劳伤，恐是虚证，苟不及早温补，蓐损堪虞，孟英一一颔之。复与前药，热果渐短，渴亦递减。逾日寒热犹来，亦不更方。至十一朝，始下黑燥矢而寒热乃休，即能安谷。计服此药已十大剂矣，始出方与戚鄙阅之，盖恐眷属之预闻凉解而有阻挠也，诸亲莫不骇诧。然此证非孟英独断独行，断难成功。设泥新娩而通瘀，或以为疟而温散，或疑其虚而滋补，势必骤变，即有瞻顾，亦必邪热纠缠而延成蓐损。世人之病，往往弄假成真者，大率类此。

王瘦石令郎迟生，年未冠而体甚弱，夜梦中忽如魇如惊，肢摇目眩，虽多燃灯烛，总言黑暗，醒后纳食如常，月一二发。乃父以为忧而商于孟英。脉之弦细而涩。曰：真阴不足，肝胆火炎所致耳。令服神犀丹一月，病遂不发。继予西洋参、二地、二冬、三甲、黄连、阿胶、甘草、小麦、红枣熬膏服之，竟刈其根。逾年完姻，癸丑已生子矣。

朱绀云令正去年娩后，自乳而月事仍行，至仲冬乳少汛愆，咸以为妊也。既而右胁筋绊作疼，渐至肩背。医投平肝药，痛益甚，改用补剂，遂嗽痰带血，人皆以为损矣，广服温补，其病日增。延至仲春，卧榻已匝月，群医束手，始求诊于孟英。面赤足冷，时时出汗，食减无眠，脉来右寸溢，关尺滑而微数，左手弦而带滑，舌赤而润，微有白苔，气逆口渴，所吐之血淡红而夹痰涎，大解溏，小溲短且热。曰：冲为血海而隶于阳明，自乳而姅不爽期者，血本有余也。因阳明经气为痰所阻而不能流通输布，致经断乳少，痰血轇轕而为络痹窜痛，医者不为分导下行，病无出路，以致逆而上溢，再投补剂，气愈窒塞，在山过颡，夫岂水之性哉！予苇茎汤加茜根、海螵蛸、旋覆、滑石、竹茹、海蛇为剂，和藕汁、童溺服，以肃肺通胃，导气化痰而领血下行，覆杯即愈。旬余汛至，不劳培补，寻即受孕。此证不遇孟英，必至补死，而人亦但知其死于虚劳也，服药可不慎耶！

韩贡甫于去冬偶患足疮，疡科治之，疮愈而大便下血，渐至腰背疼胀。医谓其虚，率投温补，病日以剧。迨仲春寒热时作，卧榻不起。诸医束手，已治木矣。所亲陈季竹嘱延孟英图之。脉弦缓而涩，苔黄溺赤，饮食不思，曰：此药病也，良由气机郁滞，湿热不清，补药乱投，病渐入血，然犹自寻出路，奈医者不知因病而下血，不治其病，徒涩其血，则气机愈窒，营卫不通，寒热不饥，固其宜也。而又疑为土败阴亏，脾肾两补，药力愈峻，病势愈危。若我视之，原非大病，肯服吾药，不日可瘳。乃兄聪甫闻之，大为折服，以海蛇芦菔汤煎芦根、厚朴、丝瓜筋、通草、白薇、栀子、楝实、竹茹等药投之。三剂而寒热不作，胃渐知饥。旬余血止溺澄，各恙皆已，改服清养药而康。

【点评】此案为较为典型的“药病”案例之一。所谓“药病”，盖因误用某药治某病而导致病情加重或者出现新的病证。韩氏屡遭误治，其病机仍总属气机郁滞，营卫、中焦气机不同，故寒热时作、苔黄、不思饮食，脉弦缓而涩更为气机郁滞不通之象。故孟英以疏瀹气机为治，方中海蜇滋阴开胃消痰，合竹茹清热化痰；莱菔即萝卜，顺气化痰，合厚朴、川楝行气除满；丝瓜筋、通草、白薇、栀子清透邪热。全方以行气开郁，清热化痰为主，可使气机得行，痰热得清，中焦之气得以健运，故服后寒热止，胃纳增，余症悉除。

邵氏子于母殡发引之时忽仆倒不省人事，亟请孟英视之，灌苏合香丸而苏。又屠氏女送父殡至厝所归，即神气瞀乱，如癫如疯。速孟英治之，投以玉枢丹而瘳，此即谓所飞尸之候也。

殳某久患寒热，精遗自汗，能食神疲，肌肉渐瘦，诣孟英诊之。脉大微弦，予黄芪建中，加参、归、龙、牡而瘥。

夏初孟英挈眷送太夫人葬于皐亭山，越日归，其令郎心官，患微热音嗄，夜啼搐搦。幼科谓其生未三月，即感外邪，又兼客忤，复停乳食，证极重也，疏方甚庞杂。孟英不以为然，乃用蚱蝉三枚煎汤饮之，盖取其清热息风，开声音而止夜啼，一物而擅此数长，与证适相对也。果覆杯而愈。赵笛楼闻而叹曰：用药原不贵多而贵专，精思巧妙，抑何至于此极耶！然即古之奇方也，今人不能用，而孟英每以此法奏神效，录此以见一斑。

钱希敏室坐草二日，即未分娩，忽患小便不通，势甚亟，乃速孟英视之。脉至滑数，睛赤口干，以为热结膀胱，气不化达。予车前子、滑石、血余、栝蒌、知母、栀子、牛膝、紫菀、紫草为大剂投之，是通溺催生互用之法。服后溲仍不行，径产一男，既而胞下，溺满其中，始知儿出胞后，频饮汤水，尽贮其中也。孟英曰：此证古所未闻，余虽初不料其如此，然非开泄导下，则儿不即娩，吉凶未可知矣！而《折肱漫录》云：孕妇将产，如患小便不通，乃脾气虚弱，不能胜胞，故胞下坠，压塞膀胱使然，宜重剂白术大健其脾，则胞举而小便自通者，正与此证虚实相对，想其脉必有虚微之象也。

幼科王蔚文之甥女，向依舅氏。于三年前患热病甚危，服多剂凉解始愈。第寝食虽如常人，而五心恒热，黑苔不退，口苦而渴，畏食荤膻，频饵甘凉之药，经来色黑不红。去年适吴氏，仍服凉药，迄不能痊。今夏伊舅氏浼孟英诊之，脉甚滑数。曰：此热毒逗留阳明之络，陷入冲脉，以冲隶阳明也。然久蕴深沉，尚不为大患者，以月事时下，犹有宣泄之路也。其频年药饵，寒之不寒者，以热藏隧络，汤剂不能搜剔也。令每日以豆腐皮包紫雪五分吞下。半月后，苔果退，渴渐减，改用元参、丹参、白薇、黄芩、青蒿煎汤，送服当归龙荟丸。又半月经行色正，各恙皆蠲，寻即受孕焉。

【点评】王氏诸案往往对病因、病机演变议论颇为明晰，宛若亲见。这离不开王氏学贯古今精深透达的理论、丰富的临床经验以及独立思考的求实精神。此案病因为外感邪热久留，深入于里，内陷遂络，当为热邪入络之疾。王氏认为非汤剂所能搜剔之，故嘱服紫雪丹清热凉血、透络定惊为法，始得黑苔退，口渴减。继以玄参、丹参凉血清热；青蒿透络；当归龙荟丸、黄芩泻火解毒，以清泄透散其热。其对紫雪丹的用法与常规用法有别，值得后学留意借鉴之。

朱生甫明经令郎仲和于六月初旬患疟，寒少热多，呕渴痞闷，逆孟英视之。曰：曩曾屡患此疾，证形大略相同，广延名手治疗，总难即愈，病辄经年，大受其累。闻君疗疟极神，不知能否于月内即痊？孟英曰：何限之宽耶！余非神于此，盖寒、暑、燥、湿、风五气之感于人也，重则为伤寒，轻则为疟疾，今所患者，暑湿之疟也。清其暑湿，旬日可瘥。前此之缠绵岁月而不能已者，必是不分五气之源流，徒以见疟治疟，而用柴胡、姜、枣等风疟之方，以致暑湿之邪滋蔓难图耳。兹以清暑化湿汤奉赠，放胆服之，不可商于人，恐其于五种伤寒未能辨晰，而泥少阳正疟之法以相争也。仲和韪之。方用石膏、杏仁、半夏、厚朴、知母、竹叶。果八剂而安。既而梁甫之仲郎亦患疟，孟英视曰：脉散舌绛，热炽寒微，素质阴亏，暑邪为患也，更不可稍用疟门套药。予元参、青蒿、白薇、丹皮、黄菊、知母、花粉、银花、竹叶、栀子。数帖而病减，乃去青蒿、丹皮，加生地、甘草，数服而瘳。

石北涯之大令媳患疟，壮热如焚，背微恶冷，汗多大渴，舌绛神烦，不食不眠，奄奄一息。亟迓孟英诊之。脉细数而芤，知其阴分久亏，暑邪深入，遂予白虎汤去米，加西洋参、元参、犀角、竹叶、银花、石斛为方，六剂而愈。人皆闻而异之，孟英曰：见病治病耳，何异之有？然与见疟治疟而不治其所以疟者，固有异焉。

韩正甫患疟，越医王某进以柴、桂、姜、朴等药，势乃剧。所亲何新之知为药误，改用清解而不效，始乞诊于孟英。脉数而右更滑大搏指，胸闷不堪，溲赤而渴，苔极垢腻。以凉膈散去芒硝、甘草，合雪羹加厚朴、杏仁、石膏、半夏、石菖蒲。投四帖，频下宿垢，各恙皆减，改投轻清以涤余邪，遂以向愈。其时渠兄贡甫之室，患疟初起，肢麻且冷，口渴苔黄，眩瞀善呕，心烦无寐。孟英诊曰：此亦暑湿为疟，不可温散者。而越医劝服术、朴、姜、椒等药，病家闻用温化，恪信弗疑。二剂后，呕渴愈甚，经不当期而至，四肢终日不温，汗频出而热不休。再邀孟英诊之，脉渐伏，曰：此热深厥深之谓也，温燥热补，切弗再服。病家不信，另招张某、黄某会诊。佥云阴暑，宜舍时从证，径用姜、附、六君，加萸、桂、沉香等药服之，肢愈冷，药愈重。八剂后，血脱如崩而逝，即以春间为贡甫所治之棺殓焉，岂非数已早定耶！故虽一家之中同时之病，而疑信不同，死生判别，况春间贡甫之病，治有成效，尚蹈此辙，无怪乎求未经目击温热之害者，宜其以服凉解药为可耻矣。

吾师赵菊斋先生令郎廉士之如君新娩后微寒壮热，小溲全无，恶露稍行，大便如痢，神烦善哭，大渴不眠，专科谓疟痢交作，不能图治，遂请孟英援手。脉来洪大滑数曰：暑为患耳，不必治其疟痢。以辰砂益元散加竹叶、银花、丹皮、木通、元参、丹参、莲杆，为大剂投之。三帖各恙皆平，第营阴素亏，即改甘凉濡养善后而愈。尚且乳汁全无，显由血少，设非清解，又当何如耶？

【点评】从该案患者总体表现来看，壮热、大渴、脉洪大滑数、溲赤，当为暑热内盛。其神烦、善哭、不眠，则为心神被暑热所扰；暑湿胶结肠腑，故大便如痢，而非痢疾。孟英灵活运用益元散加减予以治疗。方中银花、竹叶、荷梗清涤暑热，益元散、丹皮、木通、丹参清暑化湿，除烦安神。全方以清涤暑热为主，辅以利湿、安神为法，清泄气分，兼以凉血。故能使暑湿得解，诸证自除，不止痢而痢自止。

继有表弟潘少梅乔梓同时患暑湿疟，孟英咸与清化法，数剂皆愈。潘反生疑，谓病邪被凉遏伏，故疟遽止，恐将来必有他患。孟英喟然曰：甚矣！医之不可为也。世人患疟，苦无良治，缠绵不愈，习见不疑。余之治疟则不然，但专力治其所以病，故疟疾虽与伤寒同有五种之别，而受病究比伤寒为轻。苟治之如法，无有不数剂而愈者。设误药以遏其邪之出路，则苔不能化，溲不能澄，神不能清，食不能进矣。子自思之，其真愈乎？抑假愈乎？潘始恍然大悟而首肯焉。

蔡西斋令正腹有聚气，时欲攻冲，医者以为下部虚寒，进以温补摄纳，如桂、附、沉香、芦巴、故纸、吴萸之类，愈服愈剧。酷暑之时，其发益横，日厥数十次，医皆望而却走，乃迎孟英视之。脉数舌绛，面赤睛红，溺如沸汤，渴同奔骥，少腹拒按，饥不能餐。曰：事急矣，缓剂恐无速效。令以豆腐皮包紫雪一钱，另用海蛇、凫茈煎浓汤，俟冷吞下，取其芳香清散之性，直达病所也。服后腹如雷鸣，浑身大汗，小溲如注，宛似婴儿坠地，腹中为之一空，其病已如失矣。

继有许梅生八令爱患痛厥屡日，筋掣神迷，肢冷息微，脉伏唇紫，多药无效，孟英亦以此药灌之而苏。

新秋汪子与室寡居患疟，范某叠进小柴胡法，昏热欲厥，腹痛汗淋，人皆危之。乃祖朱椿年太史逆孟英往视。两尺空数，左关弦寸溢，右寸关滑驶。曰：此真阴素亏，腹有聚气，吸受暑热，最忌升提。与元参、西洋参、百合、竹叶、莲子心、鳖甲、牡蛎、楝实、小麦、黄连等药，两剂而减。其族人谓疟禁凉剂，而尺脉无根，苟非温补，猝变可虞，母家不从，两疑莫决，因请乩方服之。数日后势复剧，苔渐黑。伊父朱次膺仍乞援于孟英。及诊脉更数于前，因于前法中加犀角，两帖而安。续以滋潜善其后而愈。

汤振甫患疟于嘉兴，医知为暑，与清解法，转为泄泻，以为暑去而湿存，改用温燥，泻益甚而发热不休，神气昏瞀，因而束手，令其买棹旋杭。所亲陈雪舫延孟英视之。苔黑面红，胸间拒按，便如胶漆，小溲全无，谵妄耳聋，不眠善笑，脉则洪数而芤。予黄连、黄柏、黄芩、银花、石斛、栀子、楝实、知母、蒌仁、元参为方，绿豆煎清汤煮药，调下神犀丹。四剂而胸次渐舒，稍啜稀粥，便色渐正，小溲亦通，乃去神犀、楝、柏，加生地、石膏。服三日热净神清，脉来柔缓，以甘凉养液十余剂而瘳。大凡温热暑证而大解溏泄者，正是热邪下行，岂可误投温燥之药，反助燎原之势哉！同时一男子患感濒危，浼孟英勘之。神昏舌黑，瘛疭脉微。曰：迟矣！此犀角地黄证，惜无人用。病家云：陆某已屡用之矣。因索其方阅之，虽用犀角屑八分、生地五钱，缘病者便溏，配以枳壳炒焦白术三钱。孟英喟然曰：此方从无如此加减法，况清凉不敌温燥，是徒有犀角地黄之名耳。古人治病，必放出路，兹反截其去路，良由学无理路，遂致人无生路，良可哀也！【眉批：近日庸手每多患此，全不揣摹古人处方主义、复方之法，矛盾混施，深堪痛恶。又犀角与枳术合方，可谓善做截搭题，一笑（炳章志）。】

朱次膺令正娩后偶有微寒微热，医与解散药一剂，遂神疲自汗，不食不眠，泛泛欲呕，时时欲晕，肢麻且软，气欲上冲，舌赤微苔，溺频脘痛，便溏不畅，目不欲张，心悸懒言，欲噫不达。孟英察其脉，虚弦软数，曰：此营阴素亏，忧愁劳瘁之余，血从下夺，八脉交虚，正所谓阳维为病苦寒热，阴维为病苦心痛也，岂可以有寒热而即从疟治哉！授以龟板、鹿角霜、当归、枸杞、白薇、紫石英、甘草、大枣、小麦、牡蛎，数剂而安。嗣与熟地、枣仁、当归、杞子、麦冬、楝实、苡仁、黄连，壮水和肝而愈。

陈妪年已七旬，患霍乱转筋甚危，亟拉孟英救之。已目陷形消，肢冷音飒，脉伏无溺，口渴汗多，腹痛苔黄，自欲投井。令取西瓜汁先与恣饮，方用白虎加芩、连、黄柏、木瓜、威灵仙，略佐细辛分许为剂，覆杯即安。人皆疑用药太凉，何以径效？孟英曰：凡夏热亢旱之年，入秋多有此病，岂非伏暑使然，况见证如是之炽烈乎？今秋余已治愈多人。询其病前有无影响，或曰五心烦热者数日矣；或曰别无所苦，惟睹物皆红如火，已而病即陡发。夫端倪如此，更为伏暑之的据焉。

【点评】此为伏暑之例，并非真霍乱。伏暑一病，多由夏感暑热或暑湿内伏，至秋或冬季为外寒搏动而引发。患者口渴，汗多，苔黄，无尿，为暑热内伏，耗伤阴液所致，此为本病辨证之关键。目陷形消为暑热耗伤真阴，真阴不足不能充养所致。暑为壮火，壮火食气，气虚阴亏，阳亦不足，故见肢冷，脉伏，声低等虚寒之象。但暑病仍以清暑热、生津液为先，故孟英先予西瓜汁，西瓜有“天生白虎汤”之称，能清暑生津，又有甘寒不伤胃气的特点，用之尤为妥当。方用白虎汤清暑生津，芩、连、柏泻三焦火热，木瓜、威灵仙化湿舒筋以治吐泻，并少佐细辛以温里散寒。全方标本兼顾，清涤暑热为主，少佐辛温，使吐泻止，暑热清，而诸证得愈。

李华甫继室陡患霍乱而兼溺血如注，头疼如劈，自汗息微，势极危殆，迎孟英诊视。脉极弦驶，是肝阳内炽，暑热外侵。先用犀角、木通、滑石、栀子、竹茹、薏苡、银花、茅根、菊叶为大剂，和入藕汁，送当归龙荟丸，而霍乱即安，惟溺血虽减，而小溲时头犹大痛，必使人紧抱其头，重揿其巅，始可略耐。尚是风阳僭极，肺胃不清也。以苇茎汤去桃仁，加百合、白薇、元参、竹叶、西瓜翠衣、菊叶、莲子心为方，和入童溺，仍吞龙荟丸，服旬日而愈。

继有祝氏妇患溺血五六年矣，医皆作淋治。孟英诊视脉弦数，苔黄口苦，头疼溺热，曰：是溺血也，法宜清肝，与久淋当滋补者迥殊。病者极为首肯，盖其出路自知而赧于细述，故医者但知其为淋也。

陈楚珍仲媳陡患霍乱，亟迓孟英治之。云：昨晚曾食冷鱼，夜深病作，想由寒重致此，然脐间贴以回阳膏而不效奈何？及诊脉右甚滑数，口渴苔黄，令按胸下，果坚硬而痛，曰：吐泻虽多，宿食恋膈，非寒证也。回阳膏亟为揭去，以石菖蒲、枳实、苏叶、黄连、半夏、竹茹、海蛇、芦菔为方服之，一剂霍然。

同门相简哉室患疟，始则消散，继则补中益气，治之匝月，萎靡不堪，腹中似有聚气，时欲上冲，气促心摇，汗多眩晕，左胁震跃，渴饮无眠，骨瘦如豺，医皆束手。吾师赵菊斋先生拉孟英往诊。脉弦细以数，按之不鼓，因谓相曰：不可再以疟字横于胸中，则旬日可安。若见其久疟而欲截之，且闻前医谓令正初次患疟为胎疟，务令发透，不妨形瘦似鹤，此皆非余之所知也。夫一生不患疟者有之矣，未闻先在胞中患过疟疾而后生者也。若以初次患疟为胎疟，则他病之初患者，无不可以胎字冠之矣。何以不闻有胎痢、胎伤寒之名乎？因医者治疟而不知治其所以疟，以致缠绵难愈者多，遂妄立胎疟、鬼疟等名以给世俗，而自文其浅陋，今昔相沿，贤者不免，故世人又有疟疾不可服官料药之戒，其实药亦何尝有官私之别耶？服药不当，皆能增病，不服药为中医，不仅为疟疾而言也。令正素禀阴亏，感邪不重，过投消散，营液重虚，再升其阳，本实欲拨。补中益气原是成方，与证不宜，于体不合，即为毒药，我仪图之。介类潜阳，重镇理怯，甘酸化液，厚味滋阴，大剂而投，肤功可奏。相极感服，如法服之，果未浃旬，霍然病已。方以西洋参、熟地、牡蛎、紫石英、龟板、鳖甲、枸杞、当归、冬虫夏草、龙齿、阿胶、麦冬、龙眼、甘草、蒲桃干、红枣、莲子心、小麦等，出入互用也。

王雨苍室仲秋患滞下，治两旬而罔效。何新之荐孟英往视。脉来弦数而滑，腹坠腰疼，溲少口干，面红烦躁，知饥能食，夜不成眠，而滞下赤白，从无粪色相兼，及至更衣，又极艰涩，略无痢色相杂，通补温凉，服皆不应，稍投升举，气塞于胸，询其月事，因痢愆期。孟英曰：此病不在肠中也，能食便坚，腑气并不窒滞，阴虚木旺，营液因而旁溢，缘冲任隶于阳明，平人气血循经，各行其度，岂有冲任之血液可从大肠而出之理乎？然天地虽有定位，山泽可以通气，周身脉络，原自贯穿，挹彼注兹，风阳所煽，犹之交肠证粪从前阴而出，举一反三，病机可悟。何极叹服！爰以乌鲗、茜根、阿胶、鲍鱼、苁蓉、枸杞、柏子仁、黄柏、银花、藕为剂，一服即减，不旬而瘥。续参熟地、当归、龟板、鹿霜善后而愈鲍鱼，淡干鱼也。诸鱼皆可为之，然以石首鱼为胜，俗谓白鲞是也。惟台州三伏时所干者，味淡而香，色白尾圆，世称松门台鲞，可以入药，无腥咸作吐之弊，其误用鳆鱼者，盖失考也。

洪张伯孝廉令弟苏仲，乡试后自以场作不惬于怀，怏怏数日，渐以发热，医作伏暑治，日形困顿，懒语音低，神情恍忽，稍合眼辄以文有疵累如何中式云云。屡服牛黄、犀角等药，竟无寸效。延孟英视之。时时出汗，不饥溺少，舌绛口干，切脉虚软以数，曰：此心火外浮也。昔贤惟王损庵论之独详。今人罕读其书，每与温暑逆传证混淆施治。夫心，犹镜也。彼热邪内陷，袭入心包，则雾障尘蒙之象也，故可磨之使明，是为实证。今心阳过扰，火动神浮，乃铜质将镕之候也。法宜坚之使凝，是为虚证，良由阴分素亏，心营易耗，功名念切，虑落孙山，病属内伤，似乎外感，大忌发表，更禁寒凉，又非东垣补中益气之例，无怪医者为之技穷也，而有药治病，无药移情。余有一言，可广其意：文之不自惬于怀者，安知不中试官之意乎？且祸盈福谦，《易》之道也。尝见自命不凡者，偏不易售，而自视歉然之士，恒于意外得之，即此一端，吾可必其中也。病者闻之，极为怡旷，服药后各恙渐安，半月而愈。及榜发，果获售。佥云：药即神妙，而慧吐齿牙，竟成吉忏，仁言仁术，医道通仙，可于孟英信之矣。其方则甘草、干地黄、麦冬、红枣、枸杞、盐水炒黄连、紫石英、龟板、龙齿、珍珠也。迨季冬，两孝廉将北上，其母夫人陡病恍忽，孟英往诊曰：高年素多忧虑，而别离在即，神倏飞扬，纵有仙丹，亦难救药。另邀他医视之，皆云冬温，须过十四日。及旬而没，神气不昏，始信孟英镜质消镕与尘蒙雾障有殊也。

一妪患面目肢体浮肿，便溏腹胀，肠鸣时痛，饮食日减。医与理中、肾气多剂，病日剧而束手矣，始丐孟英诊焉。按脉弦细，沉之带数，舌绛口干，肿处赤痛，溺少而热。乃阴虚肝热，郁火无从宣泄而成此病，火愈郁则气愈胀，气愈胀则津愈枯，再服温燥，如火益热矣。授白头翁汤加楝实、银花、元参、丹皮、绿豆皮、栀子、冬瓜皮数剂。证减知饥，渐佐养血充津之品而愈。前此诸医谓其山居久受湿蒸，且病起霉雨之时，而又便溏脉细，遂不察其兼证而群指为寒湿也。嗣有黄梅溪令堂患证类此，而燥热之药服之更多，肌削津枯，脉无胃气，邀孟英往勘，不遑救药矣。

【点评】患者面目肢体浮肿，便溏，食少，极类脾气不足或脾肾两虚之证，故前医处以理中、肾气以补益脾肾之气。王氏则抓住肿处赤痛、尿少而热的症状，以及舌绛口干、脉弦细数的特点，辨为阴虚肝热。绛舌是温病热入营血的重要临床表现之一，王氏对绛舌的辨证尤为精细，对舌绛而泽，兼白苔，兼舌心干，兼舌中心干等均有论述。此案中，“舌绛而干”即为辨证关键之一。

石北涯仲媳胎前患泻，季秋娩后，泻如漏水，不分遍数，恶露不行，专科束手，咸虑其脱，亟孟英脉之。左弦而数，右大不空，口苦不饥，苔黄无溺，曰：非虚证也。参汤断弗沾唇。予白头翁合石顽伏龙肝汤丸治之。一剂知，三剂愈。

孙位申陡患喉偏左痛，下及乳旁，神疲欲卧，动即凛寒，速孟英视之。脉弦细以软，苔薄白，口不渴，痰多且韧，溺赤不饥。是暑湿内伏而肝郁不舒，且阴分素亏复伤劳倦也。昔人之清暑益气汤、藿香正气丸皆是成法，设误投之，悉为戈戟。幸病家深信不疑，旁无掣肘。予射干、兜铃、蒌壳、通草、滑石、竹茹、丝瓜络、冬瓜子、枇杷叶、荷杆极轻清之药一剂，即吐胶痰数碗，汗出周身，喉痛较松，凛寒亦罢，而身痛微热，苔色转黄。去射干、兜铃，加栀子、豆卷服之。热退痛减，再去滑石、豆卷，加石斛、沙参、野蔷薇露投之，知饥啜粥，诸恙悉安。嗣用养阴充液而愈。

施玉林患感，治经多手，延将匝月，热退未净，苔腻垢黄，脘闷便溏，腰痛溺短，不饥不眠，气短音低。医者技穷，李华甫荐孟英视之。脉弦软不调，而尺中虚细，是痰热尚结于上焦，房劳素伤于下部，初治即从清解，并无背谬之方，奈不足以开有形之结，而滋久耗之阴，以致旷日相持，神气日形消索也。以小陷胸汤加苇茎、竹茹、枇杷叶、兰叶、石斛、归身、枸杞为方，加野蔷薇露和服。一剂苔即化，三服而结粪下，胸乃舒，去蒌仁，加西洋参，服四帖苔净能餐，诸恙冰释。续投峻补肝肾而康。

儒医何新之素患脘痛，每日必吐水数缶始舒畅，吐后啖面食肉，如汤沃雪，第不能吃饭者十余年矣。季秋痛吐益甚，饮食不进，平肝通络，诸治不瘳，人极委顿。屈孟英视之。脉弦滑而软，曰：中虚停饮也。以六君去甘草，加桂枝、厚朴、牵牛。服之积饮果下，痛亦渐休，吐止餐加，精神稍振，乃去牵、朴，加附子、白芍、薏仁与之遂愈，且能吃饭。病者谓既能吃饭，善后药不肯多服。迨仲冬中旬出门诊疾，骤与严寒，归即痛作，连服荔香散数日而逝。盖中气素虚者，不可专用香散之药也。

【点评】此案病者脘痛吐水，为中焦停饮所致，脉弦滑为饮内停，脉软弱则提示中虚存在。故单纯化饮或降逆疏肝止呕均难奏效。必以健脾化饮为治，方中用六君子去甘草健脾益气，燥湿化痰；桂枝通阳化饮；厚朴行气化痰；牵牛逐水消痰。后去牵牛、厚朴等峻下之品，恐过用伤中，并加附子、白芍、薏仁，盖仿真武汤温阳镇水之法，以杜生饮之源。王氏认为甘草易助湿生满，故此处或脾虚痰多者往往弃用。临床实际中未必尽然，读者需留意。

许兰屿令正自夏间半产后患感证，虽已治愈，而腰腹左痛时作，多医杂治，其痛日增，食减汛愆，卧床不起。黄某谓诸药无功，惟有肾气汤先固其根本。频服之，痛益剧，且痛作之时则带下如注。黄谓显系真火无权，附、桂复为加重，遂至痛无停晷，呻吟欲绝。陈春湖嘱迎孟英诊之。左关尺弦数无伦，形消舌赤，彻夜无眠，是肾阴大亏，肝阳极炽，营液耗夺，八脉交虚之证也。用龟板、乌鲗、苁蓉、枸杞、归身、楝实、竹茹、白薇、黄柏、丝瓜络、蒲桃干、藕为方。一剂知，数剂已。续加熟地、阿胶，调理月余，经行而愈。

陈笠塘年近花甲，于初冬时偶从梯半一跌，遂发寒热，痰多咳逆。沈辛甫作虚痰类中挟风温治，热退便行，而痰逆不休，且兼呃忒，改从清肃镇摄，其呃日甚。因拉孟英商之。诊脉左弦涩不调，右兼软滑，察其呃，时有微甚而有欲呃不爽之象，询其喷嚏，久不作矣。曰：此气郁于肝，欲升而不能升，痰阻于肺，欲降而不能降之证也。补摄之品，咸在禁例，以柴胡、枳壳、石菖蒲、紫苏、薤白、蒌仁、竹茹、橘皮、白前为剂。覆杯而减，再剂而安。

翁笠渔素健啖，偶患发热，钱某谓劳倦内伤，进补中益气法，病日剧。张某诊为停食感冒，用承气法下之，连解黑矢，热如故。与养阴药多剂，热仍不退，且从此不食不便，不渴不眠。佥云：攻补难施，已成坏证。所亲孙诒堂迓孟英诊之。脉形涩数不调，神呆静卧，倦于语言，溺少苔黄，时时面赤，曰：无虑也，卫分之邪失于清解，补中益气实卫锢邪，何异适燕而南其指乎？承气通腑，但能下其肠胃有形之物，不能散其卫分无形之邪，下后养阴，固是方法，然必表里皆和者，方可投之。卫气未清，徒增窒滞。枢机日钝，此神识之所以如呆也；升降失司，此出入之所以皆废也。延之虽久，病犹在卫，故可治也。予苇茎、葱豉，加芩、桔、栀子、栝蒌。服一剂而遍身赤疹，神气爽悟，乃去芩、桔、葱，加雪羹、芦菔、银花、兰叶。服数帖解酱矢二十余次，苔退知饥，脉和而愈。

咸丰纪元冬十月，荆人忽患头痛，偏左为甚，医治日剧。延半月，痛及颈项颊车，始艰于步，继艰于食，驯致舌强语謇，目闭神蒙，呼之弗应，日夜沉睡如木偶焉。医者察其舌黑，灌犀角、牛黄、紫雪之类，并无小效。扶乩求仙，药亦类是。乃兄周雨禾云：此证非孟英先生不能救，吾当踵其门而求之。及先生来视，曰：苔虽黑而边犹白润，唇虽焦而齿色尚津，非热证也。投药如匙开锁，数日霍然。缘识数语，并录案如下，用表再生之大德，而垂为后学之津梁云。仁和蒋寅谨识。

【点评】温病的发展变化较快，而舌象能较为及时地反映病情，所以舌诊在温病的诊察中显得尤为重要，以致有“杂病重脉，温病重舌”之说。王孟英作为温病大家，在舌诊方面有自己的独到之处。是案他医皆以舌黑辨为热证，予以凉解开窍之法。王孟英却观察到苔色虽黑而舌边白润，与热证黑苔而燥迥异，并结合齿龈尚有津液判断绝非热证。此案即是以舌象作为辨证关键。

真阴素亏，两番半产，兼以劳瘁，内风陡升。病起头疼，左偏筋掣，旬日不语，二便不行，不食唇焦，苔黑边白，胸腹柔软，神气不昏，脉至弦缓，并不洪数。此非热邪内陷，乃阴虚痰滞机缄。宜予清宣，勿投寒腻，转其关键，可许渐瘳十月二十五日初诊。

石菖蒲　麸炒枳实　仙制半夏　盐水泡橘红各一钱　鲜竹茹四钱　旋覆花　茯苓　当归各三钱　陈胆星八分　钩藤五钱后下

竹沥一杯、生姜汁三小匙和服。苏合香丸涂于心下，以舒气郁。

舌稍出齿，未能全伸，苔稍转黄，小溲较畅，羞明头痛，显属风升，咽膈不舒，痰凝气阻，本虚标实，脉软且弦，不可峻攻，法先开泄二十六日再诊。

前方去胆星、半夏、茯苓，加枸杞三钱、淡苁蓉一钱、蒌仁五钱。

舌能出齿，小溲渐行，神识稍清，苔犹灰滞，头疼似减，语未出声，脉至虚弦，右兼微弱，本虚标实，难授峻攻，开养兼参，庶无他变二十七日三诊。

前方去枳实、旋覆、钩藤、竹沥、姜汁，加参须一钱、麦冬三钱、远志七分、老蝉一对、淡海蛇一两、凫茈三个。

稍能出语，尚未有声，舌色淡红，苔犹灰腻，毫不作渴，非热可知，脉软以迟，不食不便，宜参温煦，以豁凝痰二十八日四诊。

前方去雪羹，加酒炒黄连、肉桂心各五分。

苔渐化而舌渐出，语稍吐而尚无音，头痛未蠲，略思粥食，胃气渐动，肝火未平，久不更衣，脉仍弦软，徐为疏瀹，法主温通二十九日五诊。

前方去麦冬，加麻仁四钱、野蔷薇露二两和服。

连投温养，神气渐清，语亦有声，头犹左痛，苔退未净，大解不行，左脉微迟，法当补血，血充风息，腑气自行十一月初一日六诊。

前方去远志、菖蒲、老蝉，加天麻一钱、白芍二钱、桑椹三钱。

脉已渐起，尚未更衣，浊未下行，语犹错乱，时或头痛，寐则梦多，濡导下行，且为先授初二日七诊。

前方去天麻、桑椹，加牛膝三钱、生首乌四钱、柏子仁二钱。

虽已知饥，未得大解，肝无宣泄，时欲上冲，阴分久亏，岂容妄下。素伤思虑，肝郁神虚，脉软而迟，语言错乱。法当养正，通镇相参初三日八诊。

前方去白芍、首乌，加紫石英四钱、砂仁末炒熟地六钱、远志七分、菖蒲五分。

大解已行，并不黑燥，肝犹未戢，乘胃脘疼，幸已加餐，可从镇息初四日九诊。

参须　仙半夏各一钱　砂仁末炒熟地八钱　牡蛎六钱　紫石英四钱　归身三钱　枸杞二钱　淡苁蓉一钱五分　川楝肉一钱　酒炒黄连三分　桂心五分，研调，三帖

复得大解，苔退餐加，肝血久亏，筋无所养，头疼脘痛，掣悸不安，柔养滋潜，内风自息初七日十诊。

前方去半夏、连、楝，加炙草、橘饼各一钱，乌梅肉八分，四帖。

神气渐振，安谷耳鸣，脉弱口干，面无华色，积虚未复，平补是投十一日十一诊。

前方去桂心、橘饼、乌梅，加龟板六钱，麦冬、蒲桃干各三钱。

十帖后汛至体康而愈矣。

许自堂叔岳年越古稀，忽头面赤肿磊痒，渐及两臂，烦燥不眠，饮食日减，外科治而勿效。孟英脉之弦洪疾驶，重按细软，曰：高年气血两亏，郁火内燔，不可从疡科治。予黄芪、当归、栀、芍、元参、生地、甘草、桑叶、菊花、丹皮、蒺藜、荆芥等出入为方，十余剂而瘳。

顾仙槎年越古稀，仲冬偶患痰嗽，服表散药数帖，气喘如奔，欲卧而不能着枕，欲食而不能吸纳，痰欲出而气不能吐，便欲行而气不能送，日夜危坐，躁汗时形，其婿家请孟英视之。按脉虚洪豁大而舌色干绛，溲赤点滴。证属阴亏，忌投刚燥。与西洋参、熟地、苁蓉、枸杞、蒌仁、麦冬、牛膝、茯苓、白芍、冬虫夏草、青铅为大剂，以猪肉煮清汤煎服。果韧痰渐活，坚矢下行，眠食亦安，递以告愈。

【点评】此案患者诸症较重，气虚、阴虚兼见，王孟英以阴虚为治，方主滋阴，并用猪肉煮汤煎药以增滋阴之效。猪为水畜，助湿生痰，多为痰湿所忌，此处用之而效，取其“大补肾阴而生津液”之效，足见王孟英辨证选药之精准。

伤风虽小恙，过表伤阴，与邪未净而早投补剂，皆能延损，其高年下虚而误服升提者，往往阳浮上戴，须以温补救之。更有一种似伤风而实非伤风之证，乃根蒂空虚，肾水泛溢以成痰，浮阳冲逆而为嗽也，此自古未经道及者。今年四月十二日，孟英诣高石泉处谢吊，偶诊其脉，左关尺忽见浮弦而空，因私嘱其次郎隽生曰：尊翁之脉，颇有可虑，子其慎之。继无所苦，方疑其言之未当，虽有小恙，亦未邀诊。迨隽生登贤书，计偕有日，石泉忽患痰嗽，酷似伤风。冯某视之，与解散药一帖，次日便泻数行。黄某进分清药一剂，第三日痰升气逆，自觉唇肿不能啜饮。隽生始忆及孟英之言，速其拯治。脉如蛛丝过指，舌色晦黯无津，唇不略肿，其不能吸饮者，盖由气有出而无入耳。阴既脱于下，阳将脱于上，莫可救药。翼日云亡。此十二月春前事也。闻霜降后许吉斋山长微患伤风，数日而逝。立春后许砚邻亦然，皆同为似伤风证也。据孟英曰：儿子阿心，长成太速，心性太灵，余固知其不秀，秋分后小患伤风，适余酬应纷繁，不遑顾视，且闻无甚大病，亦不延儿科诊视，不料三日后倏然而殇。或云：惜不早治。余谓襁褓而患根蒂之病，虽治愈亦何益哉！然则不必高年虑有此证，即小儿亦间有之矣。医者其可以伤风而概视为小恙哉！《不居集》专论伤风误补成劳，犹是一隅之见焉。

孙书三仲郎菊如之室，因儿女过多，不欲生产，怀妊屡服下胎药不应。娩后三朝，陡发寒热，兼以痛泻，所下皆黑，而小溲不行。医作瘀治，用回生丹等药，已觉渐愈，惟寒热间作不休，至八朝，或嘱其邀孟英诊视。神气颇安静，苔色黄腻不厚，胃略知饥，惟右寸关空大，有静中一跃之形。诊毕适前医至，孟英谓右脉不佳，恐有骤变，彼按脉云：较昨已大和矣，必无害也。孟英唯唯而退，菊如送至门外，复嘱以令正元气大伤，莫投峻药而别。继闻是夜寒热复作，腹仍大痛，更服回生丹，越日而亡。

书贾陈南桥患冬温，数日后谵语不眠，所亲任殿华竭力清解，热退便行，忽然不语，因迓孟英视之。入房见其危坐于榻，面无病容，两目开阖自如，呼之不闻不答，若无知识者。按脉左寸细数无伦，尺中微细如丝。乃肾阴素伤，心阳过扰，真水下竭，真火将炮，纵有神丹，不能接续。吾师赵菊斋先生暨许少卿皆在座，佥云：渠有八旬老父，一岁孤儿，盍忍契然？勉为设法，如犀角、紫雪之类以图万一，不亦可乎？孟英曰：此非痰滞于络，亦非热传手少阴，适从高、孙两家来，并此为三败证，余一日而遇之，皆无药可用，不敢立方。平素不畏大证，君辈共知，稍有可为，毋劳谆嘱也。既而果逝。

李健伯夫人因伤情志而患心跳，服药数月，大解渐溏，气逆不眠，面红易汗，卧榻不起，势已濒危。其次婿余朗斋逸孟英诊之，坚辞不治。其长婿瞿彝斋力恳设法，且云妇翁游楚，须春节旋里，纵使不治，亦须妙药稽延时日。孟英曰：是则可也。立案云：此本郁痰证，缘谋虑伤肝，营阴久耗，风阳独炽，烁液成痰，痰因火动，跳跃如春，若心为君主之官，苟一跳动，即无生理，焉能淹缠至此乎？但郁痰之病，人多不识，广服温补，阴液将枯，脉至右寸关虽滑，而别部虚弦软数，指下无情，养液开痰，不过暂作缓兵之计，一交春令，更将何物以奉其生？莫谓赠言之不详，姑顺人情而予药。方用西洋参、贝母、竹茹、麦冬、茯神、丹参、苁蓉、薏苡、紫石英、蛤壳等。服之痰果渐吐，火降汗收，纳谷能眠，胸次舒适，而舌色光绛，津液毫无。改授集灵膏法，扶至健伯归。因谓其两婿曰：我辈之心尽矣，春节后终虞痉厥之变也。已而果然。

朱仲和令正向于娩后陡患痉厥，多医以图，广服补剂，其人虽起，厥疾弗瘳，再产亦然，延已数载，安之若素。孟英闻之，尝谓仲和曰：将来受孕，宜预药以痉之。今冬怀妊，病发益频，遂邀过诊。脉甚弦滑，厥前必先作胀，更衣得泻始舒，巅顶时疼，饮食不减。曰：肝风挟痰为患耳！仲和云：肝风则良是，痰则从来未吐。曰：惟其不吐，所以为患。沈尧封谓胎前病痰证居半，产时痰涎不下，诸病丛生，医者未知此理，徒知产后为虚，痰处络中，如何自吐，亦幸而痰在络中，补之不为大害，不过锢之愈深耳，岂可以不见痰面，遂云无痰乎？爰授蠲饮六神汤合雪羹，加蒌仁、竹沥，服三十剂病果渐愈。次年娩后安然，知病根已拔矣。

【点评】病者有产后病痉的病史，且多次服补药调治未效。王氏认为此证应治其未病，以防发作。痉病属肝，病者脉甚为弦滑，弦紧为痉病主脉，脉滑则提示痰浊内停。孟英辨此证为肝风内动，痰阻络脉。正因为痰浊处于络脉，难以剔除，胶固难除，故痉病反复发作，缠绵不愈。故予蠲饮六神汤，是方为产后风痰致痉之主方，以豁痰开窍清热为主，复加瓜蒌仁、竹沥清热涤痰，润肠通便，辅以雪羹咸寒滋阴化痰，服后果然痉愈。王氏对于妊娠期间发作痉病或产后发痉的病机认识，深受清代医家沈尧封的影响。王孟英在《沈氏女科辑要》卷上《妊妇似风》按语中说："阴虚、气滞二者，昔人曾已言之。痰饮一端，则发前人之未发，因而悟及产后谵妄等证，诚沈氏独得之秘。反复申明，有裨后学，不亦多乎！"由此可见王氏对沈尧封提出产后痰浊致痉一说颇为赞同，此案例可视为孟英对沈氏理论之临证实践。上述理论及方法对于现代临床痉病防治有重要的参考价值，为防治产后痉病提供了重要思路和方法。

王氏医案三编卷二

壬子春，沈峻扬年五十七岁，素患痰嗽，年前顾某与小青龙汤一剂，喘逆渐甚。汪某进肾气汤一服，势更濒危。医云治实治虚，不能舍此二法而皆不应，病真药假，不可为矣。王月钽嘱迎孟英图之。脉来虚弦软滑，尺中小数，颧红微汗，吸气不能至腹，小便短数，大解甚艰，舌红微有黄苔，而渴不多饮，胸中痞闷不舒。曰：根蒂虚于下，痰热阻于上，小青龙治风寒挟饮之实喘，肾气汤治下部水泛之虚喘，皆为仲景圣法。用之得当，如鼓应桴，用失其宜，亦同操刃。所以读书须具只眼，辨证尤要具只眼也。此证下虽虚而肺不清肃，温补反助其壅塞，上虽实而非寒饮，温散徒耗其气液。耗之于先，则虚气益奔；壅之于后，则热痰愈锢，其加病也，不亦宜乎？爰以杏仁、苇茎、紫菀、白前、蒌仁、竹沥开气行痰以治上实，而佐苁蓉、胡桃仁以摄纳下焦之虚阳。一剂知，再剂平。旋去紫菀、白前，加枸杞、麦冬、白石英，服三帖而便畅溺长，即能安谷。再去杏仁、竹沥、苇茎，加熟地、当归、薏苡、巴戟，填补而痊。

陈舜廷继室娩后略有咳嗽，微有寒热，恶露不多，少腹似有聚瘕，时觉窜痛，腰疼不能反侧，齿衄频流，溺少口干，仍不喜饮，舌色无液，善怒不眠，四肢牵掣不舒，易于出汗，逆孟英诊之。脉至虚弦细弱，系素属阴亏，新产血去之后，八脉皆空，阳不能潜，游行于上，见证虽然错杂，治当清息风阳，表散攻瘀，毫不可犯。爰以沙参、竹茹、白薇、丹参、丝瓜络、石斛、栀子、小麦、甘草、红枣、藕为方。服数帖嗽衄皆蠲，为去丹参、麦、枣、栀、斛，加归身、熟地、枸杞、麦冬、楝实。服之各恙渐瘥，复因卒闻惊吓之声，心悸自汗，肢麻欲厥，乃定集灵膏加紫石英、牡蛎、龙齿，合甘麦大枣熬膏服之而康。

继有汪少洪令侄女适孙彬士者，产后患证与此相似，误投温散，发热愈壮，但在上部。医者犹不知为阴虚阳越，仍从感治，迨脉脱汗淋，始邀孟英视之。始知是虚阳外越，然已不能拯救。病者自赋绝命词而逝。盖凡属虚脱之证，至死而神不昏也，医者识之。

许兰屿令正正月中旬偶食蒸饼，即觉腹中攻痛而寒热间作，以为疟也，请孟英诊之。脉弦软而微数。曰：此不可以疟论，缘营素亏，往岁愈后少于调补，仍当濡养奇经。盖阳维为病亦能作寒热，而八脉隶于肝肾，温肾凉肝，病即霍然矣。授以苁蓉、枸杞、当归、白薇、青蒿、茯苓、竹茹、鳖甲、楝实、藕，数帖果愈。迨二月中旬，其病复作，举家佥以为疟，或云：必前次早补，留邪未去使然。而兰屿远出，家无主议之人。孟英曰：前次愈之太易，我之罪也，不为善后，谁之过欤！如信我言，指日可瘳，第须多服培养之剂，保无后患。于是仍服前药，亦数剂而安。续以集灵膏去牛膝，加羊藿、阿胶、当归、黄柏、菟丝、苁蓉、蒲桃干，熬膏服之，竟不再发。

张友三室去春受孕后忽梦见其亡妹，而妹之亡也，由于娩难。心恶之，因嘱婢媪辈广购堕胎药饵服，卒无验。冬间娩子后亦无恙，自疑多饵堕胎药，元气必伤，召朱某治之。述其故，朱即迎合其意，而断为大虚之候。且云：苟不极早补救，恐延蓐损。病者闻而益惧，广服补剂，渐至卧榻不起，多药弗效。延至仲春，族人张镜江为邀孟英视之。不饥不寐，时或气升，面赤口干，二便秘涩，痰多易汗，胸次如舂，咽有炙脔，畏明善怒，刻刻怕死，哭笑不常，脉至左部弦数，右手沉滑。曰：此郁痰证误补致剧也，与上年李健伯令正之病情极相类。第彼已年衰而伤于忧思谋虑，是为虚郁；此年壮体坚，而成于惊疑惑惧，是为实郁。虚郁不为舒养而辄投温补，则郁者愈郁，而虚者愈虚；实郁不为通泄而误施温补，则郁不能开，而反露虚象，所谓大实有羸状也。医者但云补药日投，虚象日著，不知虚象日形，病机日锢，彼岂故酿其病，而使之深耶？亦是一片仁心，无如药与病相僢而驰，盖即好仁不好学之谓耳。余非好翻人案，恐不为此忠告，未必肯舍补药而从余议也。病者闻之大悟，即授小陷胸合雪羹，加菖蒲、薤白、竹茹、知母、栀子、枳实、旋、赭出入为方，吞当归龙荟丸。三剂后，蒌仁每帖用至八钱而大解始行，各恙乃减。半月后，心头之舂杵始得全休。改用清肃濡养之法，调理匝月，汛至而痊。

蒋礼园三令弟拜枫，自去年疟后，左胁聚气不消，时时窜痛，疑为疟母。孟英脉之弦软且滑，曰：非疟母也。予旋覆、海石、竹茹、丝瓜络、绛屑、葱白、蛤壳、凫茈、海蛇为方，十余剂而刈其根。

【点评】“疟母”一词始自张仲景《金匮要略·疟病脉证并治》。疟母的形成，是由于正虚邪恋，疟邪久留体内，假血依痰，结于胁下。其部位往往固定不移，实为癥积，与聚证之时聚时散有所不同。本案患者左胁下虽有聚气不消，但时时窜痛，脉弦滑而软，故非有形之邪结于胁下之疟母，应为肝络不舒，痰阻气郁所致。故孟英予仲景旋覆花汤加味，方中旋覆花通肝络，葱白通阳豁痰，新绛化瘀通络；配海浮石、蛤壳、海蜇咸寒软坚化痰，竹茹、丝瓜络、荸荠清热化痰通络。全方辛温通络，咸寒软坚，甘淡祛湿，诸法合而用之，可使气聚得散，痰浊可化，络脉得通，而病自解。

关寅伯赞府家某厨患春温，渠主人颖庵治之弗瘳，为速孟英诊焉。脉来弦软而寸数，舌绛苔黑而神昏，谵渴溺红，胸腹拒按，是双传证也。夫顺传者宜通其胃，逆传者宜清其营，治法不容紊也。然气血流通，经络贯串，邪之所凑，随处可传，其合其分，莫从界限，故临证者宜审病机而施活变，弗执死法以困生人。此证属双传，即当双解。予凉膈散加犀角、菖蒲、元参，下之果愈。

何氏妇年未四旬，于庚戌冬患腹胀善呕。或云寒凝气滞，宜吸鸦片烟以温运之，及烟瘾既成而病如故。或云冷积也，莫妙于蒜罨，往夏遂以蒜杵如泥，遍涂脊骨，名曰水灸。灸后起疱痛溃，骨蒸减餐，其胀反加，经乃渐断。招越医庄某治之，云：劳损也。进以温补，病乃日甚。复邀张凤喈、包次桥、姚益斋诸人视之，佥云劳损已成，或补阴，或补阳，服至冬令，便泻不饥，骨立形消，卧床不起。今春请神方于各乩坛，皆云不治。其夫因蒲艾田荐于许信臣学使，随任广冬。家无主意，束手待毙而已。蒲闻而怜之，为屈孟英一诊，以决危期之迟速，初无求愈之心也。切其脉弦细数，循其尺索刺粗，舌绛无津，饮而不食，两腿肿痛，挛不能伸，痰多善怒，腹胀坚高，上肤黄粗，循之戚戚然，昼夜殿屎，愁容黎瘁，小溲短涩而如沸，大便日泻十余行，脉色相参，万分棘手，惟目光炯炯，音朗神清，是精气神之本实未拨，病虽造于极中之极，却非虚损之末传也。殆由木土相凌，为呕为胀。洋烟提涩其气，益令疏泄无权；蒜灸劫耗其阴，更使郁攸内烁；进以温补，徒为壮火竖帜而涸其津；溉以滋填，反致运化无权而酿为泻。固之涩之，煞费苦心，余谓赖有此泻，尚堪消受许多补剂，纵临证心粗，不询其泻出之热而且腻，岂有肾虚脾败之泻，可以久不安谷而延之至今乎？夫人气以成形耳，法天行健，本无一息之停，而性主疏泄者肝也，职司敷布者肺也，权衡出纳者胃也，运化精微者脾也，咸以气为用者也。肝气不疏，则郁而为火；肺气不肃，则津结成痰；胃气不通，则废其容纳；脾气不达，则滞其枢机。一气偶愆，即能成病，推诸外感，理亦相同。如酷暑严寒，人所共受，而有病有不病者，不尽关乎老小强弱也。以身中之气，有愆有不愆也。愆则邪留着而为病，不愆则气默运而潜消。调其愆而使之不愆，治外感内伤诸病无余蕴矣。今气愆其道，津液不行，血无化源，人日枯瘁，率投补药，更阻气机，是不调其愆而反锢其疾也。疾日锢，腹愈胀，气日愆，血愈枯。或以为干血劳，或以为单腹胀，然汛断于腹胀半年之后，是气愆而致血无以化，非血病而成胀矣。既胀而驯致腿肿筋挛，不可谓之单胀矣。肿处裂有血纹，坚如鳞甲，显为热壅，不属虚寒。借箸而筹，气行则热自泄。首重调愆，展以轻清，忌投刚燥，热泄则液自生；佐以养血，须避滋腻，宜取流通。徐洄溪所谓病去则虚者亦生，病留则实者亦死。勿以药太平淡，而疑其不足以去病也。艾田云：薛一瓢谓人须修到半个神仙身分，才可当得名医二字。聆君妙论，不愧名医。于是以沙参、竹茹、丝瓜络、银花、楝实、枇杷叶、冬瓜皮、黄柏、当归、麦冬、枸杞、白芍出入为方，用水露煮苇茎、藕汤煎药。服四剂，脉柔溲畅，泻减餐加，乃参以西洋参、生地、黄连、花粉、薏苡、栀子之类。又六剂，舌色渐淡，腿肿渐消，服至匝月，忽然周身汗出溱溱，而肿胀皆退，舌亦津润，皮肤渐脱，肌肉渐生，足亦能伸，便溺有节，并不另授峻补，两月后可策杖而行矣。天时渐热，服药已久，以虎潜丸方熬为膏，用藕粉溲捣成丸，因丸剂皆药之渣质，脾运殊艰。孟英凡治阴虚须滋补者，悉熬取其精华而以可为佐使者和之为丸，不但药力较优，亦且饵之易化。如法服至长夏，健步经通，遂以康复。艾田云：此证人不能治，神亦不能治，君竟能肉白骨而生之，不仅半个神仙，殆人而仙者耶，抑仙而降为人者耶？水露以甜水贮甑，蒸取其露，宜临时蒸用，取其有升降之机，而养津液也，一名甑汗水，停久则失性矣。

应氏妇年逾四旬，去年难产后患左目无光，火升心悸，诸治不效。所亲沈玉庭嘱延孟英治之。予集灵膏合甘麦大枣汤，以峻滋肝肾之阴而愈。

一机匠久患寒热，兼以痰嗽，形消肌削，人皆以劳怯治之，久而不愈，或嘱其就诊于孟英。脉弦缓而大，畏冷异常，动即气逆，时欲出汗，暮热从骨髓中出，痰色绿而且臭，便坚溺赤。曰：痰火为患耳，误投补药矣。以苇茎汤合雪羹，加白薇、花粉、旋覆、蛤壳。服二十剂体健加餐，其病如失。

诸暨张某者，有跛疾，业点翠，终日坐，而三四年来行数十武，即喘不能已，别无他苦，饮食如常。医咸谓虚，频补不应，诣孟英视之。曰：久坐不劳，气行迟滞，痰凝久伏，故为此患。脉缓而滑，岂为虚象？授雪羹合小陷胸加竹茹、旋覆、海石、杏仁、半夏服之，果吐多痰而愈。

高隽生孝廉令堂患痰嗽，服伤风药而喘汗欲脱。孟英予人参、茯苓、半夏、甘草、桂枝、白石英、牡蛎、胡桃仁、冬虫夏草而瘳。以其年近五旬，冲任不足，虽素有饮邪，而悲哀劳瘁之余，经事忽行，一投表散，气即随而上逆，故用药如此。

【点评】此案为痰嗽喘逆，病机为肾气虚而不能纳气。患者年近五旬，素有饮邪，冲任不足，肾气虚衰，兼之悲哀动中，又误用表散药，导致阴津损耗，肾气不纳，气即随表散之药上逆。其证除肾不纳气外，病机关键又有冲任不足、阳气偏虚，故用药以益肾潜镇、化饮通阳为治，加人参、桂枝、茯苓、甘草补益阳气，茯苓、半夏燥湿化饮。同为肾虚不纳之痰嗽，在具体辨证上与《王氏医案三编》卷一之顾仙槎案、《王氏医案三编》卷三之吴氏妇案均有不同，可参看。

孟夏许芷卿偶自按脉，左寸如无，招他医诊之，佥云心散。举家惊惧，已亦皇皇，屈孟英视之。曰：劳心而兼痰火之郁，故脉伏耳。其火升面赤，不寐胁鸣，乃惊骇激动肝胆之阳，勃然升越，非本病也。予人参、黄连、菖蒲、紫石英、小麦、麦冬、莲子心、红枣、竹叶、甘草为方。一剂知，二剂已。

蒋礼园令堂年七十三岁，患疟寒少热多，时时自汗，咸虑其脱，议欲进补。孟英切脉洪数而滑，舌绛口干，是暑为病也，与清解法数剂而痊。

许子厚令庶母年未四旬，患晡热发于上焦，心悸头疼，腰酸腿软，饥不欲食，暮则目如盲而无所睹，时或腹胀，自汗带多。孟英脉之弦细而弱，气短不足以息，舌赤无苔。曰：此营血大亏，不可作暑治也，授人参、熟地、枣仁、枸杞、归身、麦冬、乌鲗骨、牡蛎、龟板、蒺藜、芍药、杜仲、羊藿等药数十剂，而康复如常。

吴曲城三令郎年未冠，患疟，医作食疟、暑疟、阴虚疟治之，诸法不应，逆孟英视之。面色浮黄，便溏呕恶，脘闷腹胀，溺少汗多。曰：湿疟也。予枳、朴、苓、滑、苍术、半夏为方，送服香连丸而愈。继用六君子善其后。或云：先生近辑《温热经纬》，力辨暑必兼湿之非。今年霉雨全无，夏至后酷热亢旱，流金烁石，湿自何来？方叹先生析理之精，胡以此证是湿邪，大剂燥药果然获效，又何说欤？孟英曰：暑即天上之日，有何湿气？人因畏暑贪凉，瓜果过度，虽无雨湿相杂，湿亦自内而生，所以暑每易于挟湿，而昧者遂指湿热相舍之病为暑证，殆由未见天日，故不识暑之真面目也。一笑。

兰溪吴氏妇盛夏患恶阻。洪某进旋覆、姜、桂等药，而壮热神昏，腰疼欲堕，二便秘涩，呕吐不休，脉数而洪。予栀、芩、连、楝、竹茹、知母、银花、绿豆为剂，佐以苏叶二分，冬瓜煮汤煎药。下咽即安，数服而愈。

张六桥年逾七旬，素不耐病，新秋患疟，托孟英筹速愈之方。曰：易事耳。第寒少热多，苔黄渴汗，溺赤便秘，体厚多痰，杳不知饥，极其畏热，其年虽耄，其证宜清。以大剂知、芩、连、滑、花粉、竹茹、厚朴、石膏，加雪羹投之。数剂而痊，康强如昔。

吴奏云三令郎甫八龄，患感，幼科治以清解，弗瘥，迓孟英视之。脘闷便秘。曰：气机未展耳。投小陷胸，加紫菀、通草、杏仁。

服三剂，先战汗而解，寻更衣以愈。当战解之时，家人不知，诧为将脱，欲煎参汤灌之。幸孟英适至，阻其勿服。既而其妇弟陈某之病略相似，亦用此法而痊。

【点评】本案患儿外感，治以清解不愈。脘闷、便秘为阳明有形之邪导致气滞不行，上有痰热结胸，下有腑实不通，故孟英曰“气机未展”。治以小陷胸汤清热化痰散结，加杏仁开宣肺气，通草渗利小便，紫菀化痰理气。孟英此方当是仿叶天士邪留三焦予温胆汤之治法。受叶氏启发，孟英辨别本案患者痰热在上焦为主，故改用小陷胸汤，并佐宣畅上焦的杏仁、燥化中焦的半夏、渗利下焦的通草，走泄留于三焦之痰热。因仍在气分，尤有发生战汗祛邪之可能，如叶天士《温热论》所云：“犹可望其战汗之门户，转疟之机括。”服药后，患儿果欲战汗而解，此时切勿以为脱证，而误予温热补益之剂。

朱生甫明经以花甲之年，偶在嘉兴患滞下甚剧，急买棹旋杭，集诸医议治。许敬斋宗景岳，谓痢必本于寒湿，主干姜、桂、朴以温化；洪石生尚东垣，闻其向患脱肛，主清暑益气以举陷。或云素善饮而有鼻衄，血热阴亏，既受暑邪，宜玉女法以两清；或云痢必有积，不必问其余，宜大黄、归、枳以荡涤。聚议纷纭，乃郎仲和等不知所从质诸孟英。诊毕，遂问此证何如。当用何药。曰：此滞下证之最难治者也。痢初作即不能起于榻，而五色并见，噤口不食，非暑热之深受，一何至于此极耶？满面红光，鼻赤尤甚，肺热素炽，暑火烁金，故水失化源，溺少而涩，此不可以温燥再劫其津液也；肢掣无眠，合目呓语，时时烦躁，视物不明，畏热喜风，口干易汗，阳气浮越，暑渐侵营，故苔虽腻黄，尖红根黑，此不可以升散再扰其阳也；胸次不舒，饮水欲噎，欲噫不达，欲嚏不能，茎缩易嗔，时有恶梦，肝多怫郁，痰阻清阳，故升降不凋，中枢窒滞，此不可以滋涩再碍其机也。又非寻常之痢，病仅在腑，可以推荡以为功也。参之于脉，右寸关缓滑而寸较抑，左则弦洪而数兼上溢，故知其气郁痰凝，暑火深受，风阳内动，久耗心营，所幸两尺皆平，身无大热，如能治之中肯，尽可无虞。仲和出诸方云：然则此皆不可服乎？曰：咸治痢之法也。惜尊翁之证，不能合于此药耳！若尊翁之恙，见证虽太错杂，而责重在于肝经，肝属厥阴，风火内寄，故此经之痢，宜柔宜凉，忌刚忌温，以肝为角木，龙性难驯，变化飞腾，病机莫测，但使风阳靖息，庶几险浪不兴，纵有别脉未清，自可徐为疏瀹也。仲和闻而心折，力恳图维。于是以仲圣白头翁汤为主方，加石菖蒲、川贝母、竹茹开痰舒郁以调其气，犀角、银花、竹叶凉血息风以清其心，冬瓜、蔗梢、凫茈、海蛇煮汤煎药，以清胃热而生津，化腑气而濯垢，吞送滋肾丸三十粒，引肝火迅速下行。服后诸恙递减，粪色渐见，痰果频吐，神气亦安。既而粥食日增，夜眠恬适，始去犀角、雪羹、滋肾丸，加西洋参、阿胶以复其津液。迨痢净而时有血随粪下，为加鸦胆仁，以龙眼肉包而吞之果止。惟肠鸣气泄，稀粪随流，肛坠难收，脉亦弦软。知其病去而正虚也，改用三奇散而安。继予气血交培善后，仍佐蠲痰舒郁，康健较胜曩时，盖并其积年宿疾而去之也。故生甫谢孟英诗五排结句云：不因施上药，那得挽沉痾。魂磊从今尽，先生殆缓和。

赵菊斋外孙华颖官易患痰嗽，幼科治之，渐至发热口渴便泻，汗多烦哭，以为将成慢惊。参入温补，日以加剧。孟英视之曰：肺热也。投苇茎汤加滑石、黄芩、枇杷叶、桑叶、地骨皮。旬日而愈。

【点评】患儿易患痰嗽，误治后渐发热、口渴、汗多，乃热入气分，他医更将“烦哭”认作慢惊风之兆，加入温补，徒增其热势。易患痰嗽，非肺卫气虚，乃肺经痰热留恋未除，故孟英仍辨为肺热为患，以苇茎汤清肺泄热，加黄芩、地骨皮、枇杷叶、桑叶、滑石增清肺化痰、导热下行之功，使肺热得清，发热、痰嗽、烦哭诸证自除。

顾媪因比邻失火，几焚其庐，惊吓之余，不能起榻，胁痛偏右，便秘神瞀，身面发黄。医云湿热，治之罔效，乞诊孟英。脉涩而弦，按之甚软。曰：此因惊恐气结不行所致。予沙参、桑叶、栀子、丝瓜络、冬瓜子、苇茎、枇杷叶、旋覆、葱须、竹茹，数剂而痊。

金愿谷中翰患便秘，广服润剂，粪黑而坚如弹丸，必旬余始一更衣，极其艰涩。孟英诊脉迟软，舌润不渴，小溲甚多，乃久患痹证，坐卧不行，健运迂迟。法宜补气，俾液濡布，所谓中气足，则便溺如常矣，非凉润药所能治也。予大剂参、术、橘、半，加旋覆花以旋转中枢，鸡膍胵以宣通大肠之气，鸡不溺而粪易下也。更仿《金匮》谷实之例，佐血余、苁蓉，俾为流通腑气之先导。如法服之，数日即解，且较畅润，至三十剂其病若失。

沈氏子年甫髫，仲秋患感两旬，屡医弗愈，求孟英视之。神昏谵语，面惨无眠，舌绛耳聋，频吐白沫，脉数溺少，渴饮不饥，热已甚微，汗亦频出，牛黄、紫雪数进无功。以元参、丹参、白薇、知母、苇茎、竹茹、旋覆、冬瓜子、蛤壳、石斛、枇杷叶、竹叶、花粉、莲子心、西瓜翠衣等出入为方，数服而愈。盖邪虽传营，气分未廓，故虽善饮水而敷布无权，不能下行为溺，但能旁溢为汗，上行为沫，良由初起不知为暑，治以表散风寒之药。及至传营，又不知营卫两解之法，徒以直走膻中之药，漫图侥幸，何异鹦鹉学人言，而不知所以言耶！

【点评】此案患者患温热病，气分邪热未解，热已入营，安宫牛黄丸、紫雪丹专主营热内闭心包，故用之不能奏效。气分尚有未彻之邪，必以清气凉营两法同施，徒治膻中厥阴无益。患者汗频多、尿少、频吐白沫，乃气分之邪所扰。故清彻气营邪热，诸证自然得解。方中玄参、丹参、莲子心清心凉营，翠衣、白薇、知母、苇茎、竹叶清透气分邪热，竹茹、旋覆、蛤壳、枇杷叶、冬瓜清热化痰利湿，石斛、花粉养阴生津，数服竟愈。

沙沛生鹾尹患身热头重，腹胀便溏，脘闷不饥，口流涎沫，腿酸溺少，脉软神疲。孟英诊曰：内湿素盛，兼吸客邪，不可谓值此亢旱之年，竟无泛滥之病也。予槟、朴、蔻、苓、猪、泽、橘、半、防己、秦艽之剂。小溲虽行，其口中涎水流出尤多，病遂以愈。

既而其子龙官初次患疟，耳聋舌绛，溺赤痰多，脉数而弦，寒微热甚。幼科云：胎疟不能即愈。孟英曰：此齐东野语也。予滑石、竹茹、知母、花粉、苓、翘、橘、半、青蒿、鳖甲，八帖而痊。

温敬斋令正九月间忽然四肢麻木，头晕汗淋，寻不能言，目垂遗溺，浑身肤冷，急请孟英视之。脉微弱如无，乃虚风内动，阳浮欲脱也。先令煮水以待药，与东洋参、黄芪、龙、牡、桂枝、甘草、茯苓、木瓜、附子九味煎数沸，随陆续灌之。未终剂，人渐苏，盖恐稍缓则药不能追也。

朱饬庵孝廉，年未三旬，自都中奔丧回杭，患滞下赤白，腹不甚痛，而奔迫异常，能食溺长，医治罔效。孟英脉之，虚弦而软，曰：此不可以常痢视也。以三奇散加归、芎，送香连丸而愈。

王子庵令堂年已古稀，患便秘不舒，时欲努挣，汗出头晕。医谓其肝气素滞，辄与麻仁丸等药，其势孔亟。伊婿陈载陶屈孟英诊焉。脉虚弦而弱，是虚风秘结。予人参、苁蓉、当归、柏子仁、冬虫夏草、白芍、枸杞、楝实、胡桃仁数帖而痊。次年秋患脘痞疼胀，医者率进温补香燥之药，驯致形消舌绛，气结津枯，始延孟英视之，不及救矣。

屠小苏令正自乳经停，泛泛欲吐，或疑为妊。所亲高啸琴进以养阴之药，渐致时有微热，脘闷不饥，气逆嗽痰，卧难着枕，二便秘涩，耳闭汗频。孟英脉之虚软而涩。曰：根蒂素亏，经停乳少，血之不足；泛泛欲呕，肝乘于胃，率投滋腻，窒滞不行；略受风邪，无从解散，气机痹塞，九窍不和。先以葱、豉、通草、射干、兜铃、杏仁、蒌壳、枇杷叶、白蔻开上，两剂热退。次用小陷胸合雪羹，加竹茹、旋覆、白前、紫菀宣中，三剂便行安谷。继予冬虫夏草、苁蓉、当归、枸杞、麦冬、紫石英、楝实、熟地、牛膝滋下而瘳。

【点评】此案病机较为复杂，王氏分析有素体之亏，血之不足；有误服滋腻，窒滞不行；又有感受风邪，九窍不和。“气机痹塞”是诸症的病变关键，所以治疗以调利枢机、疏瀹气机为主，选用宣肺之品，药取清轻，待气机条达则诸症自痊。

又顾氏子患发热独炽于头，医进发散，汗出不解，胸次痞闷，便滞溺艰，舌绛口干，饮不下膈，不眠头痛，脉数而弦。孟英曰：体质素虚，热薄于肺，痰结于胸，治宜轻解。羌、防、柴、葛，恶可妄投？膏粱与藜藿有殊，暑热与风寒迥异。治上焦如羽，展气化宜轻。以通草、苇茎、冬瓜子、丝瓜络、紫菀、枇杷叶、射干、兜铃、白前九味，天泉水急火煎服，覆杯即已。盖席丰履厚之家，密室深居，风寒湿三气所不能侵，惟暑燥之邪易于吸受，误用温散，最易劫津。若田野农夫，栉风沐雨，肌坚气实，当用辛温。设进轻清，焉能济事？故医者须量体以裁衣，弗胶柱而鼓瑟也炳按：汪谢城云：覆杯即已下宜删去，以言过当也。若然则藜藿人温证暑证，亦可用辛温矣。此评甚是。

孙氏子患腿酸寝汗，溺赤脘疼，食减口干，或疑为损。孟英按脉缓大，苔色微黄，乃劳力火升，内兼湿热也。以沙参、竹茹、甘草梢、小麦、石斛、楝实、丝瓜络、绿萼梅、建兰叶、带露桑叶为方，送服松石猪肚丸，旬日而愈。嗣有任氏女校书患带，诸药罔瘳。孟英视曰：脉软数而长，非虚也，宜猪肚丸清其湿火。服匝月，病良已。

沈妪素患肝气，初冬便泻，医药勿瘥。所亲吴馥斋迓孟英诊之。脉至弦梗，舌赤无津，杳不知饥，胁腹时胀，乃风阳内炽，津液耗伤，香燥忌投，法宜濡润，否将阴涸，毋畏甘凉。予甘草、地黄、麦冬、阿胶、枸杞、薏苡、楝实、葳蕤、乌梅为剂，牡蛎一斤，甘澜水煮浓汤煎药，和入蔗浆服之。数日而瘳，已能安谷，忽然舌不能伸，心摇语蹇，不眠头晕，面赤火升。仍速请孟英视之。脉梗虽和，极其弦细，是阴液未复，木火失涵。以前方去薏、楝、乌梅，加人参、龙眼肉，少佐黄连授之而愈。

罗氏妇先患痰嗽，气逆碍眠，后兼疟痢并作。医者佥云无法，浼人乞诊于孟英。脉见滑数，口渴苔黄，不饥脘闷，溺似沸汤。曰：无恐也，虽见三证，其实一病，盖肺胃大肠，一气流通，暑伏肺经，始为痰嗽，失于清解，气逆上奔，温纳妄投，胃枢塞滞，郁遏成疟，渴饮汗多，热甚寒微，病情毕露，温化再误，转入大肠，赤白稠黏，无非热迫，不必见证治证，但治其暑，则源清流自洁矣。以苇茎汤加滑石、黄芩、竹茹、石膏、厚朴授之。不旬日而三证悉瘳。

沙沛生鹾尹令正胎前痰嗽，娩后尤甚。孟英视之，面赤能餐，汗多畏热，脉滑而数，呕渴苔黄，恶露流通，血分无病，乃燥火伏于肺胃。法宜清肃上焦，不可谓产后禁凉润也。剂以沙参、茹、滑、知、斛、冬、甘、枇杷叶、冬瓜子、苇茎、梨皮、桑叶、蛤壳，出入互用，旬日而痊。

钱氏妇患嗽数月，多医莫治，渐至废寝忘餐，凛寒乍热，经停形瘦，心悸耳鸣，滋补填阴，转兼便泄。孟英视脉虚弦缓大，而气短懒言，卧榻不支，动即自汗。曰：固虚也，然非滋阴药所宜。予参、芪、龙、牡、桂、苓、甘、芍、冬虫夏草、饴糖，大剂服旬日而安。继去龙、牡，加归、杞服二十剂，汛全而康。病者欲常服补药，孟英止之曰：病痊体健，何以药为？吾先慈尝云人如欹器，虚则欹，中则正，满则覆。世之过服补剂，致招盈满之灾者比比焉，可不鉴哉！

高鲁川三令爱为外科姚仰余令郎杏村之室，年三十五岁，自去年仲夏患痢，白少赤多，昼夜一二十行，或有溏粪相杂，医治曰殆，延至今冬，经断半年，胁腹聚块，时时上窜，宛如虫行，痒至于咽，食压始下，腹胀腿肿，唇白口糜，舌绛无津，耳鸣巅痛，略有干呛，渴饮汗频，热泪常流，溺短而热，善嗔多梦，暮热无眠，心似悬旌，屡发昏晕，痢门与虫门方药，遍试无功，舍病而补法备施，亦无寸效，佥云不能过冬至。棺衾咸备，无生望矣。杏村之僚婿蒋礼园、黄上水交荐孟英图之。脉至左弦数上溢，尺中滑大，按之细弱，右手软滑略兼弦数。诊毕谓杏村曰：令正幸能安谷，得以久延，然下痢五百日，喉腭辣燥，阴液固已耗伤，而尺肤淖泽，脂膏未剥，其中盖别有故焉。腹中之块，痢前曾有乎？痢后始起乎？杏村云：起于痢前。然则前此曾有产育乎？云：去年二月间分娩艰难，胞已糜碎，生而未育。曰：是矣，此实似痢而非痢也。夫胞衣糜碎，必有收拾未尽而遗留于腹中者，恶露虽行，此物未去，沾濡血气，结块渐成，阻碍冲任之常道。而冲任二脉，皆隶阳明，月事既不能循度以时下，遂另辟捷径，旁灌于阳明，致赤白之物悉由谷道而出，宛如痢疾。据云：姅期向在中旬，故每月此时，痢必加甚，仍与月汛相符，虽改途易辙而行，尚是应去之血，所以痢至年半，尺肤犹不至枯瘁也。且其痢由腰脊酸楚而下，显非肠胃之本病。缘病起夏月，正痢疾流行之候，病者自云患痢，医者何暇他求，通之、涩之、举之、填之，无非肠胃之药，不但未切于病情，抑且更广其病机。试思肠胃之痢，必脂膏削尽而经枯，则焉能纳食如常而充肌肤耶？然非谓不必治其痢也。欲治痢，必治其所以痢，则当治冲任；治冲任，必治冲任之所以病，则当去其遗留之物。遗留之物去，则冲任二脉遵道而行，月事如期，痢亦自愈。第物留已将两载，既能上行求食，谅已成形。前医指为虫病，而无面白唇红之证据者，虫必饮食挟湿热之气所化，此但为本身血气所凝，似是而非，判分霄壤。况此物早已脱蒂，不过应去而未去，欲出而不能。开通冲任二脉，其物自下，不比肠覃石瘕，有牢不可拔之势，必用毒药以攻之者。爰以乌鲗、鲍鱼、茜根、龟板、鳖甲、血余、车前子、茺蔚子、藕汁为初方。众见方案，佥云：舍垂危之痢而不顾，乃远推将及两年之产后，而指为未经人道之怪证，不但迂远穿凿，未免立异矜奇。疑不敢从。蒋礼园令弟敬堂云：徐洄溪批叶案，以十年九年之病，仍标产后为大不然。谓产后过百日而起病者，不作产后看。举世皆以为定评。余读孟英所辑叶案瑕瑜，谓案中所云十年九年者，乃病从产后起，延至于今而屡发也，否则胀泻浮肿，何必远推多载之前而隶于产后耶？更有新产之后，其病不因产育所致者，虽在百日之内，亦不可谓之产后病，仅可云病于产后耳。此证痢虽起于百日之外，块早形于两月之前，因流溯源，正是治病必求其本也。今人之病，何必古书尽载？此医之所以不易为，而辨证之所以为最难也。听其议论，具有根柢，并非捕风捉影之谈，况药极平和，又非毒剂，似与久病元虚无碍，他医既皆束手，盍从其计求生，具嘱仰余勿改其方。于是，群议始息。服两剂后，病者忽觉粪从前阴而出，大號，急视之，乃血裹一物，头大尾小，形如鱼鳔而有口，剖之甚韧，血满其中。众始诧为神治，而病者汗晕不支。孟英即与人参、龙骨、牡蛎、茯苓、麦冬、甘草、小麦、红枣为方。服数剂神气安爽，始知脐下之块已落，而左胁下者犹存，然上窜之势，向亦脐下为甚，窜势既减，痢亦渐稀，改用白头翁汤加阿胶、甘草、小麦、红枣，吞仲景乌梅丸，和肝脾之相贼，养营液而息风。旬日后头目渐清，肿消胀减。复以初方合《金匮》旋覆花汤，服四剂，又下一物，较前差小而胁块乃消，窜痒悉罢，痢亦径止，惟溺热便溏，口犹辣渴，心摇易汗，腿软无眠，烦躁火升，脉形虚豁。乃阴火内炽，脾受木乘，营液久伤，浮阳不敛也。授归芪建中汤，去姜，加黄柏、乌梅、龙骨、牡蛎、小麦。以羊肉汤煎，送下交泰丸一钱。脉证虽觉渐和，惟久病元虚，屡生枝节。

孟英坚持此法，不过随机略为进退而已。而旁观者议论纷纭，因嘱邀王篪伯会诊，篪伯亦主是法，浮言乃息。服至匝月，喉间渐生甘液而各恙递平。又匝月，甘液布及舌尖而满口皆润。次年二月中旬，经至肌充而愈。适吴楚之警，遂辍药。迨仲冬患疮，误用药水洗之，致毒内陷而殒。惜哉炳按：交秦丸系黄连、瑶挂心研末为丸！

【点评】王孟英所用方剂中，以药品或食材煮汤，代水煎药者颇多。此案有“以羊肉汤煎”一法。羊肉，王孟英在《随息居饮食谱》中言其“甘温暖中，补气滋营……产后虚羸，腹痛觉冷，自汗带下，或乳少，或恶露久不已，均用羊肉切治如常，煮糜食之”，是以食材熬煮代水煎药之例。

施秋涛室仲冬分娩，因前岁初产艰难，稳婆妄施毒手，脔而出之，自怀忧惧，产周时不下，举家皇皇，稳婆以为奇货可居，力赞仍唤原手相助，竟仍前例，索谢而去。孟英闻之恻然。谓其乃尊赵菊斋曰：难产自古有之，庄公寤生，见于《左传》。故先生如达，不坼不副，诗人以为异征。然先生难而后生易，理之常也，晚嫁者尤可必焉。但亦有晚嫁而初产不难者；非晚嫁而初产虽易，继产反难者；或频产皆易，间有一次甚难者；有一生所产皆易，一生所产皆难者。此或由禀赋之不齐，或由人事之所召，未可以一例论也。谚云：十个孩儿十样生，至哉言乎！若得儿身顺下，纵稽时日，不必惊惶，安心静俟可耳。会稽施圃生茂才诞时，其母产十三日而始下，母子皆安。世俗不知此理，稍觉不易，先自慌张，凶恶稳婆故为恫吓，使人不敢不从其计，要取重价，操刃脔生，索谢去后，产母随以告殒者有之。奈贸贸者不知堕彼术中，尚夸其手段之高，忍心害理，惨莫惨于此矣！设果胎不能下，自有因证调治诸法，即胎死腹中，亦有可下之药，自古方书，未闻有脔割之刑加诸投生之婴儿者。惟有一种骡形女子，交骨如环，不能开坼，名锁子骨，能受孕而不能产，如怀妊，必以娩难亡，此乃异禀，千万人中不得其一二者。如寻常可开之交骨，断无不能娩之理也。菊斋闻而浩叹。产后患干呛不饥，少眠善梦，口干溺数，继发寒热。孟英诊曰：幸体气坚实，不过因惊惧而感冬温耳。与白薇、栀子、丹参、竹茹、茯苓、青黛、蛤壳、枇杷叶、豆豉、葱白，投匕而安。数日后，寒热又作，仍投前方，覆杯即愈，继去葱、豉，加百合、石斛、知母，服之各恙皆痊。孟英又曰：骡形为五不可孕之一，方书误作螺者，非也。盖驴与马交则生骡，纯牝无牡，其交骨如环无端，不能孕育，体纯阴，性极驯，而善走胜于驴马，然亦马之属也，故《易》曰：坤为马，行地无疆，利牝马之贞，皆取象于此也。人赋此形而不能安其贞，则厄于娩矣。秋涛闻之，方疑其室之骡形也，迨癸丑冬，产一子竟无恙，始悔前此为稳婆所愚也。

顾子襄体素丰，患颐肿，医投升散之药，神昏气逆，鼻衄大流。伊舅氏朱生甫明经为延孟英视之。面赤音低，不眠脘闷，大渴溺赤，脉滑数而洪。曰：冬温也。其苔色白而不燥者，内有伏痰耳；便泻如水者，肺热下大肠耳；岂可以为寒乎？予犀角、元参、旋覆、栀、芩、射干、竹茹、通草、银花、石菖蒲服之。衄止神清，泻亦不作。去犀、射，加花粉、贝母。服二剂，解坚矢，吐胶痰，知饥热退而愈。继有朱氏子右颈肿突，外科围药甚痛，身热不饥。孟英诊曰：冬温耳，非患痈也。敷药亟令洗净，另以芙蓉叶杵烂涂之，投以清解肺卫药，数日而痊。

蒋氏妇年逾四旬，患一奇证，痰必自少腹突冲而上，其势甚猛，其坚如石，其热如火，故突然而冲之际，周身为之震撼，日夜二十余次，每次止须一咯，即脱然出口，四肢渐形牵掣，口极渴而溺如沸汤，食减少眠，形日消瘦。诸医皆知为痰火病，而治无寸效。孟英视之曰：证治非谬，而药不胜病者，殆积热深锢，必从前多饵温补所酿也。其夫云：诚然，向来本无病，因无生育，紫河车已服过数十具，他药称是。曰：愚哉！药之治病，犹兵之戡乱也，所谓用药如用兵，无病而药，是黩武也。既无生育，何不纳妾？凡服温补之药以求子者，其药毒钟于小儿，生子多不育，况食人之胞乎？无论忍心害理，已属不仁。即偶然得子，多患异疾，或顽蠢狠戾而无人心，亦何益哉！昨闻沙沛生令妹患痘服此，致鼻穿而痘仍不救。设非胞衣之毒，奚至此乎？故余临证三十年，从不用之，纵病家要用，亦必剖陈利害以劝止之。或令以羊肾代之，温养有情，且无秽毒，功较胜焉。令正服过数十具而从未生育，毒气毫无出路，欲种子者翻种病矣，岂寻常清凉之剂所能愈哉！考古惟紫雪能搜剔久蕴深藏之毒火，试饵之或有验也。爰用紫草、银花、元参、土茯苓、甘草、绿豆、海蛇、凫茈为方，和入竹沥，另以豆腐皮包吞紫雪五分。服之果效，匝月而瘳。

陆渭川令媳患感，适遇姅期，医治数日，经止而昏狂陡作，改从热入血室治，转为痉厥不省人事，所亲沈雨阶为延孟英诊之。脉弦牵而虚滑，气逆面青，牙关不开，遗溺便秘，令按胸次，坚鞕如柈。此冬温尚在气分，如果热入血室，何至昼亦昏迷？良由素多怫郁，气滞痰凝，用柴胡则肝气愈升，攻瘀血则诛伐无过。予小陷胸合蠲饮六神汤加竹沥，调服牛黄至宝丹一颗，外以苏合丸涂于心下，痰即涌出，胸次渐柔，厥醒能言，脉较有力。次日仍用前方，调万氏清心丸一粒，果下痰矢，渐啜稀糜，改授肃清，数日而愈。

续有顾某陡患昏狂，苔黄便秘，卧则身挺，汗出五心。医云热入膻中，宜透斑疹，治之加剧。孟英诊脉弦缓不鼓，身无大热，小溲清长，的非外感，乃心虚胆怯，疑虑忧愁，情志不怡，郁痰堵窍也。以蠲饮六神汤合雪羹加竹叶、莲子心、竹沥。服二剂狂止，自言腹胀而头偏左痛，仍以前方吞当归龙荟丸，大解始下。改用清火养心、化痰舒郁之法而愈。

孟英治其令弟季杰之簉室，怀孕患嗽，嗽则鼻衄如喷，憎寒乍热，口渴头疼，右脉洪数，授白虎汤合葱豉，投匕而瘳。或云时已隆冬，何以径投白虎？孟英曰：脉证如是，当用是剂，况今年自夏徂冬，亢旱不雨，寒虽外束，伏热蕴隆，此即麻杏甘膏之变法耳。

朱介眉年逾花甲，患感于季冬，初服温散，苔色遂黑，即投白虎，胸胁大疼，面赤不眠。口干气逆，音低神惫，溺赤便溏。医者佥云不治。孟英切脉虚数而弦，是真阴素亏，痰多气郁，今年自夏徂冬，亢旱已极，所伏之邪，无非燥热，稍一温散，火即燎原。一见黑苔，即投白虎，而不知其枢机窒滞，气道未舒，且阴液耗伤，亦非白虎汤仅能涤热者之任也。予沙参、苇茎、竹茹、冬瓜子、丝瓜络展气开痰，苁蓉、当归、紫石英、冬虫夏草潜阳镇逆。覆杯即减，旬日而瘥。

石北涯之大令媳忽患多言不寐，面赤火升，汗出心摇，仓皇欲死。孟英察脉虚弦小数，乃赋质阴亏，将交春令，虚阳浮动，有鸢飞鱼跃之虞。亟以人参、龙齿、牡蛎、石英、甘草、百合、小麦、竹叶、红枣、青盐水炒黄连为剂，引以鸡子黄，投匕即安。续加熟地、阿胶滋填而愈。

【点评】此案患者多言、不寐、面赤、汗出、心悸，若只审症，易误认为火热扰心之实热证。临证当四诊合参。孟英切其脉虚弦小数，知乃素体阴亏，故外界阳升之际见虚阳浮动，忽发不寐、心悸等症。治宜益气养阴、重镇安神。方中人参、小麦、大枣、甘草补益心脾之气，龙齿、牡蛎、石英重镇宁心安神，百合养阴安神，黄连清心泻火除烦，鸡子黄养阴宁心安神。后加熟地、阿胶滋腻填补真阴得愈。

蒋敬堂令正怀妊九月，忽患胎上撞心，面浮痰塞，四肢搐搦，神气昏瞀，亟延孟英视之。予紫苏、菖蒲、半夏、枳实、茯苓、橘皮、羚羊、钩藤、旋覆、赭石为剂。服后即举一男，母子皆安而愈。同时闻幼科王蔚文令媳，妊已临月，患证亦尔，治不如法，不产而亡。

乙巳秋拙荆年三十二岁，忽患四肢酸痛，早晚尤甚，初谓其平素劳瘁所致，已而日剧。延医治之，以为痛风，服药不效。单方针灸，无不遍试，至冬令渐难行走。次年春，山阴俞某作虚风治，用参、术、熟地、桂、附等药。文恐太热，减去附子服十余帖，遂手足拘挛，不能屈伸，日夜号痛，如受炮烙，眠食皆废，痰韧如石，皮肤燥裂，鳞起如松。至夏更加两腋肿核，阴户疮糜，痛不可支。业师顾听泉先生，荆人之舅氏也，求其援手。云：两脉弦数，舌绛无津，况汛断半年，破䐃脱肉。经言九侯虽调，犹属不治，危殆若此，不能过夏至矣。因请孟英先生救之。先生来视曰：营分素亏，阴液尽烁，幸病在经络，犹可图治，第恐成废耳！授以西洋参、元参、生地、天冬、麦冬、知母、花粉、银花、甘草、葳蕤、石斛、丝瓜络等药，出入为剂。用竹沥、梨、蔗诸汁和服。酷暑之时，则加生石膏、西瓜汁。文遵方恪服，计烧沥之竹四五十竿，榨浆之蔗七八十枝，捣汁之梨五六十斤，绞汁之瓜三四十枚。果痛渐以减，疮渐以平，肤渐以蜕，食渐以增。仍溉以凉润生津，兼佐熟地、枸杞、归身之类。服至两载，月事乃行。又半年，肌肉渐充。手足亦能舒展，闻者无不惊异。今则形神如昔，步履虽未能如常，已可坐轿出门。是证也，不遇先生，必致夭枉。既铭诸心，复录之以为后人鉴病人久卧床蓐，则腰臀磨穿，《内经》谓之破䐃，俗呼剐疮是也，最为难治。孟英令人于初起时，即用广东羊皮金贴之甚效。然此等佳案，前未收辑，今张君闻有三编之辑，附录于此，益信遗珠不少也。

王氏医案三编卷三

癸丑孟春，陈舜廷自宁波旋杭，迓孟英诊视。云去冬患痰嗽，彼处医家初以疏散，继则建中，诸药备尝，日渐羸困，左胁跃跃跳动，胸次痒如虫行，舌素无苔，食不甘味，嗽甚则汗，夜不安眠，痰色清稀，便溏溲短，恐成肺痿，惟君图之。孟英诊曰：病始肺伤于燥，治节不行，体质素属阴亏，风阳内煽，烁其津液，故右脉软滑而虚。温以辛甘，致左脉浮弦且数，虽非肺痿，而上下交虚。治先保液息风，续宜壮水，可奏肤功。徒化痰理嗽，见病治病，有何益乎？爰以沙参、苇茎、冬瓜子、丝瓜茹、竹茹肃肺气，甘草、石斛、燕窝生津液，冬虫夏草、石英、牡蛎息风阳。投剂即嗽减能眠。旬日后去冬子、石斛，加归身、麦冬、茯苓。服数帖两脉较和，餐加溺畅。再去牡蛎、甘草、丝瓜络，加熟地，盐橘红。十余剂各恙皆安，以高丽参易沙参，善后而康。

马翠庭鹾尹令宠患两腿疼肿，便溏不渴，医进苍术、木瓜、萆薢、独活等药，其病日甚，不食不眠，筋掣欲厥。孟英切其脉弦滑而数，询其溺极热如沸，曰：非寒湿也，肝火为患耳。便泻是土受木乘，不渴乃内有伏痰。予栀、柏、芩、莲、茹、楝、通草、半夏、蚕沙、丝瓜络为方。一剂知，二剂已。

【点评】本案患者两腿疼肿，便溏不渴，有类寒湿下注，但细察其脉弦滑而数，且小便灼热，当为肝火伏痰所致。肝火烁津，故见筋脉拘急；肝火扰神，故见不眠；木郁乘脾土，故见便溏；内夹伏痰，故见口不渴。治宜清泻肝火，内消伏痰。方用栀子、芩、连、柏清肝泻火，川楝疏肝止痛，半夏、竹茹化痰燥湿清热，蚕沙、通草、丝瓜络芳化淡渗湿浊，导里热从小便去。方证颇为合拍，故能“一剂知，二剂已”。

许康侯令堂初夏患坐卧不安，饥不能食，食则滞膈，欲噫不宣，善恐畏烦，少眠形瘦，便艰溲短，多药莫瘳。孟英按脉弦细而滑，乃七情怫郁，五火烁痰，误认为虚，妄投补药，气机窒塞，升降失常，面赤痰黄，宜先清展。方用旋覆、菖蒲、紫菀、白前、竹茹、茯苓、黄连、半夏、枇杷叶、兰叶。不旬而眠食皆安，为去前四味，加沙参、归身、紫石英、麦冬调养而痊。

康尔九令正患汛愆，而致左胁疼胀，口苦吞酸，不饥不寐，溲热便难，时时欲哭，乃尊马翠庭鹾尹延孟英诊之。左甚弦数，以雪羹汤吞龙荟丸，经行如墨而瘳。继因思乡念切，久断家书，心若悬旌，似无把握，火升面赤，汗出肢凉，乃父皇皇，亟邀孟英视之。左寸关弦数，尺中如无，乃阴虚木火上亢也。以元参、黄连、牡蛎、麦冬、生地、甘草、女贞、旱莲、百合、石英、小麦、红枣为剂，引以青盐一分，覆杯而愈。

钱某患感，医治旬日，渐致神昏瘛疭，大便泄泻。以其体素弱而吸洋烟也，胥束手矣，始丐诊于孟英。左脉弦软，右则虚大而滑，汗出不解，目瞀耳聋，呓语溲红，时时呃逆，心下拒按，舌不能伸，斡齿视苔，满黄微燥。曰：温邪虽陷，气分未清，里气虽虚，伏痰内盛，幸泻数次，邪势稍衰。先予人参、牡蛎、犀角、元参、竹叶、竹茹、银花、石斛、枇杷叶、川贝母、莲子心为剂，调服万氏清心丸一颗。目明热退，呃减舌伸，臂显赤斑，夜亦能寐。诘朝去参、蛎、牛黄丸，加竹沥、桑枝、丝瓜络。痰果大吐，瘛疭即平，再去犀、元、桑枝，加紫菀、海蛇。呃止胸舒，苔色渐退，稀糜渐进，耳听略聪，再去竹叶、莲心、紫菀，加沙参、花粉，服五帖而下坚矢。嗣投调养而安。

【点评】此案病者病机及临床表现颇为复杂，病机总属气分之邪未清，邪热内陷心营，又有伏痰内盛。神昏瘛疭、谵语、舌短缩、目瞀耳聋为热已入心营；身热、汗出、溲赤、黄苔微燥为气分热盛；大便泄泻，左脉软、右脉虚大，为里虚；苔黄腻、心下拒按、时时呃逆为伏痰内盛。以清气凉营、清心化痰佐以扶正为治。犀角、玄参、莲子心凉营清心开窍，万氏牛黄清心丸清热解毒安神，银花、竹叶透热转气，竹茹、石斛、川贝、牡蛎清热化痰平肝，人参、石斛益气养阴治里虚，服后热退目明。热势得以透发，故见红斑，此为邪热外露之象。故去参、牡、牛黄丸，加竹沥、桑枝、丝瓜络化痰通络，服后痰消，络脉得通，瘛疭平。再去犀、玄、桑枝，加紫菀、海蜇化痰软坚，气顺痰消，呃止胸舒，苔色退，饮食渐增。继去竹叶、莲子心、紫菀，加沙参、花粉生津滋液润肠，服后大便得通，再经调养，诸证悉平。

李华甫年六十三岁，仲夏患恶寒，气逆不饥，即请孟英视之。脉甚虚软，舌本紫而滑泽无苔，溲频数而浓赤不禁，阴茎已缩，两手紫黯。乃心阳过扰，热伏厥阴之象，不可谓无热恶寒发于阴，而认为真伤寒也。虽平昔耽饮嗜茶，设投燥剂，则液之涸也不须旋踵。爰以葱、豉、茹、芩、栀、薇、桑叶、通草轻解其外。至夜始发热，再剂微汗而解，独腹热如烙，舌渐干而口渴，改予西洋参、元参、生地、麦冬、甘草、花粉、栀、楝、苁、茹和青蔗汁。服二帖下坚矢而舌愈干，且谵语不寐，于前方加竹叶、木通，服之舌根始见黄苔，知伏热渐化，再一剂苔转黑。原方调以神犀丹一丸，即战解而舌始润，稍啜稀糜，犹妄言无寐，乃心阴久耗，阳不能收也，仍以前方加童溲和服两帖，大解复行，神气渐谧，诸恙寻愈。此证设犯温升，即难救药，幸初发得遇名手，始克扶危持颠，旬日而愈。故为相者治天下，当因民之所利而利之，不必务虚名而复井田肉刑也；为医者治人，亦当因病之所利而利之，不可守成法而泥麻黄、桂枝也。

王炳华之媳屡次堕胎，人渐尩羸，月事乱行，其色甚淡，医谓虚也。大投补剂，其瘦日甚，食少带多，遂加桂、附，五心如烙，面浮咳逆，痰壅碍眠，大渴善嗔，医皆束手，始请孟英脉之。两尺虚软，左寸关弦数，右兼浮滑，乃阴虚火炎也。然下焦之阴虽虚，而痰火实于上焦，古人治内伤，于虚处求实，治外感于实处求虚，乃用药之矩矱也。爰以沙参、竹茹、冬瓜子、芦笋、枇杷叶、冬虫夏草、石英、紫菀、苁蓉、旋覆为方。两剂即能寐，五六剂嗽止餐加，乃去紫菀、旋覆、沙参，加西洋参、归身、黄柏。服五剂，热减带稀，口和能食，再去芦笋、冬瓜子、枇杷叶，加熟地、枸杞、乌鲗骨服之而愈。

又吴氏妇陡患咳嗽，痰不甚多，不能着枕者旬日矣，神极委顿。孟英察脉虚数，授枸杞、苁蓉、归身、石英、龟板、牡蛎、冬虫夏草、麦冬、牛膝、胡桃肉之剂，覆杯而病若失。

吴箓园患发热呕吐，茎缩腹痛，孟英诊脉弦软而数，苔色腻黄。曰：热伏厥阴也。与楝实、通草、栀、莲、茹、斛、丝瓜络。一剂知，数剂愈。

朱生甫明经令郎莱云之室娩后月余患间疟，孟英脉之虚数而弦，头疼腹痛，苔色甚薄，乳少善呕，乃营虚而邪客少阳也。令郎断乳，庶免蓐劳。剂以柴、芩、茹、半、桑、楝、延胡、枇杷叶。二帖呕止腹不痛，去楝实、延胡，加当归。四帖疟罢能餐，而头尚痛，再加杞菊。服三剂，头不疼，改用甘麦大枣，加归、芍、杞、菊、竹茹、蒲桃干、藕调之，经行而愈。

陈氏妇季夏患疟，寒微热炽，舌红不渴而思啖瓜果，不饥不食，二便皆通，夜不成眠，汗多神惫。孟英审脉虚软微数，虽属暑疟，邪不甚重，惟营阴久亏，不须重剂诛罚无辜。以西洋参、知母、芩、茹、白薇、麦冬、西瓜翠衣为剂，果三啜而瘳。

【点评】是案用方为王氏自创之“清暑益气汤”加减，原方由西洋参、石斛、麦冬、黄连、竹叶、荷梗、知母、甘草、粳米、西瓜翠衣十味药组成，具有清暑益气、养阴生津之效。此方与张仲景的白虎加人参汤有相似之处，二者相较，白虎加人参汤清泄暑热之力较强，而王氏清暑益气汤益气生津养阴之力较强，区别主要在于暑热的轻重及气津损伤的轻重。此案陈氏妇疟证兼有暑邪，邪不甚重，又有气津两伤的表现，故适于王氏清暑益气汤。

胡氏妇患疟寒少热多，自云阴分素亏，医进清解凉营之药多剂，其热愈炽；改用养阴法，呕恶烦躁，自欲投井。或谓：今年中伏之时，风雨连朝，人须挟纩，有何暑热？而多服凉剂，以致疟来发躁，必属虚火。拟以姜、附治之。病者云：吾舌已脱液，阴将涸矣！坚不肯服而请决于孟英。脉至滑数，右寸关更甚。视其舌，淡白而光滑，俨似无苔，其实有苔如膜，满包于舌也。证属阴虚吸暑，兼以痰阻清阳，初治失于开泄耳！授菖、茹、连、半、旋、茯、苏、枳、枇杷叶为小剂，取其轻清开上也，两服舌即露红，呕止受谷，疟热亦减。又二服疟竟罢。孟英曰：余亦初不料其若是之神也。随以清养善后而安。

高某以阴虚之体而患疟于暑月，久而不愈，冯、黄二医佥用补养矣，而杳不知饥，欲噫不畅，便溺艰涩，渴喜沸汤。孟英诊脉缓涩不调，按其胸次坚而不柔，舌上满布干黄薄苔，曰：气机郁结，痰滞未行，如何遽投补剂？予菖、贝、旋、蒌、苏、桔、连、半、紫菀、枇杷叶为方，四帖而愈。始从调养以善其后。嗣有王雨苍仲郎之证治，与此略同。

谢氏妇素体孱弱，亦属阴虚暑疟久延，舌色鲜赤，医投养血，竟不见功。孟英视之曰：舌虽无苔，色绛而泽，此非脱液，乃液为痰隔而不能上布，故不生苔；如果脱液，讵能如是之鲜泽哉？盖痰虽因火灼成，究是水液所结，其潮气上腾，舌自不燥。与茹、贝、菖、蒌、苓、桔、蛤粉、枇杷叶等药。痰果渐吐，三日后热减知饥，白苔渐布，改用养阴清热而瘳。孟英尝曰：临证必先辨其病属何因，继必察其体性何似，更当审其有无宿恙，然后权其先后之宜，才可用药，自然手到病除，无枘凿之不入矣。又曰：热证有见白润苔者，亦痰盛于中，潮气上蒸也。此不可遽施凉润，先宜开以辛通，而昧者但知苔色白润为寒证之的据，遂不详勘其兼证，而妄投温散燥补以误事者多矣。附录于此，学者识之。

【点评】此案舌鲜赤无苔，极易辨为津耗血亏之虚证，而王孟英却抓住舌色“鲜泽”这一要点，结合患者病因、体质、兼症等因素，辨为痰湿内阻之实证。于此，王孟英指出：“临证必先辨其病属何因，继必察其体性何似，更当审其有无宿恙，然后权其先后之宜，才可用药。”强调辨舌固然重要，亦要全面结合四诊资料，同时注意考察患者的病因、体质、宿疾。

王氏注重舌诊，难得的是并不拘于舌诊。如痰湿内阻，一般见白苔，章虚谷认为“非大温，其湿不去”。王孟英则提出：“还须问其口中和否。如口中自觉黏腻，则湿邪渐化热，不但大温不可用，必改用淡渗、苦降、微凉之剂矣。或渴喜热饮者，邪虽化热而痰饮内盛，宜温胆汤加黄连。”指出白苔多为寒湿内阻之象，然而亦有热证而见白苔者，临证须与问诊结合，方不致为假象所蒙蔽。

沈峻扬令妹年逾五旬，体素瘦弱，不能寐者数夜，证遂濒危，乃兄延孟英视之。目张不能阖，泪则常流，口开不能闭，舌不能伸，语难出声，苔黄不渴，饮不下咽，足冷不温，筋瘛而疼，胸膈板闷，溲少便秘，身硬不柔，脉则弦细软涩，重按如无，或疑中暑，或虑虚脱。孟英曰：身不发热，神又不昏，非中暑也；二便艰涩，咽膈阻闷，非脱证也。殆由情志郁结，怒木直升，痰亦随之，堵塞华盖，故治节不行，脉道不利也。误进补药，其死可必。但宜宣肺，气行自愈。方用紫菀、白前、兜铃、射干、菖蒲、枇杷叶、丝瓜络、白豆蔻。果一剂知，四剂瘳。

胡某素患耳鸣，且吸鸦片，时服补药，渐至食减痰多，舌上起灰黄厚腻之苔者三年矣。多医莫愈。孟英脉之弦细软滑。曰：真阴亏于下，痰热阻于上耳。以西洋参、菖蒲、远志、麦冬、竹茹、苁蓉、归身、石英、牡蛎、冬虫夏草，少加黄连服之。不半月痰少餐加，舌苔尽退，三年之病，遂以霍然。

陈德斋令侄缉庵患疟，黄某连投小柴胡汤，渐至热势加长，抚之烙手，时当盛暑，帐幔不启而不得汗，神情瞀乱，大渴苔黄，脘闷欲呕，便秘溺赤。孟英按脉软滑而数，身面肤赤。乃暑湿挟痰轇轕于中，气机阻痹。宜予清宣剂。以菖、茹、蒌、枳、知、滑、芩、连、花粉、枇杷叶、竹叶、西瓜翠。服后痰即渐吐，异日疟来有汗。病者卧于藤榻，身穿西洋布汗衫短裤，其汗但出于衣不遮蔽之处。孟英适至，诊毕，令裸其体，汗即遍出，热亦寻退。方不加减，四剂疟断更衣，胸舒安谷，另以轻清肃涤余邪而愈世人不论天时，不究病因，但知盖覆以取汗者，宜于此案探讨其未发之义，不可草草读过也。

许子芍年甫冠，平素饮食不节，气滞多痰，偶患时疟，溺赤苔黄，脉至滑数，脘闷不饥，孟英投清解药一剂。其门下医者黄某云：疟疾以小柴胡汤为主方，乃舍之不用，而以竹茹大寒之品遏伏其邪，菖蒲散心之药耗损其神，此病虽轻，而药已误，恐有变证。病家闻而惑之。次日即服其方，病势日进。辄云菖蒲散心以致神气不安，竹茹寒滞以致邪不能解。小柴胡方内加入桂枝、首乌等药，狂热尤甚。黄复荐招任某会诊，交口以为开手一药之误，恐延虚脱，径用生脉六味，加龙、牡、杜仲、续断、阿胶之类服之。半月后病者目不能张，畏闻声响，语出无音，身挺而重，不能转侧，略一动摇，则手足震掉如擂鼓然，房中几案皆为撼簸。黄、任二医佥云汗脱在即。举家皇皇，其堂兄兰屿夤夜拉孟英往视，脉甚弦疾。曰：病药也，其何能脱？疏方以天竺黄、竹茹、竹叶、竹沥并用，病者闻而咋舌，谓一味竹茹酿成大病，一方四竹能不杀人？仍服任某补剂，以冀留人而再治病也。又旬日疟径不作，至时惟脑后之枕骨与两足跟着席，身则反张如弓，如是数刻，则昏乱狂走，医者诿为祟病，符醮水陆，大费不赀，而病如故。既而黄某疽发于背，任亦托病不出。所亲陈雪舫力举孟英胸无畦畛，不妨再恳其挽救。病家计穷，始为谆请。脉仍弦疾而左尤坚搏，且善啖而腹胀如石矣。孟英曰：幸而便通，犹可无虑，以旋覆、赭石、菖蒲、胆星、枳实、黄连、青黛、整块朱砂两许，合四竹为方，调服苏合香丸。一剂而反张、狂谵皆减。病者云：我今日如梦初醒，而精神自觉惘惘。次日仍用原方，调以玉枢丹。得泻四次，腹胀遂减，反张狂谵悉蠲，惟至时尚有气逆肢掣耳。乃去玉枢丹，令吞送当归龙荟丸。大便日泻，胸腹渐柔。又服五剂，逆掣皆平，改用沙参、丹参、石英、茯神、白薇、栀子、丝瓜络、贝母、海蛇、凫茈等清理善后而愈。孟冬已完姻矣。嗣其仆陈福，陡患身面如金，便血吐血，求孟英视之。身热苔垢，而肢冷手紫，脉至如丝。曰：此急黄证而兼血溢于上下，即所谓瓜瓤瘟也，药不及救。越日果亡黄某，敦爱局疡医也。年逾六旬，忽患背疽，闻服参、茸等药七日而亡。夫背疽之败，何至如是之速？必是暑热为患，而误从温托耳。杨素园大令批《仁术志》云：朱砂不宜入煎剂，当生研少许调服。愚谓朱砂但忌火炼，不忌汤煎，且整块而煎，仅取其气，较研服其质者尤无弊也，余硇花《印雪轩随笔》云：刑幕郑春潭患秋感发狂，谵语喃喃，若与人争辨，谓有二鬼向其索命，乃索笔作遗嘱，处分身后事，如是者数昼夜。山右武君视之曰：非鬼也，病由邪热未清，遽服补剂耳。如法治之，浃旬而起。设非武君不又为谈因果者添一公案哉。子芍之证，亦犹是耳。

邱小敏初发热，即肢瘛腹痛，卧则昏谵，坐起即清，膈间痞闷，饮亦碍下，舌色紫肿，苔厚腻黄，身面赤色，龈肿而疼。医见其病情错杂，初以为斑疹之候，进透发之剂，浑身冷汗，又虑内闭外脱，灌以紫雪，病如故。又疑热入血室，用桃仁、茺蔚、丹皮、藕汁、童溲等药，又恐其虚，用西洋参、龟板等味。遂言謇呃逆，正在彷徨，适病者登圊更衣，忽然昏晕，谓欲虚脱，欲进生脉散以固元气。举家无措，所亲姜柳湖请孟英往诊之。脉洪弦而兼滑数，病属暑湿，惟肝气素郁，肺胃多痰，是以升降失常，邪气壅塞，卧即神昏者，乃湿热上熏也，故坐起则爽，彼热入血室，乃昼明了而夜谵语，非昼卧即昏，夜坐即明也。治宜清展气机，病必化疟而解。设以温散表其汗，则邪炽而津劫；若以滋补固其元，则邪闭而正脱，误用血分药，则引邪入营；徒用寒润法，则遏邪不化。先以雪羹、栀、楝、旋、枳、连、蒌、芩、半、菖、茹、元参、银花、丝瓜络等出入为方，吞当归龙荟丸。果转为疟，各恙递减，连下黑矢，半月后便色始正而疟亦止，胃醒安谷而瘳。停药数日，偶因嗔怒，其疟复作，寒少热多，睛赤龈疼，汗多足冷，孟英曰：余热逗留，风阳内煽也。视其苔灰黄夹黑，因谓其弟桂山曰：但看黑苔退净，则邪自清矣。仍予元参、白薇、知、芩、栀、茹、银花、木通、丝瓜络、菊叶等，送龙荟丸。疟即递减，逾旬苔净，眠食如常而起矣。

陈雪舫令郎小舫年甫冠，人极清癯，偶患疟，医与柴、葛、羌、防数帖，遂不饥不寐，胸膈阻塞，汤水不能下咽，壮热神疲，汗出不解，二便秘涩，舌绛龈疼，齿缝血流，凝结于腭。孟英持其脉细而数，有下厥上竭之势，而肺未肃清，宜用轻剂。以苇茎、冬瓜子、紫菀、元参、通草、枇杷叶、旋覆、滑石、蒌皮、西瓜翠衣为方。数啜而安。嗣用养阴，西洋参不过一钱，生地不过三钱，缘其禀赋极弱，不但攻散难堪，即滋培稍重，亦痞闷而不能运也。芪、术之类，更难略试，故量体裁衣，乃用药之首务也。

【点评】此案患者病疟，疟多暑热内伏，秋凉外束所致。医以通治四时外感之柴葛羌防治之，致热势加重，化火成毒，深入于里。气分热盛，故见壮热、汗出不解；热盛气壅，故见不饥、饮食不下、二便不通；火毒灼伤血络，故见齿龈疼痛、出血结瓣，不寐、舌绛、脉细数，此为火热有渐欲入营之势。经云其在上者因而越之，虽有二便不通，先予宣上畅达，其气自然得以下行。因病者极清癯且病位偏上，故施以轻剂清解，方以芦根、冬瓜子、西瓜翠衣清肺涤暑，紫菀、旋覆、瓜蒌皮、枇杷叶化痰清肺，通草、滑石利湿清暑，引里热下行。服药热势得减，后以养阴治之，仍因其禀赋薄弱，施以轻剂治之。此案乃王氏依据病患体质，施以相应恰当治疗的案例之一。

傅与三令正年已花甲，患疟服药，浃旬而断，乃夜不能眠者数日，忽然吐泻交作，肢冷自汗，渴喜热汤，神气张皇而有谵语。张某谓元虚，而所用之药乃桂、芍、萸、连、葛、藿、乌药、木香之类。病家欲投温补，迎孟英质之。脉来浮弦软数，尺中甚弱，舌绛无液，稍有黄苔，乃真阴素亏，久伤谋虑，吸受暑热，化疟未清，扰及中州，则为吐泻。询所吐，果有酸甘苦辣之味，泻亦色酱而热如火，岂非伏热之的据耶？然邪已自寻出路，故腹无痛苦，况汗出如淋，不独用香燥疏散之药为耗液，即温补如理中、四逆，亦无非助热而重劫其津也。乃定沙参、龙、牡、朱染茯神、黑豆皮、薏苡、木瓜、小麦、竹针、鲜莲子之方。一剂则吐泻皆止，得寐神清，且略知饥，稍能收谷。次日复诊，病者云：侬舌上脱液者三十年矣，是以最怕热药，奈群医谓疟宜温化，以致愈服愈殆，设非先生眼光如炬，恐昨日已登鬼录矣。寻以充液柔肝而愈。

高鲁川，家兄礼园之外舅也。年近古稀，新秋患感，顾某进清解药二剂热即退。以其年高遂用滋养，越日复热，谓欲转疟。改用厚朴、姜、枣等药，遂热壮神昏，速孟英视之。脉形滑数，舌心已黑，溲赤干呕，粥饮不入。亟予元参、知母、花粉、银花、竹茹、枇杷叶、莲子心、栀子、白薇、西瓜翠衣为剂，数帖霍然。

吕慎庵云：余于去冬行路过劳，两足剧痛，调治至今年春杪，似觉小效，而阴头觉冷，因食牛骨髓以冀收功，遂患便浊，茎中梗涩，时欲小溲，腰脊板痛，俯不能仰，清心益肾之品，备尝无效。秋初拖舟直诣潜斋请诊。孟英先生曰：胆经郁火未清，所服牛髓壅气助火，是犹适燕而南其指矣。爰定：

沙参四钱　直生地六钱　淡当归一钱　女贞三钱　旱莲三钱　盐川柏一钱　酒龙胆八分　生薏仁四钱　川楝肉钱半　丝瓜络钱半　生甘草梢六分　砂仁八分，研冲

一方服十剂，溺涩已减，腰足犹疼，请改方。先生以：

沙参四钱　生地六钱　淡归身钱半　络石四钱　柏子霜三钱　淡肉苁蓉一钱　酒川柏一钱　川楝肉钱半　鲜竹茹三钱　藕汁一杯，和服

为剂。亦服十数帖，证去八九，而小溲犹浑有秽气。先生令以虎潜丸料熬成膏，藕粉和杵为丸，服至三料，小溲清畅，粗健如常。是证也历半载有余，屡访前辈证治，未有毅然直指病源如先生者。获痊后铭感无既，隔垣之视，允宜垂世，敢赘数言，以备采辑。

【点评】此案为病者自述的验案，记载较为详细，药后有剂量，可更为细致地窥见王氏用药特点。病者小便浑浊、尿时涩痛、尿频，为胆经火热下移膀胱；火热内燔，真阴被灼，肝肾阴亏，故见腰脊板痛，活动不利。孟英治以生地、沙参、二至

滋补肝肾之阴为君；黄柏、龙胆、川楝清泄胆火为臣；当归、丝瓜络活血透络舒筋，砂仁理气和胃，共为佐；生甘草梢导热下行，为佐使。全方共奏滋肾补肝、泻火通络之功。服后患者果尿涩痛减，继减龙胆、薏苡仁，以络石藤易丝瓜络以增通络之效，加竹茹、柏子以增化痰宁神之功，加藕汁清热凉血，加苁蓉以增补肾之力。末以虎潜丸方药加藕粉为丸服之，渐得周全。

陈载陶年五十五岁，患疟两旬，始迓孟英诊之。脉不浮而弦滑且数，按之愈甚，苔色黄腻满布，热至大渴，极喜冷饮，小溲赤臭，热时则点滴茎痛，大解不行，间数日则略下稀水，是暑热挟痰见证。疏清解法予之。及阅前医之方，初则柴、桂、姜、枣，嗣用参、甘、芪、术、首乌、草果之类，温补杂投，其疟日甚，其发日迟，其补日峻，其口日渴，乃令热时少饮西瓜汁一二杯。病者饮瓜汁而大快，辄恣饮一二碗，盖谓其体厚阳虚，中气不足，故溺赤而便稀水。又云：暑是阴邪，热自湿来，不可稍犯寒凉之药，因仿景岳治阴虚伤寒以冷水与桂、附并行之例，而令其服温补以治疟，少佐瓜汁以解渴也。噫！景岳此案之不可为训，叶香岩发挥于前，魏玉横辨谬于后，奚可尤而效之乎？治而勿愈，反责病人过饮瓜汁使然。余谓此证苟非日饮瓜汁一二碗，早已液涸痰胶，燎原莫救矣！病者闻而颔之。服数剂，胸前赤斑密布，疟渴皆减，溲渐通，苔转白。前医云：再不温补，恐其骤变。病者惑之，仍服其药，并加鹿茸、附子。又旬余，疟如故而形瘦面黧，气冲干嗽，白縻满舌，言謇无眠，医者皇皇，病家戚戚。复延孟英视之。脉仍数，曰：邪较衰矣，西瓜汁之功也；阴受劫矣，温补药之力也。极早回头，尚堪登岸。爰以西洋参、生地、甘草、石斛、白石英、葳蕤、麦冬、黄连、阿胶、牛膝为方，并令熬鳖汁饮之。五剂而疟罢，嗽蠲，得眠安谷，苔亦全退，但舌红口辣，溲赤不清。前方去连、膝，加归、杞。服八剂，始解坚燥黑矢而愈。然病者喜温补，既愈仍嘱前医善后，故舌红口辣，与胸前斑点久不能消，直至冬令，孟英力劝停药，始渐除也。

有朱湘槎者，与载陶年相若，体相似也，秋杪自越患疟旋杭，屡药不应，迟孟英视之，面赤脘闷，二便不行，热则谵言，苔焦口渴。予小陷胸汤加菖、茹、栀、翘、花粉、竹叶等药。群谓肥人之体虑虚其阳，不敢服此凉剂，治载陶之前医迎合主见，大投温补。载陶偶见孟英而述之，孟英曰：湘槎殆矣，此时恐无西瓜汁以救药误也。旬日后果狂躁而亡，其未亡前一日，人已昏狂，毕某诊云：暑热内陷。意欲挽救，投以犀角等药一帖，故前医于陈证，由攘为温补之功，于朱证则卸为犀角之罪，盖明知温补易售，可以避罪徼功，故乐操其术，而不肯改弦易辙也，后载陶令兄喆堂乔梓同时患疟，因前车之鉴，虽汗多懒语，酷类虚象，不敢从补，均依孟英作暑湿内伏治而愈。

家嫂患疥遍身，外科治之不愈，且形瘦而左臂酸疼不能举。孟英接脉弦洪而数，授清肝涤暑之剂，旬余而愈。又闻治一妊妇患疥，疡科治而弗愈，以灵寿寺所售疮药搽之，遂浑身壮热，肤赤神昏，阴户疼肿，尤为惨酷，气逆不饥，彻夜无寐，医皆无策，延孟英视之。脉甚洪数，舌绛无苔，四肢拘挛，溲热如火，乃暑火证而复为毒烈燥热之药助其虐也，谁谓外治不比内服，可以擅用哉？与大剂银花、元参、石膏、甘草、栀子、鲜生地、竹叶、莲子心、菊叶、冬瓜皮、丝瓜络、西瓜翠衣，而以绿豆、黑豆煮清汤煎药。服三帖，肤淡神清，略进稀粥。又三帖热退始尽，四肢渐舒，浃旬肿尽消，周身肤蜕如蛇皮而愈。

家慈年七十四岁，陡患泄泻，腹微痛，身发热，神思不清，自汗呕恶，不进饮食，亟延医视。云虑其脱，拟进参药。迨孟英来诊，曰：暑脉微弱，不可谓之虚也，且兼数象，参不可投。高年固属阴亏，然去其所本无，即所以全其所本有也。爰定芩、连、滑、斛、茹，柏、竹叶、银花、橘皮、枇杷叶之方，冬瓜汤煎药，一剂而热退神清，二剂霍然矣。既而五弟妇偶患微寒发热，医与柴、芎等药一剂，遂昏狂悲哭，见人辄怒詈欲搏。屈孟英过诊，脉弦滑而数，面赤不瞑，苔色黄腻，胸下拒按，曰：痰热肝火为患耳。以菖蒲、胆星、旋、赭、连、蒌、枳、半，合雪羹投之，一剂而安。翼日寒热复作，孟英曰：幸其体实，药不可缓，庶免化疟也。照方服五剂，果寒热三作而遂痊。

【点评】本为热证，他医误以伤寒表证治之，处以辛温发散之品，故内热更炽，发作如狂。王氏辨为痰热肝火为患，所处诸药，实为小陷胸汤、旋覆代赭汤与雪羹汤的合方，再加枳实、菖蒲、胆南星。小陷胸汤加枳实，增加开结、消痞、化痰的作用；石菖蒲则有开窍、醒神、豁痰之效；胆南星清热化痰，尤适于痰热癫狂之证。

蔡湘帆之女甫周岁，断乳后患腹膨泄泻，儿科以为痟也，遍治不愈，谓其将成慢惊，丐孟英视之。苔甚白滑，曰：瓜果伤也。以生厚朴、生苍术、丁香柄、鸡膍胵、五谷虫、陈皮、苡仁、木香、黄连、防风投之。服后连下十余次而腹即消，次日竟不泻而能安谷矣，闻者佥以为异。或云尤有异者，许子双大令令爱宜姑，幼时患发热神昏，幼科皆束手矣。孟英偶一望见曰：犀角证也。与以方，果投匕而瘳。此案辑《仁术志》者失采，今子双宦粤东，不能询其详矣，姑附其略于此，以识望而知之之神。

关琴楚令孙少西年三十四岁，素善饮，夏间已患着枕即嗽，讳而不言，家人未之知也。迨秋发热，呕吐腹痛，伊父母以为痧也，诸痧药遍投之，寻即气冲咳嗽，血涌如泉，不能稍动，动即气涌血溢。洗某但知其素禀阴亏，遽从滋补，服后益剧。迟孟英诊焉，脉弦洪而数，曰：虽属阴虚，但饮醇积热于内，暑火外侵，而加以治痧丹丸，无不香窜燥烈，诚如火益热矣。亟当清解客热。昔孙东宿治族侄明之一案与此略同，必俟热退血止，再为滋养，知所先后，则近道矣。病家素畏凉药，而滋补又不应，遂求乩方服之。药甚离奇，并木鳖、麝香亦信而不疑。旬日后血已吐尽，气逆如奔，不寐形消，汗多热壮，再乞诊于孟英，已不可救药矣。

沈友闻令郎厚栽久患羸弱，驯致腹痛便泻，恶谷形消，诸医束手，求孟英图之。脉虚弦而空软，曰：不可为矣。虽然，治之得法，尚可起榻，可虞者，其明年春令乎。爰以潞参、鳖甲、芪、芍、甘、柏、薏、斛、木瓜、橘皮为方，吞仲景乌梅丸。不旬日而便坚食进，又旬日即下楼而肌充矣。又其大令郎子槎之室，体素怯，夏间曾患久泻，多剂温补始瘳。忽发寒热，肢麻头痛，彻夜不眠，嘈杂如饥，咽喉似阻，食饮难下，汗仅出于上焦，佥以为虚损将成。孟英持其脉弦弱而数，视苔微黄满腻，曰：暑湿时疟也，补药乌可投耶？以茹、滑、芩、连、桑叶、紫菀、银花、橘皮、冬瓜子、枇杷叶、丝瓜络等药，芦根汤煎服数剂而痊。嗣与滋养善其后。既而子槎自上海归，亦患疟，孟英视之，暑湿挟痰也。予温胆汤数服而愈。次年春杪，厚栽竟逝。

陈氏妇年逾四旬，娩后忽然发狂，时值秋热甚烈，或以为受热，移之清凉之所势不减；或以为瘀，投以通血之药而不效。金、顾二医皆谓虚火，进以大剂温补，则狂莫能制；或云痰也，灌以牛黄丸亦不应。浼孟英视之。切脉弦数，头痛睛红，胸膈皆舒，身不发热，乃阴虚而肝阳陡动也。先灌童溲势即减，剂以三甲、二至、丹参、石英、生地、菊花、牛膝、藕，用金饰同煎，一饮而病若失。愈后询之，果因弄瓦而拂其意耳。

【点评】此案病者产后猝然发狂，或以为暑热所致，或以为瘀、痰，或以为虚，以大剂温补治之，则狂势愈甚。孟英诊之，其脉弦数，头痛，白睛红赤，为肝阳浮越于上，然身不发热，胸膈皆舒，非心火上炎。病忽发于产后，其肝阳浮越之因，必由产后阴虚，情志失于调畅所致。故孟英以平肝镇静、滋阴潜阳为法。方中三甲、石英平肝镇静安神，并以金饰同煎，以增镇静安神之效；合二至、生地、牛膝、丹参、菊花、藕以滋阴清热，平肝凉血。全方配伍可使真阴得补，肝阳得平，而心神自然得安，故服之神效。

吴曲城仲郎偶患少腹坚胀，左胁聚气，群医见其面黄，作暑湿治，攻补杂施，两月弗效。孟英视脉弦涩，溺赤便艰，口苦不饥，肢冷形瘦，曰：非外因也，肝郁耳。予旋覆花汤合金铃子散，加雪羹、竹茹、青皮、白芍煎，吞当归龙荟丸，八剂而病如失矣。

濮树堂患滞下，医者以其脉弱体虚，第三日即参补养，延至匝月，痛痢不减，谷食不思，肌瘦如豺，面浮足肿，口干舌绛，懒语音低，气短汗多，略难转侧，诸医无策。始迓孟英诊之。曰：初起脉微弱，为暑之本象，今按之尚数，乃阴液已伤，渴饮无苔，岂容温补！溲赤而痛，胡可酸收？见证虽危，治不可紊。为定白头翁汤加西洋参、干地黄、炙草、白芍、麦冬、阿胶、酒炒银花之剂，以水露煮陈仓米汤煎药。群议以为太凉润，不可轻试，孟英曰：此厥阴证而胃液已伤，幸而脉未空数浮弦，亟予养阴清热，庶可图功，若徒议药不议病，纵有一片婆心，未免好仁不好学矣。病者忆及乙巳之病，深信不疑，遂服之。一剂知，六剂而痢净，舌润知饥，溲通得睡，第便溏腹痛，日必两行，左龈赤肿而疼。外涂以玉枢丹，内治以三奇散加潞参、炙草、薏仁、扁豆、鸡膍胵、黄柏、橘皮，吞香连丸。旬余而浮肿消，大便坚，舌苔生，起于榻，而口腹不节，发热口干，乃食复也，按法治之热退，至七日始更衣，因嘱其加意珍摄，俾易康痊。奈家务纷繁，既愈即不能静养，神机曲运，心气涣散不收，液涸津枯，而前功尽堕，惜哉！然此案自可传也。

孙位申令正左内踝患一疮，外科敷割，杂治两月，渐至疮色黑陷，食减神疲，寒热时形，痛无停晷，始延孟英诊之。脉象弦细无神，曰：此营阴大亏之证，余于外科虽疏，然初起既无寒热，患处亦不红肿，其非火毒可知，并不流脓，虚象更著，始则攻散劫津，继则温托壅气，妄施敷割，真是好肉剜成疮矣。况病在下焦，素患肝郁，芪、茸、芎、归，益令阳浮，两腿不温，岂为真冷？亟煎葱汤将患处洗净，切勿再行钩割。以生附子杵烂贴涌泉穴引火下行，患处日用葱汤温洗。方用血余、当归、冬虫夏草、枸杞、牛膝、苁蓉、猪肤、藕、白蒲桃干煎服。五剂寒热全休，腿温安谷，黑处转紫，痛减脉和。旬日后紫转为红，陷处日浅，始令以珍珠八宝丹糁之。匝月而肌生体泰。

【点评】疮疡多因于热毒炽盛，外科常规治法为初起大剂清热解毒，气虚者托补排脓，结合外敷、切割等外治法。而是案王孟英以初起无寒热、患处不红肿，明确辨证并非火毒，指出外科最初的攻散之法犯虚虚之戒，重伤阴津；后来所用温托之法，虽用温补，但补不对证，导致病情进一步加重。对此，医家内服、外治结合而用，外用附子敷贴法引火下行，葱汤洗法宣发气机；内服滋补肝脾、补血养阴之品。

沈陶安寒热初作，医用温散药，即眩悗不安，延孟英视之。舌绛无苔，大渴多汗，疟则寒微热甚，发时咳嗽兼呕，溺少不饥，脉洪且数。清癯之体，阴分素亏，而伏暑化疟也。予知、芩、茹、贝、花粉、白薇、银花、元参、枇杷叶、紫菀、冬瓜子等药出入为方。服后连解赤粪，疟即递轻，不半月而愈。乃兄秋粟贾于苏，因八月初五日上海寇警，吴门震恐，遂踉跄旋里。迨十七日忽发疟，但热无寒，汗多昏谵，脉亦洪数，呕嗽溺频，曲蘖素耽，体丰痰滞。孟英即以治陶安法，佐以开痰治之，溏解频行，其色皆赤，伏邪虽有去路，缘心阳过扰，谵渴不休。加犀角、竹叶、莲子心之类。至月杪诊时，适大战大汗之际，其家疑为有祟，方在禳祷，铙鼓喧阗，病者神气更不安恬。孟英令将醮坛移远，并灌以神犀丹一丸。其家问：此证何不用石膏？孟英曰：药有定性，病无定形，况旬日以来苔退将净，疟即可罢。何必石膏？次日乃叔兰谷另邀一医视之，方虽相似，而迎合主人之意，加入石膏三钱、冰糖四钱、粳米一两。连进两帖，左胁即痞胀不堪，按之如柈，杳不思谷。病者悔恨云：月杪大汗之后，吾疟已休，何以更医致生痞胀。仍迓孟英诊之。脉来涩滞，苔复腻黄，因询曾服滋腻之药乎？陶安始述其所以。孟英曰：石膏为治暑良药，吾非不善用者，因此证不止肺胃二经受暑，心肝二经皆有所病，故不用也，且内挟痰湿者，虽当用亦必佐以宣化之品。辛丑夏家篪伯茂才患疟，初起误服此公石膏两剂，腹遽胀，延成疟鼓，几至不起。后服多剂桂、附及金液丹而始愈，盖此公但见其疟至睛赤，裸衣狂走，而不研察其病情也。余究其因，遽云：疟发时其热自下而上，比至心头，即觉昏冒，且口不渴而恶凉饮，乃湿上甚为热之证，彼时若以苍术同用，则湿热之邪一齐同解，奚至延鼓哉？贤昆仲之疟热亦自下而上，系挟肝阳上升，故热升则必呕嗽，而令兄更有伏痰，故余剂中多用连、夏、菖蒲、滑石之类以化之。今疟罢热去之后，痰湿未清，石膏已误，再佐糖米之甘缓，俾腻塞而不行，苟不急为宣导，则鼓胀之萌也。遂以蒌、薤、菖、枳、连、夏、旋、橘、楝实、延胡、鸡金、雪羹之类。出入互用至二十剂，痞始泯然，粥食递加，苔亦退尽，而竟不更衣，改用参、归、杞、芍、橘、半、苁蓉、首乌、鳖甲等十剂，大解始下，坚黑异常，连解数日始净，随予峻补善后而痊。秋粟之室，怀妊九月，加以忧劳，九月初七日患疟间作，寒热之时，胎痛上窜，或下坠腰疼，更兼痰嗽带下，口渴无苔，其势甚危，孟英但于清解之中加葱白、苏梗投之，连下赤矢，痛势递减，第疟虽渐杀，至期必两发，病者苦之。孟英曰：愈机也，毋忧焉。果浃旬而愈。复苦脘痛呕吐，勺水不纳，药亦不受，授以藕汁、芦根汁、梨汁，少加姜汁，和入蔷薇露、枇杷叶露、香橼露，徐徐呷之渐瘥。嗣予滋养药加黄柏服之而愈。迨冬至分娩甚快健。又秋粟令郎十岁，陶安令爱八岁，俱患间疟，佥虑胎疟难瘳。孟英曰：无是理也，小儿内无七情，苟能慎饮食，较大人易治焉。剂以清解，旬日胥痊。

施玉林之侄顺老，患疟失治，自头至足，庞然浮肿，溲赤便溏，不饥痰嗽。孟英授杏、朴、橘、半、苏、滑、桑皮、通草、银花、冬瓜皮、芦菔为方。服六剂疟愈肿消，便坚溲畅而善饭矣。

陈载陶令郎夏间患嗽泻愈后，时发微热，寝汗如蒸，医治两月迄不能退，时犹作嗽，咸以为劳。其世父喆堂逆孟英视之。热甚于颈面，形瘦口干，脉则右大。曰：肺热不清也。养阴之药久服，势必弄假成真，热锢深入而为损怯之证，亟宜澹泊滋味，屏绝补物。以芩、栀、地骨、桑叶、苡仁、枇杷叶、冬瓜皮、梨皮、苇茎为剂。服后热汗递减，至九帖解酱矢赤溲，皆极热而臭，自此热尽退而汗不出矣。惟噫犹不畅，时欲太息，饱则胸下不舒，乃滋腻药所酿之痰未去也。改用沙参、枳实、旋覆、冬瓜子、竹茹、白前、栝蒌、海蛇、橘皮，数帖而胸舒嗽断，体健餐加。

【点评】此案病者久嗽，误认为劳，以养阴药治之，反使热邪留连气分不解，故病者时微热，夜汗多。其右寸大，热甚于面颈部，提示上焦肺经之热未除。肺热不除，故咳嗽不止。非滋腻养阴之药可愈，故孟英主以芩、连泻火，地骨皮、桑叶清热，杷叶、苇茎清肺，冬瓜皮利湿祛痰，梨皮润燥。投药轻灵，服后热汗递减，热退汗自然得止，可见此处寝汗实为热邪外蒸，并非阴虚所致，此种病情断不可止汗。后以清养肺胃、利湿化痰善后调理得痊愈。

张某患四肢发热，久治不痊，食减便溏，汗多形瘦。张孝子谓此证非孟英不能愈。遂往就诊，曰：热厥也，前此必误服补药矣，故脉来甚涩，以芩、栀、连、柏、白薇、通草、地骨、青蒿、丝瓜络为方，十余剂而瘥。

董茂清患疟，脉软脘胀，手紫面黄，便秘溺红，苔腻而渴。孟英曰：暑湿挟秽气阻于募原，用菖、朴、橘、半、杏、滑、芩、翘、蒌、枳、银花，加雪羹，出入为方。服五剂便泻知饥，疟休而愈。

陈诵芬令堂年越古稀，精神素旺，滞下数月，病日以剧。所亲蒋策熏嘱延孟英图之，已粒米不纳，虽啜饮而咽膈阻塞，唇舌皆紫，痰中带血，吐之甚艰，日夜更衣数十次，稀粪挟以赤垢，若欲小溲，必令人重按肛门，始能涓滴而出，热如沸汤，脉则左手弦洪涩数而上溢，右软滑而大，按之无神。孟英曰：此证本滞下，良由七情郁结，木土相乘，医谓高年，辄投温补，酿成危证，药不可为。诵芬云：先生之言是也，家慈因春间叠闻江南之警，心甚皇皇，举家迁避，饮食顿减，夏初旋里，似已稍安，六月间患泻，饮食又减，屡进参、术、熟地、附、桂、炮姜之剂，竟无寸效，惟望鼎力斡旋是幸。孟英曰：上不能纳，下不能分，中气无权，营津两匮，既承下问，姑拟一方，仅许小瘥，不能奏绩也。诵芬从之。服后即思粥食，小溲单行。再求转方，孟英坚不承手。果至季秋而没。其方乃沙参、冬瓜子、丝瓜络、芦根、紫菀、菖蒲、竹茹、通草、薏仁、枇杷叶、陈仓米，以水露煎服也。顾铁舟赞府，精于医者也。目击其一服而进粥溺行，因叹曰：仙方也！惜遇之不早，命矣夫！

徐仲荣四令弟德生患感至旬余，忽然大战大汗，而大便兼下瘀血。朱茂才视之，不知战解之义，以为将脱也，率投大剂温补药一服，汗收壮热，杳不知饥，渴饮无眠，舌赤溲少，遂束手。更医谓汗下伤阴，滋填叠进，驯致身难转侧，懒语音低者，又旬余矣。所亲吴爱棠嘱延孟英图之。脉弦数而驶，按其胸下坚且痛，舌绛而根苔黄滞，曰：汗下伤阴固然，惟腑犹实也，滋腻曷可投耶？然一病至此，又难攻夺，姑以善药通之。因予小陷胸汤合雪羹，加茹、杏、紫菀、白前、冬瓜子、芦菔和梨汁，服二帖，坚黑之矢果下，仍夹瘀血，身热遂缓，稍进稀糜，改用清养肺胃以充津液。旬日后热净溲澄，知饥安谷，惟舌不生苔，寐即汗出，授大剂滋阴而愈。德生有一婢，年十七矣，陡患腹痛，稍一言动，则痛不可支，举家疑为急痧中恶，多方以图皆不应，飞速孟英往视。见其神色如常，并不吐泻，脉则牢涩，苔则腻黄。曰：此多食酸甘而汛阻也。询之果然。以桃仁、红花、生蒲黄、灵脂、海蛇、香附、延胡、芍药，芦菔汤煎药，吞当归龙荟丸而愈。

许梅生仲郎恬甫，年未冠，仲秋患感，医知其阴虚伏暑也。叠进清卫凉营之法，旬余热退，以为无虑矣。惟六日不更衣，因用生地、麻仁、花粉等药。服后果欲大解，及登圊大泻一次，人即汗晕，急扶上榻，连泻二三十次，满床皆污，尽是黄水，身复发热，肢痉音低，唇焦齿槁，苔色干黄而渴，舌不能伸，目不欲张，速孟英勘之。脉微细欲绝，而呼吸甚促，按其心下坚而且痛。曰：疾不可为也。缘初治失于开泄，胸中痞结而津液不能敷布，尽从下脱，攻补皆难措手矣。翼日果殒。

许兰屿令正素属阴亏，舌常脱液，季秋患脘下疼胀，得食愈甚，映及胁背，宛如针刺，稍合眼则心掣动而惊寤，自按痛处，则涌水苦辣，渴不欲饮，溲少神疲，自疑停食，服楂、曲而益剧。孟英视脉弦软，曰：此停饮也，饮停则液不能上布，故口渴。而饮即水也，内有停水，故不喜饮。其舌上脱液，虽属阴虚，亦由饮隔。寐即心掣者，水凌火也；得食痛加者，遏其流也。以芩、泽、橘、半、旋、蛤、连、蛇加生姜衣投之，溲行得睡，惟晚食则脘下犹疼，疼即心热如火，且面赤头痛，腿冷腰酸，必俟脘间食下，则诸恙皆平。孟英曰：此停饮虽蠲而肝火升也，宜参潜养为治矣。改授沙参、茯、归、竹茹、楝、柏、石决明、丝瓜络、姜汁炒栀子，少佐生黄连，服之遂愈。

蔡湘帆年二十岁，体素丰，偶发寒热，翼日尚吃饭出门，自不知为病也。第三日寒热大作，茎缩不能小溲，气喘大汗，眩晕不支，乞孟英往诊，举家仓皇大哭。循其脉缓大而滑，苔色黄腻，脘下拒按。曰：无恐也。予菖、枳、旋、蒌、栀、豉、连、半、茹、蛇，以芦菔汤煎服，一剂大吐痰涎而喘汗平，二剂茎舒溲畅而大解行，越日寒热即减。又两剂疟罢知饥而愈。然李东垣谆谆以内伤类外感为言，而温热暑湿之病，初起极类内伤，往往身未发热而手心先热，或兼眩晕自汗，设泥古法而不辨证，祸可言哉！

【点评】患者发病急骤，其势骇人，气喘大汗，眩晕不支，又似阳气欲脱之危候。王氏则以脉缓大而滑、苔色黄腻，兼按之“脘下拒按”，立断“无恐”，乃痰热内结之实证。故方用小陷胸汤合枳实栀子豉汤，加竹茹、菖蒲、海蜇，并以芦菔汤煎药，更增顺气、化痰之力。并明确指出，“内伤类外感”与温热暑湿虽症状相似，但在发热上往往有手心先热的特点，证发之初可以此为辨。而此案中病发已炽，脉、舌、按诊为鉴别关键。

叶承恩年五十岁，患发热暮甚，肢厥头疼，呕恶便溏，睡则呓语，不饥不渴，汗出上焦，自觉把握不住。延孟英诊之。脉软涩而不鼓指，右手尤甚，宛似虚寒之证，惟舌本紫，苔虽薄而黄腻口苦，眼鼻时觉出火，是真阴素亏而热伏于内也。予栀、连、桑、菊、茹、翘、芩、斛、银花、丝瓜络、莲子心出入数剂，热谵皆减，脉亦较和，溲赤而疼，大解色酱，知其伏热下行矣。又数剂，苔始退而知饥，参以养阴而愈。

一劳力人发热，左胁疼，咳嗽碍眠，痰出甚臭，苔黄舌绛，渴饮谵语，便秘溲赤，脉形滑数，乃伏暑证。询其平昔嗜饮，醉后必向左卧，故湿热酿痰，久积于左，非内痈也。以苇茎汤去苡仁，加雪羹、芩、滑、茹、翘、栀、蒌、旋覆、木通等出入，三剂大便行，谵语止，而痰出更多，其臭益甚。仍用前药。又四剂痰始少而不臭，热净能眠，知饥苔退。改授甘凉养液而瘳。

陈芷浔主政患疟，跗肿便溏，痰多食少，时欲呕吐，间有郑声。孟英取其脉微弱而弦，不渴无苔，小溲不赤，乃中虚寒湿为患也。方以六君去甘草，加桂枝、苡仁、白芍、吴萸，投剂即减，半月而愈。

【点评】此案病者患疟，又见下肢浮肿、便溏、痰多食少、泛恶，脉微弱而弦，为中焦虚弱、寒湿内停之象，故为牝疟。孟英以六君子汤去甘草，健脾燥湿化痰；桂枝、芍药调营卫，解寒热；薏仁利湿；吴茱萸温中降逆止呕。全方可使中焦之虚得补，寒湿得以温化，故病得愈。

周光远令正孀居十载，年已五十三岁，汛犹未绝，稍涉劳瘁，甚至如崩。偶患少腹偏左掌大一块作疼，其疼似在皮里膜外，拊之痛甚，越日发热自汗，眩冒谵语，呕渴不饥，耳聋烦躁。孟英循其脉虚软微数，左兼弦细，便溏溲热，舌本不赤，略布黄苔。营分素亏，而有伏热阻于隧络，重药碍投，姑予芩、连、芍、楝、竹茹、桑叶、白薇、通草、橘核、丝瓜络、灯薪，少加朱砂和服。一剂势即减，二剂热退呕止，啜粥神清，第腹犹痛，去桑、芩、灯薪、朱砂，加苁、归、苡、藕，服数帖而起。迫季冬，其君姑七十八岁，患腹痛，痛亦仅在皮膜，仍能纳食，二便无疴，数日后痛及两腰，机关不利，碍于咳嗽，痰出甚艰，而有咸味，夜不能瞑。孟英视曰：肝肾大虚，脉络失养也。以沙参、熟地、归、杞、苁、膝、杜仲、石英、羊藿、络石、薏苡、胡桃等药进之，日以递愈。继用一味桑椹，善后而康。

四舍弟西甫年二十四岁，秋杪患感，至六日神渐昏，延孟英诊之。脉形涩滞，苔垢头疼，气逆汗频，腰疼溲少，脘闷拒按，乃伏暑晚发而本元极亏也。亟与开中，俾有去路，小陷胸加栀、豉、菖、芩、白薇、翘、枳，芦菔汤煎服一剂，脘不拒按，苔亦稍退，汗不达于下部，脉来软而且涩，改授茹、半、芩、栀、橘、翘、知、蛤、花粉、莲子心之剂。三帖脉转弦散，大解未行，谵语不休，夜间热炽，腿凉头晕，浊热上熏也。以芩、蒌、栀、连、茹、翘、元参、白薇、丹皮、海蛇、竹叶投之。乃下坚黑大便，而圊后神晕，苔渐薄而转黑，为去芩、连、蒌、蛇，加犀角、鲜生地、知母、花粉两帖。更衣仍黑，气乃渐平，腿亦渐温，热渴均减，犹不知饥，脉软而虚，苔退未净，乃去犀、翘，加西洋参、麦冬、银花、菖蒲。服三剂，又解黑矢，舌色始津，而寐不安神，汗多心悸，因去知母、花粉、丹皮，加甘草、丹参、茯苓，而地黄用干者。两帖，大解甚畅，胃渐知饥，稍纳稀糜，力不胜啜，脉亦虚大，寐即神驰，乃邪未清而虚毕露也。用西洋参、生地、龙齿、归、芍、芩、甘、连、柏、麦冬、小麦。服五剂，复下酱矢，而右脉尚虚大。又六帖，粪色始正，汗减神安，脉渐柔和，寝食乃适。嗣又食复数次，赖孟英活泼如龙，随机应变，竟以告愈，洵属再生。

四弟妇怀娠临月，西甫起病之次日，即患疟，因弟病日剧，不免忧劳，至第五日孟英视之。脉欲离经，腰疼腹坠，伏暑化疟，将娩之征。以栀、豉、苏、归、芩、连、茹、半、知母、葱白服两帖而产。产后疟来颇减，恶露不行，腹不胀疼，不饥而渴。投栀、滑、薇、茹、泽兰、丹参、通草、桃仁、茺蔚药一剂，恶露即行，而狂言不寐，面红口渴，人皆危之。盖杭谚有云：夫病妻怀孕，铁船过海难逃命。未产先萦忧惧，既娩血去火炎，故昼夜辄以铁船沉海云云。孟英于前方去泽兰、通草，加琥珀、菖蒲、胆星、灯薪，和以童溲投之。一饮神识渐清，再剂即安睡矣。去琥珀、菖、星、桃仁、灯草、茺蔚，加知母、麦冬、甘草、沙参、枇杷叶，冲入藕汁一杯。三服解赤矢而苔退，疟亦减而嗽痰，改用沙参、枇杷叶、冬瓜子、甘、斛、栀、薇、茹、翘两帖。嗽减犹渴而身痛，去栀、薇、枇杷叶，加归、贝、鳖甲。四帖而疟罢，眠食成安，调养至弥月，即出房矣。

三舍弟拜枫之室汛后患感。孟英视曰：冬温也，而营分素亏，左腹聚气，肝阳烁液，痰阻枢机。脉数而虚，黄苔满布，腰疼碍于呼吸，口淡不饥不渴，嗽则欲呕，溲热便秘，当变法治之。初授葱、豉、连、楝、栀、薇、延胡、丝瓜络、竹茹，少加苏叶。服二剂解溏矢，苔稍化而身热退，起榻梳发。复发热，脉尚数，改用南沙参、枇杷叶、橘、斛、栀、薇、芩、翘、芦菔。服二帖，脉数渐退，大解复行，心悸汗多，时或发热，间有谵语，胁痛不饥，苔色根黄，即参养血。以北沙参、归身、石英、丹参、茯苓、黄连、葳蕤、甘草、小麦、红枣核为方。服三帖虚热不作，谵语亦休，大解已坚，夜不成寐，不饥胸痞，痰滞未清也。为去后四味，加竹茹、半夏、盐橘红、姜汁炒栀子。二帖痰果吐，胸渐舒，仍不知饥，神疲不语，脉甚细软，乃去芩、连、栀、半，加石斛、麦冬、冬瓜子、藕，而易沙参以西洋参，用陈仓米汤煎药，和入野蔷薇露。服五帖脉渐起，神亦振。七帖后知饥，而苔花少液，去竹茹、冬瓜子、蔷薇露，加甘草、生地、白蒲桃干。服二帖粥食虽增，耳鸣神惫，复加枸杞，而地黄用熟者，易洋参以高丽参。服后苔净加餐，再加黄芪、杜仲而愈。惟素患带多，仿虎潜法善其后，汛至而康。

五舍弟树廷时患喘逆，初冬尤甚，稍食甜物，其病即发。孟英察脉迟弱，苔黄垢而不渴，指冷腿酸，乃中虚痰湿内盛也。授参、术、苍、枳、旋、半、薤、朴、杏仁、生姜之剂。服后痰果大吐，气亦渐平，嗣以六君去甘草，加当归、木香调补而痊。

【点评】王氏对广义之“痰”的辨识及治疗独具特色，对临床所遇诸多疑难杂症、重症往往从痰论治，取得显著效果。所遇之症，属气郁痰凝者多，然本例属中虚痰湿偏盛之候，故见脉迟弱、肢冷、腿酸等虚寒之症。其方中参、白术益气健脾以扶中虚，苍术、枳实、旋覆、厚朴、薤白燥湿化痰，半夏、杏仁、生姜降逆止咳化痰。迨痰出气平，继以六君子去甘草健脾燥湿化痰，木香、当归调和气血善后。以甘草味甘，甘能助湿生满，故去而不用。王氏从“痰”辨治杂病的学术思想及临床经验颇值得后人借鉴。

沙沛生鹾尹令堂年五十七岁，体素弱而多怫郁，秋间患疟于诸暨，医治未效。冬初来杭，谢某叠进温补，其势孔亟，寒微热炽，昏谵瘛疭，目不识人，舌绛无液，苔色黄燥，便秘不行，延孟英视之。脉洪滑右甚，左手兼弦，乃痰热深蟠，内风煽动也。予知母、花粉、蒌仁、竹茹各三钱，佐以栀、薇、翘、贝、橘红、莲心。一饮而更衣溲畅，胸次较宽，痰嗽口糜，且知头晕，乃去知母、花粉、蒌、翘，加沙参、苡、斛、麦冬、野蔷薇露。次日疟来甚减，糜退口干，神惫音低，津虚痰滞也。去苡仁、枇杷叶、蔷薇露，加知母、花粉各一钱五分，甘草五分，和入藕汁一杯。服二帖疟至甚微，口干倦卧，脉则右虚左散，用养气充津、蠲痰清热法。西洋参、盐橘红、归、甘、杞、斛、冬、茯、茹、蕤，和入藕汁。服两帖疟休神爽，咽痛唇糜，饥不能餐，余焰内燃也。去杞、斛、甘草，加生地、牛膝。四剂后咽唇皆愈，神惫懒言，仍加杞子、甘草。服二剂胃气渐苏，口犹少液，因涉嗔怒，暮有微热，肤肿欲呕，口干便秘，即去地、冬、蕤、杞、甘、膝，加连、楝、蒺藜、石英、丝瓜络、冬瓜皮。一啜热去呕蠲，而腹犹胀。去西洋参、归身、冬瓜皮、石英、黄连，加沙参、旋、芍、延胡、香附、藕。一剂胀消，而口淡便秘，饥不能餐。改用西洋参、木瓜、银花、延胡、蒺藜、苁、归、芍、斛为方。投匕而便行，三啜而肿尽消，始予高丽参、紫石英、橘、半、归、冬、菖、茹、牡蛎调养。续去菖、半，加杞、地、鳖甲而愈。嗣因登圊跌仆而发寒热，周身骨痛，会阴穴起一瘰甚疼，乃以高丽参、骨碎补、合欢、木瓜、杜仲、丝瓜络、鹿角霜、首乌、鳖甲、杞、柏、归、甘、苡、膝、苁、斛等出入为方，外用葱白杵烂，蜜调敷患处，七日而痊。

沛生令庶母亦在越患疟，来杭后孟英视之。脘闷欲呕，汗多头重，脉来弦数，苔色腻黄。乃余邪逗留，兼挟肝郁。以枳、朴、苓、半、茹、斛、蒌、菖，加苏叶炒黄连投之，痰涎大吐，邪已外越，脘胀口干，寒热复作。乃去朴、半，而加芃、翘。吐犹不止，聚气上冲，渴饮无眠，筋瘛便秘。改用金铃子散合雪羹，加旋、赭、茹、半、姜汁炒栀子、苏叶炒黄连。一饮而呕渴减，气下行。即去金铃子散、旋、赭，加沙参、归、斛。服五剂，备恙皆安，神惫汗多，为用沙参、归、斛、苓、橘、栀、连、茹、藕二帖。又因嗔怒，左胁作胀，苦渴不饥，暮热便秘，于前方加柴、芍、金铃子散。一啜胁胀即舒，惟气冲口苦，饥不能餐，自汗耳鸣，头左筋惕，改授沙参、当归、鳖甲、石英、竹茹、牡蛎、蒺藜、菊花、丝瓜络。服旬余眠食皆适，但暮则火升，口干易汗，去蒺藜、丝瓜络，加黄连、麦冬合甘麦大枣汤。服浃旬，经行腰痛，头震耳鸣，八脉久亏也，调养奇经以善后而康。

沛生令宠平素阴虚肝旺，而腹有聚瘕，时胀时疼，初冬患疟，苔黑口干。孟英脉左弦数而洪，右滑数而溢。初以栀、豉合金铃子散、雪羹，加元参、白薇、竹茹。服四帖，疼胀皆减，疟缓汗多，溲涩口干，饥不能食，气时冲逆。予沙参、归、斛、茹、橘、石英、丝瓜络、蛤壳、藕。二帖后汛行腰痛，口渴少餐，气郁营虚，兼有痰滞也。去蛤壳加旋覆、冬瓜子、花粉。两帖而更衣乃畅，然犹脘闷不饥，汛少且黑，口渴头疼，疟亦未罢，乃去石英、旋覆，加栀、滑、枳实。四剂各恙皆安，疟犹未断，以归，茯、甘、杞、橘、半、蒌、芩、竹茹、花粉，少佐桂枝调其营卫。奈病者因口苦而恶粥食，嗜啖甘酸，病既曲折，邪益留恋。此方服至半月而疟始休，惟宿瘕时痛，肛痔便难，口苦吞酸，神疲寝汗。去芩，桂、甘草、花粉，加鳖甲、乌鲗骨、白芍、延胡、仙灵脾、藕，出入调补而痊。

德清徐子瑞令正屡次堕胎，复多忧郁，汛行之际，患疟经止，而两耳骤聋，虽对面疾呼，亦不闻也，不饥不渴，不语不眠，便秘遗溺，仰面静卧而已，惟热至则昏谵欲厥。乃父沈悦亭谓其热入血室，拉孟英视之。脉滑数而右大，按之皆虚，两尺尤甚，胸下拒按。曰：此下元虚损，故耳聋若是，即精脱之征，岂可因汛遽止而辄通其血乎？然气郁痰凝，苔色白腻，上焦邪实，补且缓商，先予小陷胸合蠲饮六神汤，加雪羹开痰行气。悦亭韪之，三服便通，胸不拒按，苔化黄色，疟即较轻，改以沙参、归、斛、茹、半、翘、芩、菖、橘、甘、芄。五剂疟止，渐思饮食，二便皆调，两耳仍聋，脉形细弱，乃用大剂培养药善后而愈。

【点评】此案病者当为虚实夹杂之证，王氏颇擅于复杂病情中辨识病机之关键。此案病者盖由屡次堕胎，导致下元亏虚、真阴外泄，故见经止、耳聋，然其平素悲忧抑郁，则致气郁痰凝，故见苔白腻、不饥不渴等。必先去其邪实，而后方能扶其本虚。故孟英以小陷胸汤和蠲饮六神汤加雪羹汤，以豁痰清热、开胸散结为治。服后上、中焦气机得通，故胸不拒按，大便通，苔转黄。继以清热涤痰、开窍养阴为治，中焦脾胃之气调和，脉始露细弱之虚象，耳聋仍在，故此时宜大剂培补下焦方能得痊。

沈南台年三十七岁，初冬在乡收租，将归饱啖羊肉面条，途次即发热头疼，到家招沈某视之，谓其体丰阳气不足，以致伤寒夹食，表散消导之中，佐以姜、附。数帖后，热壮神昏，诸医束手，交八日，所亲许锡卿、吴久山交荐孟英图之。苔色黄腻，口不甚渴，粒米不沾，时时火升，汗躁谵语，溲赤便秘，面晦睛红，呼吸不调，胸前拒按，脉则虚软微带弦滑，不甚鼓指，曰：体气素亏，然脉证太觉悬殊，必因痰阻清阳，故气壅塞而脉更无力也。剂以小陷胸合雪羹，加旋、菖、薤、枳、栀子、胆星。服后痰即吐，脉较起。再服谵语息，三服痰中带出紫血数块，四服热退而汗躁胥蠲，七服苔净胸舒，溲长口渴。改予甘凉濡润之法，服数帖痰已渐少，舌布新苔而仍不更衣，觉有秽气上冲，亦不知饥。仍予甘凉养胃，佐以兰叶、野蔷薇露降其浊气。数帖后，秽气除，粥食进，但不大解，家人忧之。孟英曰：既无所苦，能食脉和，静俟水到渠成，不可妄行催动也。既而加谷起床，便犹不解。病者停药旬日，计起病已交一月矣。粥嫌不饱，意欲食饭，复请孟英商之。孟英曰：可食也，药则不当停，亟宜培养涵濡俾其转运也。授参、术、归、苁、杞、麻、半、芍，少佐枳壳为方。服十二剂始得畅解坚矢，嗣与峻补善后，寻即复元。续有宣氏妇脉体极虚，患温而胸次痞闷，苔黄垢腻，医皆畏难而退。孟英以轻清肃化之药数剂，苔退胸舒，即能进粥，随予生津养血，又旬日更衣而愈。观此则黄苔宜下之说，须合脉体以为可否也。

曹氏妇孀居而操家政，人极精干，患恙旬余，诸医以为冬温而多药罔痊，势濒于危，伊亲家孙位申速孟英挽之。面赤耳聋，脉状细软，舌赤无液，粒米不沾，夜不成眠，便溏溲赤，痰咸咳逆，腹胀气冲，龈肿巅疼，音低自汗，口中甚辣，心下如焚，两足不温，时欲发晕。乃肝肾素亏，心阳内亢，原非感证，药误已深，纵是冬温，亦不可妄施柴、葛，况足冷面赤，非浑身发热之比也。既耗其气，更烁其营，阴火潜热，治宜镇息。方以参、蛎、连、芍、茹、冬、楝、斛、丹参、小麦、龟板、鳖甲，煎吞磁朱丸。一饮胀消，余证不减，去楝、芍、龟板、鳖甲，加龙齿、银花、导赤散。三服晕止便坚，小溲亦畅，略安寝食，再去银花、木通、磁朱丸，加知、柏、红枣、紫石英，而麦冬以朱砂染。两帖火降足和，舌色渐润。又两帖，汗嗽胥减，心下始凉，乃易生地以熟地滋补而瘳。

叶茂栽年三旬余，寒热时形，身振多汗，医从疟治，数日而危，速孟英视之。脉微欲脱，语难出声，舌光无苔，筋惕肉瞤。亟宜救逆合建中汤灌之，覆杯即愈，续服多剂培补而安。

翁某年甫冠，仲冬患感，医与温散药数帖，神悗耳聋，苔黑便泻，胸痞腹胀，溲少妄言。孟英切脉细数而涩，乃暑湿内伏，气郁不宣也。投以犀角、银花、元参、连翘、菖蒲、郁金、黄连药一剂。热退神清，脘不拒按，别恙未减，脉则弦细而数，口转发渴，改用芩、翘、朴、斛、连、楝、银花、通草、兰叶、冬瓜皮为剂。两啜化为间疟，其疟发一次，则苔化一层，胀减一分，粥加一盏。药不更张，凡四发而苔净胀消，脉和溲畅，嗣予调养而康。

【点评】本案病机当为暑湿内伏，气郁失宣，误用温散之剂致暑热加重，且有入营血之势。暑湿内阻，气机不畅，故见胸痞、腹胀；暑热内盛，故见溲短赤、大便泻；暑热渐欲入营，故见神烦、耳聋、妄言、苔黑；脉细数为热渐入营，兼涩为气机郁滞之象。故以凉营清热化湿为治，方中犀角、玄参凉血清营，银花、连翘清热解毒，菖蒲、郁金、黄连清暑化湿开郁。方虽简练，但切中病机，故能一剂而热退神清。后反见口渴、脉弦细数，为营分之热虽解，气分暑湿仍留连不解。故孟英改用清透暑湿之法，方中银花、连翘清热解毒，透达邪热；芩、连清热燥湿解毒；厚朴、川楝行气解郁；通草、佩兰叶、冬瓜皮清利暑湿；石斛养阴护胃。服后苔减病消而痊。本案暑湿病后期治法亦可参考薛氏五叶芦根汤治法及用药。

潘妪久患痛吐，多药莫痊。孟英视之，脉弦劲而数。曰：口苦而渴乎？大便不畅乎？小溲如沸乎？病者云：诚然。第冷气时冲，欲呕不畅，渴喜饮沸，吐沫极酸，总由积寒深重耳。孟英曰：因此谅诸医必用温燥之药矣。须知气冲觉冷者，热极似寒；渴欲饮沸者，饮邪内踞；吐沫作酸者，曲直所化；其病在络，故吐之不易。方以茹、旋、栀、楝、枇杷叶、丝瓜络、木通、生姜衣、海蛇、凫茈、苏叶炒黄连，煎吞当归龙荟丸。一剂知，五剂愈。

张氏妇先于四月间患呕吐，医以为寒，叠进姜、萸之药，致血溢自汗，丐孟英诊之。脉甚滑，按之不绝，舌光无苔。曰：孕也。询其经事，果愆两度。予沙参、枇杷叶、生地、芦根、连、苏、旋、斛之剂而安。仲冬举一男，胎前即患痰嗽，娩后招专科治之，服四物汤增损多剂，而气逆碍眠，嗽则汗出，便溏遗溺，口渴不饥。再乞援于孟英，脉洪大按之虚软。授沙参、石英、黄芪、苡仁、甘草、牡蛎、石斛、茯苓、小麦、红枣、冬虫夏草之方，两帖而汗收安谷，四帖而渴减便坚，旬余遂愈。

【点评】是案两诊皆是以脉诊为辨证关键。初四月间患呕吐，症似胃寒，王氏以“脉甚滑，按之不绝”断为有孕。产后多气血两虚，故专科医生以养血方四物汤治疗痰嗽，王氏则以“脉洪大按之虚软”结合症状断为气阴两虚，非养血一途可治。故处方以益气养阴之品。足见王氏脉诊造诣之高。

朱庆云室年六十六岁，初发热即舌赤无津，钱、丁、任、顾诸医胥云：高年液少，津涸堪忧。甘润之方，连投八剂，驯致神惋耳聋，不饮不食，沉沉欲寐，呃忒面红，势已濒危。徐德生嘱其延孟英图之，审其脉弦滑而散，视其舌绛而扪之甚燥，然体丰呼吸不调，呃声亦不畅达，合脉证与体而论之，虽无脘闷拒按之候，确是肝阳内炽，痰阻枢机，液不上承，非津涸也。剂以小陷胸汤加茹、薤、旋、菖、枇杷叶、苏叶。一饮而夜得微汗，身热即退，次日痰嗽大作，舌滑流涎。病家诧曰：奇矣！许多润药求其润而愈燥，何以此剂一投而反津津若是耶？殆仙丹矣？三帖后更衣呃止，痰嗽亦减，渐进稀粥。改用沙参、紫菀、苡、斛、归、茹、麦冬、冬瓜子。服数帖溲畅餐加，而觉肢麻头晕。予参、芪、杞、归、芍、橘、半、熟地、天麻、石英、牛膝、茯苓、桑枝，补虚息风化痰而健。

【点评】本案病者年高，发热即见舌赤无津，故诸医不免辨为津液枯涸之证，然服甘润之方，竟致神昏耳聋等症。孟英合脉、舌诸证而参之。其脉弦滑而散，舌虽绛而燥甚，呼吸、呃声则有郁滞之象，故辨为痰阻火郁少阳、厥阴之证，因而液不上承。首诊予小陷胸汤清热化痰，以开其结，加竹茹、薤白、旋覆花、石菖蒲、枇杷叶、苏叶以增豁痰降气之功，可谓痰、气并治之法，故一饮则使气行而痰上涌，津液上承自然得复。“上焦得通，津液得下”，故三剂后，大便通，呃逆止，痰嗽减。其后则用甘淡性寒之品，复其津液，渗利余湿。又复填补真阴，潜阳息风，涤除余邪以治其肢麻头晕。本案以脉、舌、症互参为关键，识证确，故良效显。

朱逵士令正怀妊八月，脘痛便溏，跗肿腰疼，频吐绿水，温补不效。孟英诊之：脉软而弦，舌绛无液，口干少寐，形瘦神疲。木土相乘，阴液大耗，虽宜培养，燥烈禁施。以参、连、归、斛、杜仲、灵脾、冬虫夏草、柏、橘、茹、英为剂。果各恙递安，脘舒泻止，加以熟地，舌渐生津而愈。

黄漱庄司马素患左目失明，今春右目患障，多药未瘳，延至秋间，孟英视曰：脉甚弦滑，痰火之疴，温补宜停，庶免瞽患。奈司马性喜温补，不以为然，渐至耳亦失聪，冬季再请孟英往诊。右目但能视碗大之字，稍小者不能见矣，耳则虽对面撞钟放炮，胥无闻也，且巅肿而疼，时咳白沫，脉来搏劲不挠，见其案头有顾某所定丸方，用药四十味，皆贵重温补及血肉之品。盖其病在络，不在脏腑，故服此如胶似漆之药，仅能锢疾成废，而无性命之虞也。闻辛亥春，许辛泉患类中，诸医佥从虚治。孟英诊脉沉滑而数，且体厚苔黄，亟宜化痰清热。疏方毕，人皆不以为然，惟其子秋芦极佩服云：五年前家父患恐惧多疑，曾屈诊视，方案犹存，若合符节，只因家父性喜温补，前之病根不拔，酿成今日之疴，先生卓见不可及也。奈病者依然不悟，不刈根株，延至壬子夏复中而殒，年未五旬也。并识之以为不究病情，好服温补者鉴。

施瀛洲体丰色白，夏月在绍患泻，医进参、术、桂、附、熟地、四神之类，略无寸效。季冬来杭就诊于孟英。其脉微弱，左手及右尺沉取有弦数之象，眩晕形消，舌色深紫，无苔不渴，纳食腹胀，溲少而赤，泻必肠鸣。中气固虚，理应投补，但不可佐滋腻以滞中枢，而助其溜下之势；又不宜杂燥热以煽风阳，而壮其食气之火。予参、芪、术、苡、升、柴、苓、泽、香连为剂，吞通关丸，乃宣清升降补运兼施之法也。服之良效，浃旬舌淡溲行，胀消晕止，惟大便未实耳，去苓、泽、升、柴、香连、通关丸，加菟丝、木瓜、橘皮、黄柏、石脂、白芍善后而瘳。

【点评】泄泻一病无不由脾虚湿盛而致，本案施某体丰色白，乃痰湿内停，阳气亏欠之征也，然只进参、术、桂、附、熟地、四神等温涩脾肾之法毫无寸功。其脉微弱，形消兼纳食腹胀，泻而必伴肠鸣，乃中虚之象。然其尺脉弦数，舌质深紫而无苔，小便短赤，为下焦之热。眩晕、不渴，则为脾滞不行。故用熟地、补骨脂则滋腻碍脾，使脾不转输；用桂、附、吴萸则过燥热而助其下焦之热。其证颇为复杂，孟英则施以宣清、升降、补运同用之法调之。参、术补其虚（补脾），芪、柴、麻升其阳（升清），苡、苓、泽降其浊（利湿），黄连、黄柏、知母泻其热（清热），木香行其气（调气），肉桂通其阳。服之则下焦之热得清，中焦之枢得运，诸证渐消，唯大便未实，故去渗利、清热、升提之药，加温涩而不燥烈之品，如菟丝子、赤石脂。橘皮行气以调其中，黄柏燥湿并清其下，而木瓜、白芍则为酸以收之之义。此案证繁理明，药简效显，治法虽不脱中梓“治泄九法”之范畴，但其辨证精确，灵活运用诸法，让人叹服！

两间之事，两两间之理为之。故有一事必有一理，无可假也。王丈孟英之处事，必曰近人情。盖近情，即不远于理矣。丈内行纯笃，人无闲言。其精于医也，孳孳焉以济世为怀，骎骎乎入古人之室。贫而得肆其志，肥遁无不利焉。《医案三编》梓成，吾祖既序之，益孙幼蒙期许，今逾壮岁，方愧理未明、情未协，顾犹不以为不肖，命赘数语于后，谨述平昔之得闻于丈者，以志三世至交，不胜钦佩云世晚庄益孙谨跋。